Pierde grasa con comida real

Últimos títulos publicados en esta colección:

J. Funes, *Quiéreme cuando menos me lo merezca... porque es cuando más lo necesito*
C. André, *La vida interior*
H. Gomà, *La gran guía del coaching teleológico*
T. Baró, *La gran guía del lenguaje no verbal*
L. Naccache y K. Naccache, *De qué hablamos cuando hablamos del cerebro*
T. Costa, *Liderar en femenino para hombres y mujeres*
C. Ríos, *Come comida real*
I. Fetell, *Las formas de la alegría*
Dra. I. Baeza y Dra. E. de la Serna, *Felices sin comer perdices*
F. Salmurri, *Libertad emocional*
M. Romo, *Psicología de la creatividad*
A. Sánchez y L. Martínez, *¿Qué le doy de comer?*
A. Bolinches, *El cambio psicológico*
E. J. Langer, *Mindfulnesss*
F. Cirillo, *La técnica Pomodoro®*
S. C. Hayes, *Una mente liberada*
A. Soler y C. Roger, *Niños sin etiquetas*
F. Trías de Bes, *La solución Nash*
C. Newport, *Minimalismo digital*
H. Kimsey-House, K. Kimsey-House, Ph. Sandahl y L. Whitworth, *Coaching co-activo*
T. Baró, *Imparables*
J. Soto, *Salud con razón*
M. Greger, *Comer para no engordar*
A. Sánchez, *Tu dieta puede salvar el planeta*
N. L. Mace y P. V. Rabins, El *día de 36 horas*
M. A. Almodóvar, *El segundo cerebro*
J. R. Germá Lluch, *Vencer al gran mal*
R. Molina, *Una mente con mucho cuerpo*
J. Kabat-Zinn, *Mindfulness en la vida cotidiana*
Judson Brewer, *Deshacer la ansiedad*
D. W. Winnicott, *Los bebés y sus madres*
T. Bertherat, *Las estaciones del cuerpo*
C. Ríos, *Pierde grasa con comida real*

Carlos Ríos

Pierde grasa con comida real

Una guía para alcanzar una composición corporal saludable

PAIDÓS

Nota importante: este libro quiere ser un medio de divulgación de consejos para mejorar la salud. Los datos que en él figuran son aproximados y se comunican con buena fe, pero no es un manual de medicina ni pretende sustituir ningún tratamiento que le haya prescrito su médico. Además, si hay un cambio importante en la dieta y/o en las rutinas de actividad física puede ser necesario ajustar la medicación de algunas personas con colesterol elevado, tensión arterial alta o diabetes, entre otras patologías, por lo que siempre deberá comunicar dichos cambios al profesional sanitario que lo esté tratando.

1.ª edición, marzo de 2022

Paidós es un sello editorial de Editorial Planeta, S. A.
Avda. Diagonal, 662-664
08034 Barcelona, España
www.paidos.com
www.planetadelibros.com

Diseño del interior: © Sacajugo.com
Ilustraciones del interior: © freepik.es

ISBN 978-84-493-3918-9
Depósito legal: B. 1.721-2022
Impresión y encuadernación: Egedsa

Impreso en España – *Printed in Spain*

El papel utilizado para la impresión de este libro está calificado como **papel ecológico** y procede de bosques gestionados de manera **sostenible**.

SUMARIO

PARTE I. ¿QUÉ TE HA HECHO ENGORDAR? 11

Introducción 13

1. ¿Qué compone nuestro peso? 18
2. ¿Qué factores han desencadenado mi ganancia de peso? 39
3. Céntrate en lo que es importante y está bajo tu control 110

PARTE II. ¿POR QUÉ FRACASASTE EN TUS ANTERIORES INTENTOS DE ADELGAZAR? 113

Introducción 115

4. ¿Qué se entiende como fracaso? 119
5. Los tres determinantes del fracaso a la hora de perder peso 122
6. Despierta de Matrix, rompe el círculo 156

PARTE III. ADELGAZA CON COMIDA REAL 163

Introducción 165

7. ¿Por qué es importante conocer el valor nutricional de la comida real cuando queremos perder grasa? 167
8. ¿Qué es el déficit calórico y por qué es vital para perder grasa? 174
9. ¿Qué es la adherencia y por qué es fundamental para perder grasa? 191
10. Estrategias de automonitorización saludables 201
11. Estrategias avanzadas para mejorar la motivación y reducir la monotonía 206

12. Estrategias para combatir eficazmente el estancamiento 210
13. Preguntas frecuentes 216
14. Predictores de éxito 224

PARTE IV. ¿Y AHORA QUÉ? **227**

Introducción 229
15. Cómo mantener el peso en un entorno obesogénico 234
16. La reversión de las adaptaciones fisiológicas producidas durante la pérdida de peso 237
17. Otros hábitos que hay que cuidar para una pérdida de peso y un mantenimiento exitosos 239

CONCLUSIONES **257**

ANEXOS **263**

1. Factores que contribuyen a la pérdida de grasa y su mantenimiento 265
2. Cuestionario: ¿estás preparado para hacer dieta? 266
3. Mapa: ¿por dónde empiezo a perder grasa? 275

Notas y referencias bibliográficas **279**
Sumario ampliado **305**

Parte I

¿Qué te ha hecho engordar?

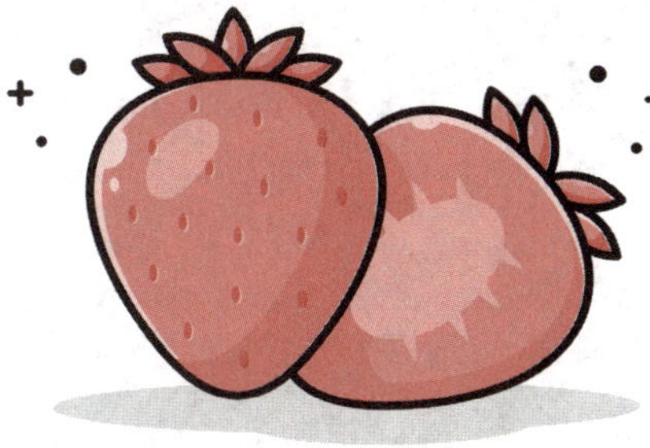

INTRODUCCIÓN

A lo largo de la historia reciente de la nutrición humana se ha cometido una serie de errores que han generado daños irreparables en la salud de la población. El caso más evidente es el de la creación, promoción y expansión mundial de los ultraprocesados, cuyos perjuicios son ya reconocidos gracias al trabajo de científicos que han mantenido su independencia frente a la influencia de Matrix. Pero eso no es todo. En paralelo al avance de los ultraprocesados, vinculados con el aumento de peso y el desarrollo de distintas enfermedades crónicas que ya tratamos en profundidad en mi anterior libro, *Come comida real*,* se ha ido construyendo una nociva obsesión por el peso.

En la actualidad, el peso corporal y sus fluctuaciones dirigen la vida diaria de millones de personas, que toman decisiones basándose en si su peso cambia o no en el sentido que consideran idóneo. Como comprenderás, que algo que está aparentemente fuera de nuestro control (una cifra que marca un aparato) sea capaz de modular de forma tan potente aspectos como el estado de ánimo, la autopercepción, la toma de decisiones, la autoimagen, etcétera, resulta completamente nocivo. Como es lógico, cuando una cifra se convierte en una seña de identidad, un calibrador del estado emocional y un inductor de pensamientos autodestructivos, nada puede salir bien. Y es que, aunque el peso es muy importante para muchas personas, debemos asumir que se trata de un parámetro que no controlamos al cien por cien.

* Barcelona, Paidós, 2019.

Pero este no es el único aspecto problemático del peso. No es raro asistir a juicios basados en él o en la imagen corporal de una persona sin conocer en ningún caso sus hábitos o circunstancias. También sucede lo contrario: son habituales los aplausos, las alabanzas o incluso la envidia hacia personas con un peso o imagen normativos, también sin conocer sus hábitos. Un ejemplo de esto son los modelos *fitness*, cuyo físico se envidia a diario sin conocer los hábitos y sacrificios a los que se someten para lucirlo y, por supuesto, sin tener ni idea de cómo se sienten ellos en relación con su actividad. Solo vemos la imagen: una foto o un vídeo de quince segundos de duración, casi siempre favorecedor y posiblemente retocado, que nos muestra lo que nos quiera enseñar la persona que lo ha colgado. No hay mala intención. De hecho, es algo que hacemos todos: seleccionamos minuciosamente o incluso retocamos nuestras fotos antes de subirlas a las redes sociales. Queremos mostrar lo mejor de nosotros. Pero lo mejor no refleja fielmente lo habitual ni lo real.

No obstante, la cosa todavía puede ser peor, ya que, en ocasiones, llegamos a aplaudir o a envidiar a gente con un peso o imagen normativos a pesar de saber que sus hábitos son un auténtico desastre. «Buf, qué envidia me da, come fatal (no se corta o no se sacrifica como yo) y luce un cuerpo maravilloso.»

La realidad es que, a lo largo del día, no es raro que dediquemos algún momento de nuestro valioso tiempo a valorar y juzgar físicos ajenos, y que los usemos como referencia para determinar la idoneidad de nuestro físico o, incluso, nuestro valor como personas.

Sin embargo, como verás, el peso y su regulación son consecuencia de muchas cosas. Algunas de las variables implicadas (hábitos o acciones diarias) están bajo nuestro control, pero otras (genética, circunstancias externas o ajenas, etcétera) no lo están en absoluto. Por eso, a lo largo del libro aprenderás a identificar las variables sobre las que puedes incidir y cómo utilizarlas en tu favor, pero también a aceptar las que no puedes controlar. Esto segundo resulta muy terapéutico, y posiblemente te ayudará a juzgar menos (si es algo que haces habitualmente) porque, con total seguridad, detrás de cualquier persona con obesidad existen múltiples factores. No se trata exclusivamente de un tema de «voluntad», también son sus genes, sus circunstancias, su capacidad para afrontar los estresores cotidianos, etcétera. Cuando acabes de leer esta primera parte, seguramente verás la obesidad con otros ojos.

No olvides que la obesidad es una condición crónica multifactorial.[1] De hecho, una persona con obesidad obtiene beneficios clínicos evidentes con una reducción de entre el 5 % y el 10 % de su peso corporal. Sin embargo, lo problemático es que muchas personas no se conforman con esta pérdida, lo que provoca un desajuste entre los objetivos de la persona con obesidad y lo que se puede lograr de manera realista. Por ejemplo, una pérdida de entre un 5 % y un 10 % del peso en una persona de noventa kilos sería de entre cuatro y medio y nueve kilos. Mantener el peso perdido más allá de esta horquilla resulta muy difícil.

Independientemente de cuál sea tu peso, lo importante es que todo proceso de modificación y control de este se lleve a cabo bajo un estado de autoaceptación que hay que construir si no existe previamente. Como diría el psicólogo Carl Rogers, la paradoja está en que cuando te aceptas tal y como eres es cuando puedes cambiar. Mientras no te aceptes (a ti y tus circunstancias particulares), no podrás cambiar y mejorar: en primer lugar, tendrás que aceptar ciertos factores que afectan a tu peso, y en segundo lugar sí habrá decisiones que podrás tomar sobre él. Es en esto último en lo que debes centrarte.

Otro asunto que no hay que obviar es algo tan importante como el sentido de dos de las palabras que conforman el título de este libro. ¿Qué significa para ti *perder grasa*? Si hiciéramos esta pregunta a cien personas, es probable que todas ellas respondieran que consiste simplemente en perder peso, y algunas quizá matizarían que cuanto más rápido, mejor. Lo primero es técnicamente correcto, mientras que ese segundo matiz obedece a una de las muchas racionalizaciones falaces que pasan por nuestra cabeza a diario (cuanto más nuevo, mejor; si todo el mundo lo dice o hace, será verdad; etcétera).

Por otro lado, a esas personas que dicen que perder grasa es simplemente perder peso se les escapan dos cosas mucho más importantes que el componente cuantitativo: el componente cualitativo (¿qué es lo que estoy perdiendo?) y el significado o consecuencia de perder peso sin aprender a perderlo y sin construir una base sobre la que hacerlo. Porque la paradoja de la pérdida de peso está en que, para que se produzca de manera efectiva, primero hay que ganar hábitos saludables y, al mismo tiempo, construir un plan propio de pérdida de peso mediante la adquisición de conocimientos teóricos (que aprenderás en este libro) y su puesta en práctica (mediante algo tan básico como el ensayo-error). Por lo tanto, en este proceso, pérdida y ganancia van de la mano.

Como pronto descubrirás, es importante no asociar la pérdida rápida de peso con el éxito, y también es vital mantener unas expectativas realistas sobre los objetivos. Habitualmente, la pérdida rápida y grande de peso es consecuencia de restricciones abusivas en la ingesta combinadas (o no) con un incremento del tiempo dedicado al ejercicio (por ejemplo, pasar más tiempo en el gimnasio). Sin embargo, como veremos a fondo en la segunda parte de este libro, eso solo conduce a un problemático círculo vicioso en el que muchas personas caen a lo largo de su vida. Básicamente, no funciona porque es insostenible. Y si lo asumes sin tener que vivirlo en tus carnes, mucho mejor. Por otro lado, si ya conoces cómo funciona ese círculo, será de las primeras cosas que tendrás que trabajar: entender que las cosas de palacio van despacio.

Sea cual sea la pérdida de peso que se busque, también es vital interiorizar que su evolución a lo largo de las semanas no seguirá una relación lineal dosis-respuesta por la que «cuanto más haga, mejor» o «cuanto más pierda, mejor». Aunque pueda ser tentador hacer creer a una persona que busca perder peso que la clave de su éxito está en un método universal comercializado bajo un nombre revelador o innovador, la clave del éxito (definida como la consecución de un objetivo) requiere primero marcarse un objetivo realista acorde con las propias circunstancias y contexto, algo más complicado de lo que se podría pensar, ya que tendemos a ponernos objetivos que parecen pensados para otras personas. Además, de forma simultánea, requiere la construcción de un método propio (alejado de métodos universales) mediante la adquisición de conocimientos y su puesta en práctica. Todo esto necesita de mucha autoobservación para identificar y resolver problemas que vayan apareciendo, entender qué nos funciona y qué no nos funciona, descartar y estar abiertos a incorporar, conocer bien nuestras circunstancias (por ejemplo, qué cambios se producen en nuestro entorno y cómo nos afectan a nosotros y a nuestros objetivos), así como una gestión adaptativa de los éxitos y también de los fracasos. Ya que, eso te lo aseguro, fallarás, pero la diferencia entre una persona que alcanza su objetivo y otra que abandona no suele ser el número de fracasos acumulados, sino la capacidad para buscar soluciones a los problemas que aparecen. No hay que ver los fallos como catástrofes, sino como pequeños traspiés que no anulan todo lo conseguido previamente. Básicamente, pase lo que pase, quédate con esto: ni antes eras tan desastre ni ahora eres espectacular. Perder diez kilos solo es un éxito si al hacerlo has aprendido todo lo que tienes que aprender, porque será ese aprendizaje lo que realmente determine si la pérdida permanece o se desvanece. Y, créeme, si se desvanece, no solo recuperarás los diez kilos perdidos.

Antes de cerrar esta introducción, es importante que sepas que el exceso de grasa corporal predice el riesgo de padecer enfermedades crónicas, independientemente del estado metabólico de la persona, con mayor precisión que el peso.[2] Es decir, que presentar un exceso de grasa, aunque la persona tenga una buena salud metabólica, se vincula con un mayor riesgo de mortalidad a largo plazo. Decir esto no es gordofobia; además, como comentaremos más adelante, la gordofobia supone un problema añadido al exceso de grasa. Pero eso no significa que este no sea problemático. De hecho, el exceso de grasa supone un problema independientemente del peso. Aunque, generalmente, quien pesa poco y tiene mucha grasa corporal no sufre el estigma que sí sufre una persona con obesidad.

Por otro lado, los hábitos saludables ofrecen una buena protección frente al riesgo de distintas enfermedades independientemente del peso, ya que nos acercan en gran medida a presentar una composición corporal que sí es saludable a largo plazo. Se trata de algo muy intuitivo: si tengo buenos hábitos, es posible que mi composición corporal y mi aptitud física mejoren con el paso del tiempo, y esto, a su vez, me ofrecerá beneficios añadidos, porque presentar una buena masa muscular y una buena aptitud física[3] proporcionan distintas ventajas para la salud. No obstante, la condición necesaria para presentar ese estado de buena masa muscular y buena aptitud física es tener unos buenos hábitos, no hay otra salida.

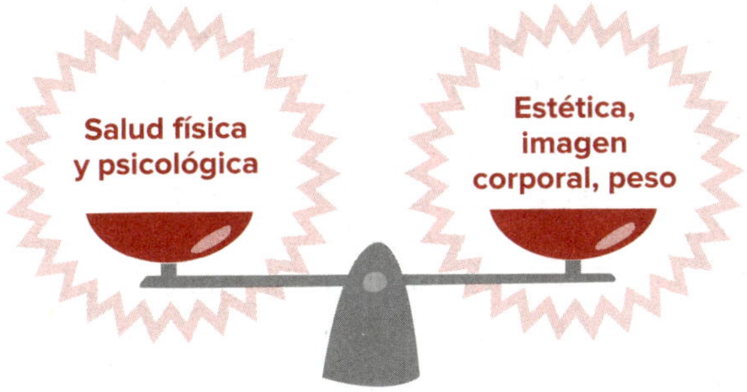

Por eso, espero que el contenido de este libro te ayude primero a mejorar tu relación con tu peso, con tu imagen corporal y, en general, contigo; pero, por supuesto, también espero que te ayude de una forma clara, sin rodeos y, sobre todo, saludable a perder grasa si lo deseas o crees conveniente.

Capítulo 1

¿QUÉ COMPONE NUESTRO PESO?

Es por la mañana y, como todas las mañanas, vas al baño, te aseas y ves allí tu báscula. Por curiosidad, decides subirte y observas la cifra que aparece. Para tu sorpresa, la consideras desproporcionada. Después de esto, arranca una serie de pensamientos en bucle y emociones disparadas que fijarán una idea en tu mente durante el resto del día: «Tengo que ponerme a dieta».

Sin embargo, una fluctuación diaria o incluso semanal del peso nos dice poco de si hemos ganado o no grasa corporal. Este es el mensaje que debes grabar en tu mente para la próxima vez que te subas a la báscula y veas una cifra que no te encaja. Echa el freno a cualquier pensamiento negativo porque, si lo evalúas de forma racional, no hay motivos para preocuparse. Si dejas que te invadan las emociones negativas y te da por asumir el peor de los escenarios —«¡es grasa!»—, tu preocupación será totalmente injustificada. No, no tiene por qué ser solo grasa. De hecho, una ganancia de peso real es mucho más lenta y se dilata mucho más en el tiempo de lo que crees, y, además, debe estar respaldada por unos malos hábitos. Una comida un sábado con tus amigos, una boda o una fiesta no son tus hábitos, son cosas extraordinarias.

Es importante que entiendas que tu peso es un agregado de toda la materia que te compone: desde órganos, tejidos (hueso, músculo, grasa, etcétera) y fluidos hasta lo que comes y todavía sigue en tu tubo digestivo como sustancias de tránsito y desecho. Así que, como ves, el peso corporal es la suma de muchos componentes.

Si tienes unos buenos hábitos, el motivo que probablemente se esconde tras una fluctuación brusca del peso es algún cambio en el compartimento libre de grasa de tu cuerpo (alguna ganancia de líquido, por ejemplo) o alguna comida que hayas hecho y que todavía siga deambulando y transitando por tu tubo digestivo (desecho). El primer aprendizaje que debes hacer es quizá el más importante: tienes que desvincularte emocionalmente de las variaciones diarias que suceden naturalmente en tu peso, ya que una ganancia o pérdida de grasa real (si se reúnen las condiciones necesarias para ello) es un evento que sucede más a medio o largo plazo. Por eso, a partir de ahora, no permitas que esa cifra que marca la báscula del baño altere tu estado emocional, ya que suele obedecer a pérdidas o ganancias en los distintos compartimentos que forman el peso en su conjunto. Si consigues asumir esto y cambiar tu relación emotiva con esa cifra, tu relación con tu peso mejorará y, en consecuencia, también lo hará tu relación con la comida. Una cosa que puede ayudarte en este proceso es pesarte menos y limitar ese hábito a una o dos veces al mes.

CONTRIBUCIÓN DE ÓRGANOS Y TEJIDOS AL PESO CORPORAL

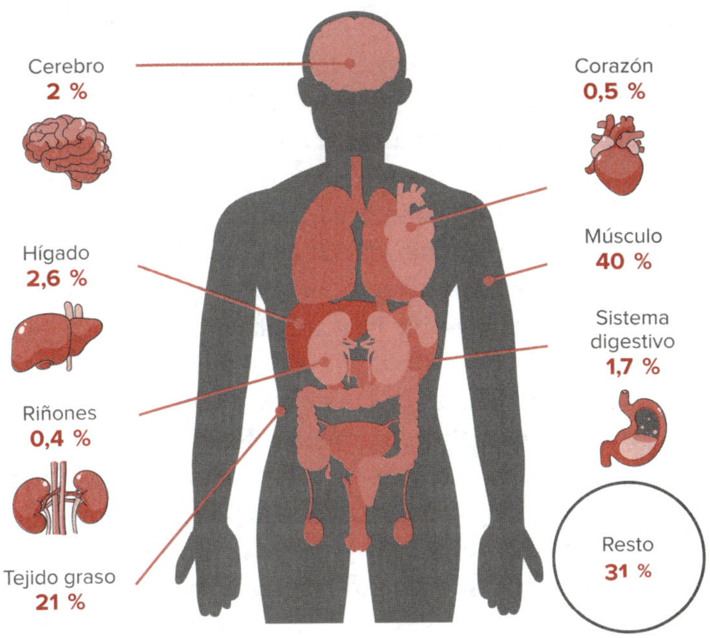

¿Cómo engordamos?

Dado que en esta primera parte del libro explicaremos en profundidad por qué se engorda (exponiendo los distintos factores), y en la segunda parte discutiremos por qué a menudo se fracasa a la hora de adelgazar, antes tenemos que explicar en qué consiste el fenómeno de engordar a nivel fisiológico.

Podemos definir la ganancia de peso como el resultado de un exceso de sustrato, entendiendo *exceso* como un aporte o disponibilidad de nutrientes con capacidad de almacenarse que sobrepasa la capacidad de oxidación de los distintos tejidos corporales metabólicamente activos. ¿Cuáles serían estos tejidos metabólicamente activos? Pues el más importante por tamaño y contribución va a ser el músculo, ya que será el encargado de oxidar la mayor parte de ácidos grasos y glucosa que se obtienen de los alimentos. No me cansaré de repetir a lo largo del libro la importancia que tiene este tejido a la hora de perder grasa y mantener lo conseguido. Un músculo desentrenado o atrofiado será una barrera importante para conseguir el objetivo.

Cuando se da esta situación de exceso de sustrato en nuestro organismo, algunos de los nutrientes (especialmente los ácidos grasos), en lugar de oxidarse, se almacenan en forma de triglicéridos en las células grasas (adipocitos), lo que, si se cronifica esta situación, genera un aumento de grasa corporal. Sin embargo, el adipocito no solo puede crecer sin parar (proceso conocido como hipertrofia del adipocito), sino que en algunos contextos puede producirse un aumento de adipocitos (hiperplasia). Una vez que sucede esto, el tejido adiposo se comporta como un buen ahorrador debido, en parte, a su configuración biológica y, en parte, a las características del estilo de vida de la población (ultraprocesados, sedentarismo, etcétera). Por lo tanto, tu tejido adiposo se muestra reacio a desprenderse de esa grasa que ha acumulado, te guste a ti o no.

Lógicamente, los tejidos presentan demandas de nutrientes distintas en condiciones de reposo/inactividad y durante el ejercicio. De hecho, el ejercicio es especialmente importante a la hora de perder grasa.[1] Hablaremos a fondo de esto más adelante, pero podemos avanzar dos cosas: por un lado, el lógico impacto que tiene el ejercicio sobre el gasto energético diario (aunque, como veremos, hay que manejar esto con cautela) y, por otro, algo sumamente interesante: cuanto más entrenada está una persona, mayor capacidad para oxidar grasa a intensidades más elevadas presenta su tejido muscular. También una persona más entrenada presentará una mayor cantidad de tejido libre de grasa, un aspecto fundamental. Por tanto, es imprescindible que cuides tus músculos para asegurar tres objetivos:

1. Mantener un buen estado de salud.
2. Perder grasa (y no masa muscular).
3. Mantener la pérdida de grasa (mientras se mejora la masa muscular).

Un aspecto importante y problemático de la ganancia de grasa se da cuando esta se almacena en zonas donde no debería abundar, por ejemplo, rodeando órganos o en el interior de los propios tejidos. Esta grasa (denominada visceral y ectópica, respectivamente) termina provocando problemas metabólicos al vincularse con un estado proinflamatorio cuando el tejido adiposo subcutáneo (almacenes que se sitúan debajo de la piel) no puede expandirse adecuadamente para almacenar el excedente de sustrato. Respecto al riesgo de enfermedad, una distribución de grasa «predominantemente abdominal» es mucho más problemática que una distribución de grasa «predominantemente glúteo-femoral». Mientras el primer tipo de distribución es predominante en hombres, el segundo tipo es más típico en mujeres.[2] A la hora de evaluar la composición corporal, no deberás ver solo la cantidad de grasa; sino también la distribución que sigue esta. En la tercera parte del libro se ofrecerán recursos para examinar la composición corporal y se mencionarán dos índices: el índice cintura/altura y el índice cintura/cadera. Ambos son opciones adecuadas para valorar esa distribución.

Queda claro, pues, que la salud no depende únicamente del porcentaje de grasa corporal, sino que intervienen también otras variables, como la localización de esa grasa, los hábitos y el estado de la masa muscular.[3] Así, una persona con un porcentaje alto de grasa corporal pero con unos buenos hábitos y una masa muscular aceptable presentará un estado claramente distinto al de una persona con un alto porcentaje de grasa corporal, malos hábitos y niveles bajos de masa muscular. Por ejemplo, aunque puede parecer un caso extremo, los luchadores de sumo japoneses, a pesar de presentar una obesidad evidenciable, no presentan cantidades excesivas de grasa visceral (la mayor parte es subcutánea) y se mantienen metabólicamente saludables. Por lo menos, durante el transcurso de su vida deportiva. Sin embargo, esa salud metabólica parece empeorar tras la retirada, a medida que dejan de lado su vida deportiva,[4] cuando el riesgo de distintas enfermedades es similar a la de personas con obesidad que no entrenan.

Ahora alguien podría pensar: «¡Perfecto! Si el problema es la grasa, lo que se almacena, ¡no como grasa y listo!».

Pues bien, la cosa no es tan sencilla. Solo hay que ver las consecuencias del auge de la comida baja en grasa (con los productos *light* como máximo exponente), que no frenó en absoluto el ritmo de crecimiento de la epidemia de obesidad en todo el mundo. De hecho, podríamos decir que, a medida que la población redujo su consumo de huevos y aumentó el de ultraprocesados bajos en grasa (menos saciantes y más palatables), el problema se multiplicó. Hoy, la relación entre ultraprocesados y obesidad está clara.[5]

Como decíamos, para que la grasa se acumule debe existir un exceso en la disponibilidad de sustrato que sobrepase la capacidad de los distintos tejidos para oxidar y obtener energía. En este contexto de exceso (al que contribuyen, sobre todo, grasas, carbohidratos o una mezcla de ambos), lo que se suele acumular, debido a sus características, son los ácidos grasos. Sin embargo, es importante matizar que, si no hay exceso (lo que se conoce como *condición normocalórica*), las tasas de almacenamiento de grasa se mantienen en cierto equilibrio con las tasas de oxidación. Esto, claro está, en el plano teórico, ya que, en la práctica, las personas transitan a lo largo del tiempo por distintos estados energéticos, con mayor inclinación hacia un superávit o un déficit, según lo que sucede a su alrededor y cómo interactúan con su entorno. Por ejemplo, una persona puede estar en una condición normocalórica o, incluso, con un ligero déficit de lunes a viernes y, en cambio, generar un superávit el fin de semana que modifique su media energética en el global semanal.

Hasta aquí una explicación bastante sencilla de cómo engordamos y que cualquier persona puede entender: un desbalance entre lo que entra (y se almacena) y lo que sale para finalmente oxidarse. Más adelante hablaremos de por qué lo hacemos.

A diferencia de lo que sucede en otras sociedades, con dietas conformadas por alimentos muy ricos en carbohidratos o incluso grasas, pero también saciantes y densas en nutrientes,[6] en nuestra sociedad disponemos de productos ultraprocesados muy accesibles que suman una elevadísima cantidad de energía a nuestras dietas (con combinaciones de aceites vegetales, azúcares y harinas), son muy poco saciantes (bajos en proteínas y fibra, y ricos en azúcares) y presentan una elevadísima palatabilidad (con combinaciones de ingredientes como el sodio, las grasas refinadas, los azúcares añadidos o edulcorantes, los potenciadores del sabor, etcétera), que facilitan mucho el proceso que conduce a «engordar».

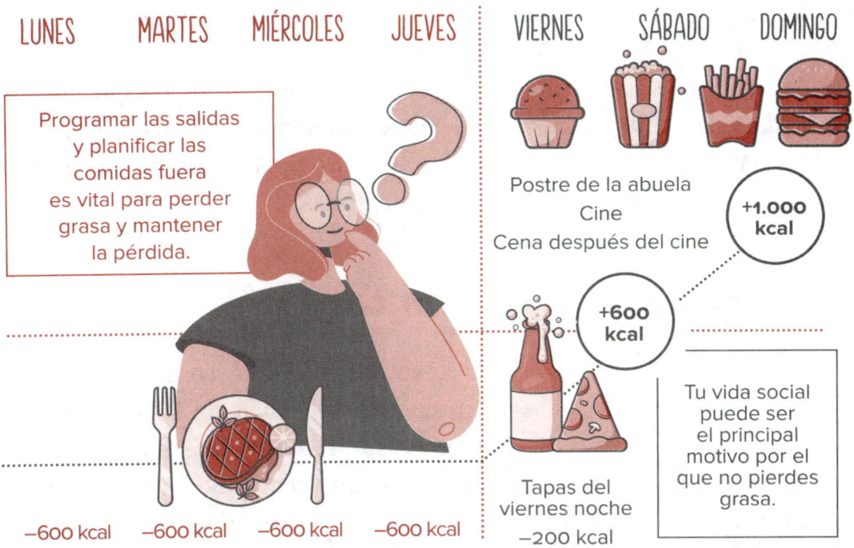

SIMPLIFICANDO:
un fin de semana puede bastar para arruinar un plan de pérdida de grasa. Quizá no para engordar (ya que eso requiere más tiempo), pero sí para frenar la pérdida.

Como es obvio, si un alimento aporta mucha energía pero, al mismo tiempo, resulta muy palatable y poco saciante, hay más probabilidades de terminar comiendo más cantidad de la que el cuerpo realmente necesita y, en definitiva, de engordar. Hablaremos a fondo de esto más adelante.

A menudo, basta con que una persona reduzca su consumo de ultraprocesados (sobre todo, si se trata de un consumo inicialmente elevado) para que pierda peso sin demasiado esfuerzo, ya que básicamente está disminuyendo la densidad calórica de su dieta al mismo tiempo que incorpora alimentos más saciantes, ricos en proteínas, grasas de calidad y fibra. De hecho, muchos de los impactantes cambios físicos que se encuentran en Instagram cumplen con este patrón: personas con un consumo elevado de ultraprocesados que empezaron a sustituirlos por comida real. Sin embargo, estos procesos de cambio suelen estancarse cuando llegan a cierto punto.

Sabemos que las grasas de calidad son saciantes cuando se combinan con alimentos proteicos y altos en fibra,[7] pero esto no es así en el contexto de los ultraprocesados, en los que encontramos grasas de escasísima calidad y un bajo contenido de fibra y proteínas. Por lo tanto, como siempre, es mejor dirigir la mirada hacia la calidad de lo que comemos que hacia la grasa en general, también cuando buscamos perder grasa. De hecho, las dietas muy bajas en grasa pueden ser menos palatables y difíciles de seguir para muchas personas.

¿Qué es la composición corporal?

Tras exponer de forma muy esquemática qué compone nuestro peso y cómo engordamos, es el momento de hablar de la composición corporal, que es un concepto mucho más interesante que el peso. Básicamente, la composición corporal sería la cuantificación de los componentes corporales, las relaciones entre dichos componentes y los cambios producidos en estos.[8] De una forma muy simple: nuestro peso está conformado por distintas «parcelas» o «compartimentos» que sufren modificaciones influidas por la alimentación, el ejercicio y otras variables en un proceso que podemos considerar continuo, ya que nuestra composición corporal sufre pequeñas variaciones diarias.

Mejorar la composición corporal no es siempre sinónimo de perder peso, ni ganar peso implica necesariamente siempre empeorar la composición corporal. Un ejemplo claro de una pérdida de peso con un empeoramiento de la composición corporal sería aquel producido en el contexto de la pérdida de masa muscular y, en el polo opuesto, una ganancia de masa muscular podría implicar una ganancia de peso, pero también una mejora de la composición corporal.

De hecho, una persona que consigue mejorar su composición corporal (perdiendo grasa, ganando masa muscular o mediante una combinación de ambos procesos) ejerce un impacto positivo mucho más relevante sobre su salud que quien simplemente pierde peso sin tener en cuenta lo que pierde. Este es el segundo aspecto que debes aprender y consolidar: lo que pierdes o ganas importa tanto o más que cuánto pierdes.

En el estudio de la composición corporal existen varios modelos que nos muestran cómo se dividen los distintos compartimentos corporales. El más práctico es el bicompartimental.[9] Básicamente, este modelo divide nuestro cuerpo en dos compartimentos: el tejido graso y el tejido libre de grasa, tal y como muestra el siguiente gráfico.

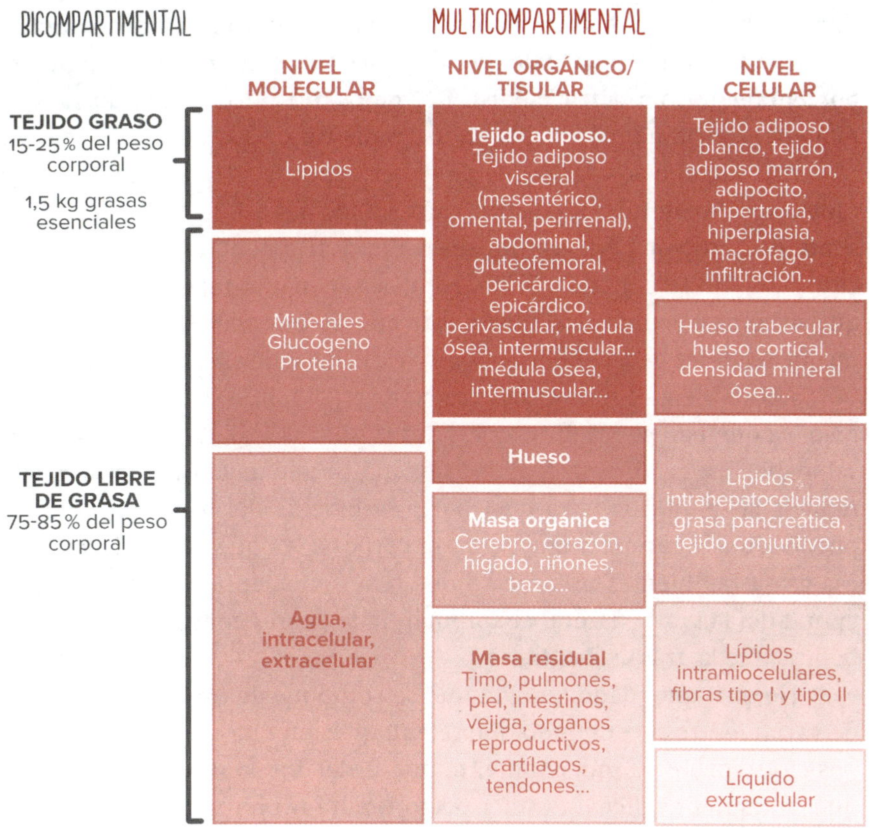

El tamaño de ambos compartimentos varía mucho entre personas. Por ejemplo, en una persona deportista (no hace falta que sea de élite), el tejido graso puede llegar a representar entre el 9% y el 12% del peso en hombres y entre el 17% y el 22% en mujeres. Es decir, que un hombre deportista de unos ochenta kilos presenta fácilmente entre siete y diez kilos de grasa corporal, mientras que una mujer deportista de sesenta kilos tiene entre diez y trece kilos de grasa. Sin embargo, estas cantidades no son representativas de la población general, que presenta intervalos típicos mucho más amplios.

El American College of Sports Medicine (ACSM) establece que el porcentaje de grasa «saludable» se sitúa entre el 10 % y el 22 % en hombres y entre el 20 % y el 32 % en mujeres. Siguiendo con los mismos datos del ejemplo anterior (hombre de ochenta kilos y mujer de sesenta kilos) y aplicando los intervalos de grasa propuestos por el ACSM, el nivel de grasa «saludable» para el hombre estaría entre los ocho y los dieciocho kilos, y el de la mujer entre los doce y los diecinueve kilos, aproximadamente. En la tercera parte de este libro desvelaremos cómo averiguar el porcentaje graso a partir de distintos datos que puedes obtener de una manera relativamente sencilla en tu propia casa.

Así, según estos datos, puede haber deportistas que se encuentren muy cerca del límite inferior propuesto (o incluso por debajo de él) y, por supuesto, también personas que se encuentren por encima (o muy por encima) del límite superior. Si necesitabas tener una referencia para eso que se conoce como «peso ideal», este amplio intervalo es lo más cercano que tenemos para valorarlo. Como ves, el ideal no es una cifra concreta.

Ahora bien, el término *porcentaje de grasa saludable* es también confuso, ya que parece implicar que si no te ajustas a él, tu estado ya no es saludable. En cambio, la realidad nos indica que igual que no se puede reducir la salud a la cifra que marca la báscula del baño, tampoco se puede reducir al porcentaje de grasa corporal, ya que la localización de esa grasa también es un aspecto que tener en cuenta. Como ya hemos apuntado, la grasa visceral abdominal tiene peores consecuencias metabólicas que la grasa subcutánea.

No obstante, dado que la salud se compone de un amplio número de variables, te recomiendo que te enfoques en una mejora de tu composición corporal, independientemente del intervalo «saludable», ya que cualquier avance en este aspecto tendrá un impacto directo en tu bienestar. Por ejemplo, una chica que baje su porcentaje graso del 44 % al 35 % estará mejorando su salud (entendiendo esta mejora como una reducción individual del riesgo de contraer una enfermedad relacionada con el exceso de grasa), aunque siga presentando un porcentaje graso por encima del considerado saludable. Por otro lado, si otra chica pasa del 23 % al 30 % de grasa (con una posible tendencia ascendente), su salud se resentirá, aunque aún siga dentro del intervalo considerado saludable.

Lo que denominamos «exceso de grasa» no es cuestión de un día, ni siquiera de una semana de ganancia. Como ya hemos explicado, se trata de un acumulado de meses o años de malos hábitos que derivan en un superávit calórico continuado. Y del mismo modo que se ha invertido mucho tiempo en la ganancia, también deberá invertirse en el proceso de pérdida. El tiempo dependerá de cada persona y del estado inicial de su composición corporal, y puede ser de semanas, meses e incluso años:

- **Personas con obesidad (niveles muy elevados de grasa):** mayor tiempo de pérdida, combinándolo con periodos de ganancia de masa muscular.
- **Personas con niveles de grasa saludables (dentro de los intervalos propuestos por el ACSM):** menor tiempo de pérdida (semanas), combinándolo con periodos de ganancia de masa muscular.
- **Personas con niveles cercanos al límite inferior de grasa saludable o por debajo:** no deben perder grasa.

Conocer tu composición corporal es útil tanto al inicio como durante todo el proceso de pérdida de peso, ya que te aporta datos objetivos sobre tu progreso. En la tercera parte de este libro facilitaremos estrategias para calcularla en casa solo con la ayuda de una báscula y una cinta métrica.

Como se ha comentado antes, no todas las pérdidas de peso están relacionadas con una mejora en la composición corporal, ya que, por ejemplo, podemos estar perdiendo exclusivamente agua, proteína (músculo) y una pequeña cantidad de grasa corporal. Esto es, precisamente, lo que les suele suceder a quienes llevan a cabo dietas mal planificadas e insostenibles que, además, conducen irremediablemente a la recuperación del peso perdido. Profundizaremos sobre estos métodos inapropiados en la segunda parte del libro, cuando hablemos del Matrix del adelgazamiento.

Lo tercero que debes aprender en este apartado es lo siguiente: durante la pérdida de peso deberás cuidar tu masa muscular, ya que la pérdida de este tejido está directamente relacionada con la recuperación del peso perdido. Pocos entienden que gran parte del éxito en la pérdida de peso está supeditado a lo que le suceda a la masa muscular durante el proceso. Si pierdes mucho de este tejido, tu sistema neuroendocrino hará todo lo posible por doblegar tu voluntad para ponerte a buscar comida y reducir tu gasto energético (modo supervivencia). Recuerda que tu cuerpo no sabe el motivo por el que quieres perder peso; no entiende de bodas, de playas o vacaciones, etcétera. Nuestra fisiología solo obedece a una realidad: perder peso en la naturaleza es sinónimo de muerte. Y nada escapa a la fuerza de la biología. Nada. Este es uno de los principales motivos por los que el ejercicio (especialmente cualquier tipo de ejercicio de fuerza) te ayudará a alcanzar el éxito.

Del mismo modo, un cambio de peso en forma de una ligera ganancia tampoco tiene que relacionarse necesariamente con un empeoramiento de la composición corporal, ya que podría ser consecuencia de un cambio normal en el estado de los líquidos corporales (por ejemplo, asociados a un cambio en la ingesta de sodio, al ciclo menstrual o a otro motivo), del glucógeno (depósito corporal de los carbohidratos), etcétera. En un proceso de pérdida de peso debes evitar ocupar tu mente con cosas que no te lleven a ningún sitio. Preocuparte impedirá precisamente que te ocupes de las cosas importantes para ti y tu objetivo.

Si entiendes esto, dejarás de ver el peso que marca tu báscula como el principal marcador de progreso o incluso como un enemigo.

¿Para qué engordamos?

Ahora que ya hemos visto cómo engordamos a nivel fisiológico (adipocitos que aumentan de tamaño o de número), es el momento de responder a una cuestión especialmente interesante: para qué engordamos. ¿Qué finalidad tiene acumular grasa? ¿Qué motivos tiene nuestro cuerpo para acumular algo que deseamos perder a toda costa? O, en otras palabras, ¿por qué nuestro cuerpo prioriza el almacenamiento de grasa y existe una asimetría biológica según la cual «almacenar» es más sencillo que «perder»? La respuesta es simple: nuestro cuerpo ha sido modelado por la naturaleza para **sobrevivir**, no para lucir bien en la playa.

Para quien no lo sepa, o todavía lo dude, la especie humana, al menos en los países desarrollados, no ha vivido jamás en una época tan próspera materialmente como la actual. En este contexto comer ya no es un lujo inaccesible. Sin embargo, nuestros genes han sido moldeados y seleccionados en un entorno que nada tiene que ver con el presente; un entorno donde el acceso a la comida era intermitente y estacional. Tampoco existían, lógicamente, ultraprocesados ultradisponibles y megaaccesibles. De hecho, los cambios de las últimas décadas no solo nos han afectado a nosotros.

Por ejemplo, nuestras mascotas presentan tasas de obesidad muy similares a las de los humanos.[10] Pero esto no se limita a los animales domésticos. Animales salvajes como los tamarinos (peculiar género de primates) de las zonas urbanas son más obesos que los de las zonas rurales, donde el acceso a alimentos procesados es más bajo o nulo.[11] Aunque más protegidos ante depredadores, los tamarinos de ciudad sufren problemas de salud similares a los humanos que allí habitan.

Particularmente, entre los primates, los *Homo sapiens* somos los menos musculosos y los que más porcentaje de grasa presentamos. Por ejemplo, los bonobos (nuestros parientes más cercanos junto con los chimpancés) tienen un porcentaje graso promedio inferior al 4%. Un elevado porcentaje de grasa puede suponer una ventaja en un entorno donde la comida es menos accesible, en áreas abiertas y cálidas, pero no en la selva, donde los árboles suponen una abundante fuente de alimento. Por otro lado, la explicación de la mayor masa muscular de los primates no humanos es intuitiva, ya que los músculos son necesarios para trepar y balancearse, algo que se volvió innecesario (y quizá una carga) en el entorno en el que empezaron a vivir los humanos primitivos.[12]

Por tanto, y paradójicamente, la ganancia de grasa es un mecanismo cuya finalidad es mantenernos vivos, aunque en nuestro entorno obesogénico esa ganancia termine en muchos casos provocando enfermedades. Curiosamente, la variabilidad del aumento de peso es tremendamente individual, tal y como revelan los estudios más famosos al respecto de la sobrealimentación, que muestran cómo, ante un periodo de ingesta continua de comida (periodo de festín alimentario), existen personas que ganan más peso que otras.[13] Los estudios en gemelos nos ofrecen pistas sobre cómo puede influir en esto la genética, pero, como veremos, el entorno también presenta circunstancias que protegen o predisponen, según el caso, frente al aumento de peso.

¿Qué se considera un peso excesivo?

Resulta curioso saber que los efectos perjudiciales del exceso de peso son conocidos desde hace muchos siglos. El primero en hablar de esta relación fue el médico indio Sushruta en los siglos VII-VI a. C., que también fue uno de los primeros en relacionar la obesidad y la diabetes con el consumo de azúcar.[14] Un siglo después, en Occidente, Hipócrates afirmaba que «la corpulencia no es una enfermedad en sí misma, sino el presagio de otras», es decir, que el exceso de peso era un factor de riesgo para desarrollar distintas enfermedades. También se otorga a Hipócrates la autoría de las frases: «Que tu medicina sea tu alimento, y el alimento tu medicina» y «Las enfermedades no nos llegan de la nada. Se desarrollan a partir de pequeños pecados diarios contra la naturaleza». Ambas máximas hablan de lo importante que es el estilo de vida para prevenir la aparición de enfermedades. Claramente, Hipócrates era un visionario.

Sin embargo, aunque los antiguos se aproximaban bastante a la realidad mediante la observación, el peso y la corpulencia siguen siendo aspectos con bastantes limitaciones que merece la pena señalar. Básicamente, la idea generalizada de «peso excesivo» no deja de ser una simplificación dañina de lo que nos muestra el índice de masa corporal (IMC), que, básicamente, categoriza a las personas en bajo peso, normopeso, sobrepeso u obesidad según una fórmula matemática. En concreto, este índice se obtiene dividiendo la masa corporal (en kilos) por el cuadrado de la altura (en metros).

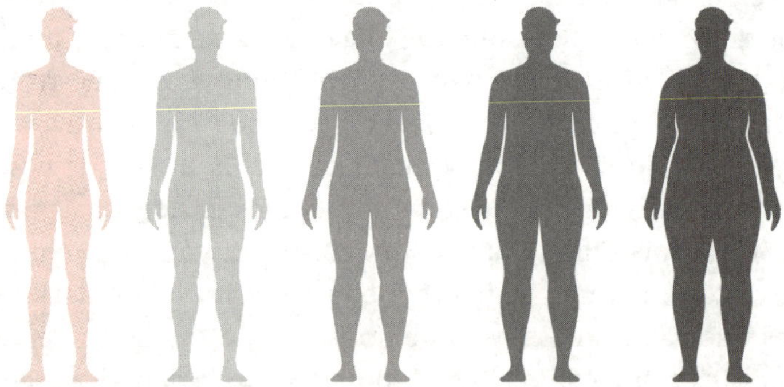

CLASIFICACIÓN	IMC (KG/M²)	RIESGO
Normal	18,5-24,9	Promedio
Sobrepeso	25-29,9	Aumentado
Obesidad grado I	30-34,9	Moderado
Obesidad grado II	35-39,9	Severo
Obesidad grado III	Más de 40	Muy severo

Fuente: OMS (Organización Mundial de la Salud).

No obstante, ya hemos visto que la masa (o peso) no informa sobre la composición corporal. Esta es la principal limitación del IMC, ya que muchas personas con normopeso presentan altos niveles de grasa. De hecho, algunos estudios apuntan que aplicando medidas como el IMC se deja de detectar aproximadamente a la mitad de las personas con exceso de grasa.[15]

Encontramos más limitaciones de este índice al observar que hay personas con niveles de masa muscular elevados y niveles saludables de grasa que caen fácilmente en la franja del sobrepeso, y que otras personas, clasificadas como normopeso o incluso con bajo peso, presentan obesidad abdominal. El segundo caso es especialmente problemático, ya que, en este contexto, normopeso no es sinónimo de estar sano. De hecho, una persona normopeso con obesidad abdominal tiene un riesgo de enfermedad similar al de una persona con sobrepeso u obesidad.

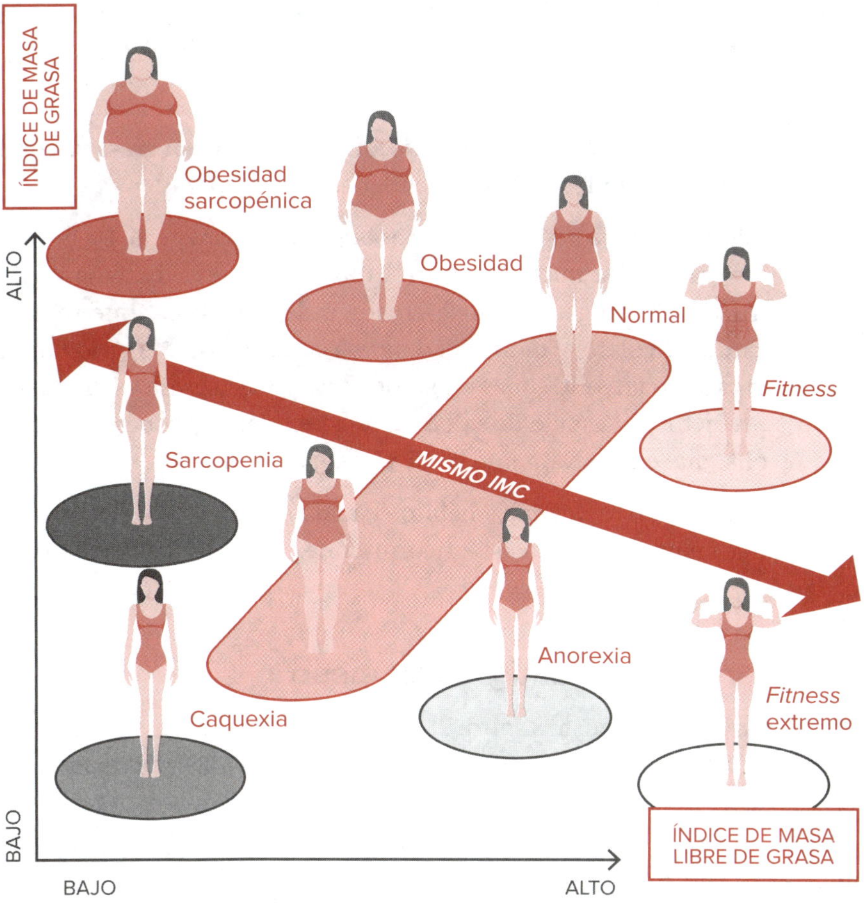

Según distintos estudios, en torno al 30% de las personas normopeso presentan niveles elevados de grasa y una mala salud metabólica.[16] Esta cifra es similar a la de personas con obesidad que presentan una buena salud metabólica.[17] Por lo tanto, ni normopeso es siempre sinónimo de buena salud, ni obesidad es sinónimo de mala salud. Un fenotipo corporal especialmente problemático es el conocido como TOFI (siglas de *thin outside fat inside*, que puede traducirse como «delgado por fuera, graso por dentro»). Las personas TOFI son las que, a pesar de ser normopeso o delgadas (IMC <25), tienen niveles elevados de grasa interna (visceral y ectópica) y, en consecuencia, un riesgo también elevado de presentar distintos componentes del síndrome metabólico (hipertensión, resistencia a la insulina, perfil lipídico aterogénico, etcétera). Algunas estimaciones apuntan a que la prevalencia de individuos TOFI puede oscilar entre el 12% y el 14% en personas con un IMC de entre 20 y 25.[18]

Así, la obesidad es especialmente problemática cuando...

- → Existen malos hábitos.
- → Existe obesidad de tipo central (correlacionada con grasa visceral y ectópica), independientemente del peso corporal.
- → Existe una baja masa muscular (obesidad sarcopénica). De hecho, los grandes estudios de cohortes muestran que el incremento de masa libre de grasa reduce el riesgo de diabetes,[19] enfermedad cardiovascular[20] y mortalidad por todas las causas.[21] Por lo tanto, la proporción entre masa libre de grasa y masa grasa es un mejor predictor del estado de salud de una persona, con obesidad o sin ella, que exclusivamente su nivel de masa grasa.[22]

En este contexto de malos hábitos y mala salud metabólica, la obesidad es la responsable de casi cinco millones de muertes prematuras cada año.[23]

Pesocentrismo y estigma de peso

Aunque no nos guste admitirlo, nuestra sociedad da muchísima importancia a la apariencia, tanto de las cosas como de las personas. Y, en el caso de las personas, lo que más nos llama la atención no son tanto los cuerpos que consideramos normativos, sino precisamente los que no se ajustan a la normatividad: los «diferentes».

Esto no tendría nada de malo de no ser por la estigmatización que sufren habitualmente quienes lucen esos cuerpos no normativos: personas muy delgadas, personas con exceso de peso, personas hipermusculadas, etcétera.

Son muchas las suspicacias que despierta la no normatividad, pero a continuación quiero centrarme en el estigma que sufren las personas con exceso de peso, especialmente quienes se encuentran cerca de los rangos de obesidad, y en las consecuencias negativas sobre ellas.

En primer lugar, debemos tener claro que el bombardeo continuo de información y comentarios sobre la pérdida de peso por parte de familiares y seres queridos (muchas veces de forma bienintencionada) puede ser más dañino que beneficioso para quienes mantienen una relación tormentosa con la comida. Lógicamente, si los mensajes son estigmatizantes: «Mírate cómo estás», «no tienes fuerza de voluntad», «córtate más con la comida», «eres un holgazán», etcétera, su efecto dañino se multiplica. De hecho, a menudo, estos mensajes consiguen el efecto opuesto: el malestar que causan en quien los recibe lleva a esta persona a abandonarse más, a encerrarse más en sus problemas y a sumergirse aún más en un círculo vicioso con la comida, que se refuerza mediante la culpabilidad: «Soy débil», «no tengo fuerza de voluntad», etcétera. De hecho, hay estudios experimentales[24] que muestran que las personas de cualquier rango de peso que se sienten estigmatizadas y presionadas para adelgazar no solo no bajan de peso, sino que aumentan.

Otro aspecto problemático de este estigma es que, a menudo, empuja a quienes lo sufren a evitar situaciones que serían beneficiosas para ellas. Por ejemplo, muchas personas que se sienten estigmatizadas evitan lugares donde hacer deporte (como los gimnasios) porque se sienten observadas, señaladas, apartadas, estigmatizadas o directamente creen que no es un lugar para ellas. Está claro que las personas con exceso de grasa corporal que experimentan vergüenza de su cuerpo tienen un mayor riesgo de presentar problemas de salud mental como depresión o ansiedad. Por lo tanto, es la experiencia de la valoración corporal y el estigma, y no solo el exceso de grasa *per se,* lo que se vincula con distintos riesgos para la salud.[25] Esto es verdaderamente importante, ya que podría servir para entender muchos de los problemas de salud relacionados con la obesidad que poco tienen que ver con el peso o la cantidad de grasa.

Dicen que quien cree que el estigma es una exageración o directamente no existe es porque nunca lo ha sufrido, y esto es algo que deben tener en cuenta las personas normativas antes de exponer cualquier juicio al respecto. Por otro lado, también debemos entender que este estigma se sustenta sobre un desconocimiento generalizado de los determinantes implicados en la regulación del peso corporal y, por supuesto, que la mayor parte de la información existente sobre pérdida de peso es errónea y malintencionada; es, mejor dicho, desinformación. Como veremos en la segunda parte, el objetivo de la industria del adelgazamiento no es que las personas logren su objetivo y se mantengan ahí, sino que logren adelgazar en un principio, luego fracasen y más tarde vuelvan a intentarlo con otro método que la propia industria ponga a su alcance.

Ahora bien, ¿cómo nació el estigma del peso?

En realidad, se trata de un fenómeno reciente, ya que, no hace tanto, cuando la escasez de alimentos era la norma, la obesidad se consideraba un símbolo de poder, estatus, abundancia y prosperidad. Esto sucede actualmente en distintas regiones de África, donde la obesidad significa tener acceso a comida, lo que implica poder.[26] Básicamente, quien es obeso es rico y próspero. Además, hay sociedades que relacionan la obesidad femenina con la fertilidad.[27] Incluso, sin ir tan lejos, es muy probable que tus abuelos perciban la obesidad (sobre todo infantil) muy diferente a como la percibes tú. En general, para ellos, la obesidad en este contexto es un símbolo de «niños bien nutridos», mientras que para ti seguramente no sea así. Tus conocimientos y experiencias son distintos a los de tus abuelos, que vivieron en una época donde el acceso a comida y otros recursos no era tan sencillo.

El problema, y el estigma, nació con los cambios que tuvieron lugar a lo largo del siglo XX y con el auge de la obesidad en las sociedades occidentales más pudientes. En la actualidad, en estos países, la obesidad se vincula más con las condiciones socioeconómicamente más adversas.[28] Por ejemplo, en la Unión Europea, los países con las tasas más elevadas de pobreza son los que presentan también las tasas más elevadas de obesidad, especialmente en niños,[29] y esta correlación se mantiene cuando se estudian los datos por regiones. Esto no significa que en las sociedades occidentales no haya personas de clase alta con obesidad, sino que esta es mucho más habitual en las clases bajas.[30]

Antes de esto, la obesidad también se estigmatizaba en algunos sectores de la sociedad por motivos morales (ya que la religión la vinculaba con el pecado o vicio de la gula), de ahí la relación que se establece entre restricción alimentaria y pureza o espiritualidad en distintas filosofías y religiones.[31] De hecho, esta forma de entender la obesidad como un problema meramente de responsabilidad individual o como algo «controlable» sigue siendo muy habitual y se relaciona directamente con el estigma.[32] Sin embargo, más allá de la responsabilidad individual, existe un entorno que perjudica a quienes son más susceptibles a la obesidad, y, por lo tanto, esta es también una cuestión de responsabilidad social y un fenómeno ambiental cuyos costes asumimos todos en forma de un mayor gasto sanitario, social[33] e incluso medioambiental.[34]

Pero volvamos a los motivos que llevan a la generalización del estigma entre la población.

A principios del siglo XX tiene lugar un acontecimiento que cambió el transcurso de la historia: la generalización del cine como forma de entretenimiento, lo que conllevó también la popularización de un ideal estético corporal asociado a la delgadez que exhibían las estrellas del momento.

De hecho, ya en los años cincuenta, encontramos un famoso estudio realizado en niños de diez y once años a los que les mostraron imágenes de otros niños y les pidieron que los clasificaran «según su gusto». Los investigadores observaron un rasgo común en todos los resultados: las imágenes de niños obesos ocupaban el último lugar o, en otras palabras, los niños del estudio mostraban menos simpatía por los niños con obesidad.[35]

Sin embargo, el ideal corporal de la gran pantalla estaba cada vez más alejado de la realidad, ya que, durante la segunda mitad del siglo XX, la población empezó a engordar a un ritmo sin precedentes a causa, sobre todo, de la irrupción en el mercado de los productos ultraprocesados. Así, mientras una gran parte de la población empezaba a desarrollar sobrepeso, el cine exhibía cuerpos delgados con los que todo el mundo soñaba.

En la actualidad, las redes sociales han sustituido al cine como escaparate, pero la situación es similar o incluso peor, ya que a la exhibición de cuerpos perfectos se ha sumado la industria de los retoques, las cirugías, el *fitness*, etcétera. No es un escenario sencillo para las personas más vulnerables.

Este proceso fue de la mano de algo aún más problemático: se convirtió en aceptable decir cualquier cosa mala de las personas con sobrepeso, incluso en las consultas médicas. De hecho, según distintos estudios, estas personas reciben una atención médica de peor calidad y muchos profesionales sanitarios siguen estigmatizando a este colectivo, ofreciéndoles discursos sobre fuerza de voluntad y dietas que ni ellos mismos harían, mientras los tildan de perezosos.[36] Además, muchos pacientes con obesidad expresan sentirse ignorados, e incluso maltratados, en entornos clínicos.[37] A nivel social, algunos estudios[38] apuntan a que la discriminación por motivo de peso es tan frecuente como la racial, y otros han determinado que las personas con obesidad ganan alrededor de dos mil quinientos dólares menos al año que las personas normopeso, aunque tengan cualificaciones similares. También tienen más dificultades para obtener ascensos y, en muchos casos, dicen sentirse excluidas en sus equipos de trabajo.[39]

Pero eso no es todo. También durante la segunda mitad del siglo XX, la publicidad se dedicó a explotar la aceptación de la gordofobia. Así, se fomentó la idea de que la obesidad es básicamente un problema moral, que las personas que padecen exceso de peso saben perfectamente lo que tienen que hacer y que si no lo hacen es porque no quieren. Sin embargo, en unas pocas décadas la obesidad empezó a escalar de una forma imparable.[40]

Como ya hemos comentado, el estigma acerca del peso afecta a personas en todo el espectro del IMC, desde personas delgadas, pasando por personas normopeso, hasta aquellas con exceso de peso. Sin embargo, son estas últimas las que parecen sufrir las peores consecuencias, precisamente a causa de un entorno «obesofóbico» que idealiza la delgadez y responsabiliza a la persona con obesidad de su condición. Por ejemplo, en un reciente informe[41] de la Sociedad Española para el Estudio de la Obesidad (SEEDO) en el que se investigó cómo era el trato hacia las personas con sobrepeso u obesidad en internet (sobre todo redes sociales y foros), se observó que los insultos dirigidos hacia ellas son frecuentes, lo que demuestra una falta de sensibilidad y concienciación alimentadas a menudo por el anonimato.

Por suerte, cada vez son más las personas conscientes de que existe la diversidad corporal y entienden la complejidad de la regulación del peso. De hecho, una reciente declaración de consenso[42] trata de acercarnos un poco más a la problemática del estigma y afirma que «la regulación del peso corporal no es algo que un individuo pueda controlar fácilmente».

A la luz de todo lo dicho, queda claro que, en lugar de los dañinos mensajes centrados en el peso, debemos orientarnos a fomentar los mensajes dirigidos al autocuidado, así como las herramientas necesarias para llevarlo a cabo desde el autoaprendizaje. Solo así, y no mediante la imposición, es posible la mejora.

Una identidad forjada a través del peso

Queda un último punto importante que abordar: la identidad forjada a través del peso, ya que no es lo mismo ser que tener. Una persona que se siente gorda se percibe a sí misma de una forma distinta que quien simplemente sabe que tiene un exceso de peso o grasa. Básicamente, no es lo mismo percibirse como una persona obesa que considerar que se tiene un exceso de grasa corporal. Aunque la realidad es la que es, la percepción que se tiene de esta será fundamental para mejorar. Mientras la primera percepción puede sentirse determinista («soy y seré una persona obesa»), la segunda se percibe como algo más circunstancial y moldeable («tengo un exceso de grasa corporal»).

Es fácil que las personas que se «sienten gordas» se hablen a sí mismas de una forma negativa sobre los aspectos que deben mejorar. Por ejemplo, pueden tener muchas dificultades para hacer ejercicio, ya que su «yo gordo» puede chocar frontalmente con la instauración de hábitos saludables que corresponden a un yo con el que no se sienten identificados: un «yo *fitness*» o un «yo *healthy*». Estos «yos» son completamente contrarios al yo gordo central que dirige su vida y que, paradójicamente, ejerce como una barrera o freno «esto no es para ti». Su identidad se construye sobre el «yo siempre he sido y seré gordo/a». Si una persona se siente estigmatizada, será mucho menos receptiva al cambio, y este es un aspecto que deberá trabajar, empezando poco a poco y llevando a cabo acciones muy concretas en un entorno que le genere comodidad y confianza. Una dificultad añadida a este proceso es que, a menudo, el entorno problemático está precisamente en su hogar, lugar de trabajo o centro de formación (instituto, universidad, etcétera).

Así, cuando una persona cambia de hábitos, la creación de una identidad en torno a ellos puede ayudarle a mantenerlos. Es importante dejar de lado la identidad del «yo gordo», empezar a verse como una persona con inquietudes sobre cómo mejorar el propio estilo de vida y la composición corporal, y forjar una identidad a través de estos propósitos. La curiosidad se convierte así en motor del cambio. De hecho, la curiosidad es uno de los rasgos que mejor predicen el aprendizaje, más incluso que las capacidades. Las personas curiosas tienen sin duda un «superpoder» que deben utilizar a su favor.[43]

Capítulo 2

¿QUÉ FACTORES HAN DESENCADENADO MI GANANCIA DE PESO?

Ha llegado el momento de abordar los distintos factores que contribuyen a la ganancia de peso. Los hemos dividido en cinco grupos: biológicos, psicológicos, relacionados con el estilo de vida, vinculados con las circunstancias y, por último, en relación con el entorno. Como verás, todos son importantes, pero, por desgracia, solo se puede influir en algunos de ellos, mientras que otros solo podemos estudiarlos, comprenderlos, considerar su importancia y, finalmente, aceptarlos, pero no cambiarlos.

En las páginas que siguen, que constituyen, seguramente, la sección más técnica del libro, encontrarás toda la información que la industria de la pérdida de grasa intenta ocultarte. Se trata de una información de suma importancia, ya que te ayudará a entender todos los factores que influyen en la ganancia y recuperación del peso perdido.

Factores biológicos

Genética

Si nos basamos en criterios genéticos, los humanos somos muy similares entre nosotros. En concreto, la diferencia genética media entre humanos es de alrededor de un 0,1 %, es decir, nuestra similitud es del 99,9 %. Sin embargo, ese humilde 0,1 % esconde un sello de exclusividad que nos hace únicos e irrepetibles en algunos aspectos.[1]

De hecho, la genética personal influye tanto en la protección frente al aumento de peso como en la predisposición a ganarlo o recuperarlo después de perderlo, y entender su papel te ayudará a ignorar los argumentos superficiales sobre la fuerza de voluntad.

Sin embargo, dado que la genética es algo que queda fuera de nuestro control (no podemos modificarla), puede resultar tentador decidir tanto que no es importante como que es lo más importante, y la realidad, en este caso, se sitúa en el punto medio. Esto no es una opinión. Los estudios muestran que el IMC (recordemos, índice de masa corporal) es el resultado de una combinación de factores genéticos y ambientales.[2] También el fuerte parecido que existe en aspectos físicos como el peso y la altura en gemelos monocigóticos (genéticamente idénticos) nos muestran la clara influencia genética.[3] De hecho, ese parecido se mantiene incluso cuando los gemelos son separados al nacer y se crían en hogares distintos.

Pensar que la genética nos determina inexorablemente implica cierto desconocimiento sobre cómo funciona. Cuando hablamos de susceptibilidad genética a la ganancia de peso no nos referimos a un solo gen que se transmite de padres a hijos y cuya presencia determina que alguien engorde o desarrolle obesidad inevitablemente, sino a múltiples variaciones en distintos genes (polimorfismos), con efectos pequeños pero acumulativos, que requieren un entorno propicio para expresarse y que se produzca la ganancia de peso.

Para entenderlo mejor piensa en una persona en una isla desierta. Aunque presentara cierta susceptibilidad genética para la ganancia de peso (distintas variaciones con efectos pequeños sobre la ganancia de peso), no desarrollaría obesidad, porque el entorno impediría que esos genes le hicieran ganar peso. Sin embargo, si situamos a esa misma persona en una ciudad con establecimientos de comida rápida, comida a domicilio veinticuatro horas, ultraprocesados, dificultades para que se mantenga activa, etcétera, lo más probable es que aumente rápidamente de peso. Por ello, la prevención de la obesidad empieza con medidas de salud pública que limiten el acceso a ultraprocesados y lo faciliten a la comida real, y que promuevan una mayor actividad física en todo tipo de entornos (educativos, laborales, etcétera). Por desgracia, hasta ahora las nefastas medidas de salud pública frente a la obesidad se han basado en llamadas a la responsabilidad individual, con implicaciones claramente estigmatizantes y poco eficaces para prevenir el sobrepeso. Solo hay que ver que ningún país del mundo ha sido capaz de reducir sus tasas de obesidad.

Así, la afirmación informal de que determinadas personas tienen «buena» genética para perder peso podría ser cierta, ya que existen individuos resistentes genéticamente a la ganancia de peso o con «fenotipo derrochador», en términos científicos. En un entorno obesogénico como el de las sociedades occidentales, estas personas se encuentran protegidas frente al aumento de peso porque presentan un mayor gasto energético en respuesta a la sobrealimentación y una menor caída en el gasto energético en respuesta a la subalimentación o periodos de dieta.[4] Su fisiología es menos susceptible a los cambios que se producen tanto en respuesta a la variación en la ingesta (alimentación) como a la variación en el gasto energético (metabolismo basal, termogénesis inducida por la actividad física, termogénesis inducida por el ejercicio, etcétera). En uno de los estudios más grandes realizados hasta la fecha (con más de seiscientos cuarenta mil participantes de distintos países), se observaron variaciones genéticas asociadas con determinados rangos de IMC. También se observó que algunas de esas variaciones tienen un efecto mayor sobre el IMC que otras.[5]

Del mismo modo que hay personas con «buena» genética, también las hay que acumulan una gran cantidad de variaciones genéticas que las convierten en más susceptibles de ganar peso en un entorno obesogénico.[6]

El factor genético gana importancia a la hora de estudiar poblaciones que comparten ambientes similares. Por ejemplo, en una competición entre deportistas que compartan el factor ambiental (incluido el estilo de vida), una mejor carga genética resulta claramente determinante. De hecho, existen más de ciento cincuenta variaciones en distintos genes relacionados con el rendimiento deportivo.[7] Retomando el ejemplo de la isla desierta, si en lugar de una persona tenemos allí a una población entera, las tasas de obesidad serían bajas a nivel poblacional, aunque existirían diferencias a nivel individual. Si llevamos a esa misma población a un entorno obesogénico, está claro que ganará peso como grupo, pero serán las diferencias genéticas entre los individuos las que determinarán la ganancia individual. Básicamente, habría personas que ganarían más y menos peso. Así es como trabaja la genética.

Un ejemplo interesante de esto es la población asiática (sobre todo de origen japonés) que emigró a Estados Unidos a lo largo del siglo XX.

Nos encontramos con individuos que pasaron de un entorno con un estilo de vida saludable a otro donde abundaban los ultraprocesados y la comida rápida. ¿Qué sucedió? Como seguro que puedes imaginar, una vez en Estados Unidos, la población asiática empezó a ganar peso de una forma sin precedentes, aunque no todos se volvieron obesos. Hasta entonces, los genes susceptibles al aumento de peso habían sido silenciados por su entorno protector; pero en el nuevo entorno obesogénico la interacción con los genes susceptibles contribuyó al aumento de peso generalizado y, dentro del grupo, mayor entre los más vulnerables (genéticamente hablando).[8]

Pero la genética no solo afecta a la configuración del tejido adiposo, sino que también puede ejercer como facilitadora o barrera en un proceso de pérdida de grasa o de ganancia de masa muscular a otros niveles. Nuevamente, está claro que hay personas que lo tienen más fácil y otras más difícil de base. Por ejemplo, existen muchos genes responsables de la relación entre el IMC y la configuración del sistema nervioso.[9] Esto significa que la genética está relacionada con tendencias de apetito, saciedad, recompensa alimentaria, placer después de comer, estado de ánimo, impulsividad, tendencia compulsiva hacia la comida o el ejercicio, etcétera. En otras palabras, la genética tiene una influencia considerable en nuestro comportamiento mediante la modulación de procesos bioquímicos que nos predisponen a comportarnos de determinada manera en determinados ambientes y circunstancias. Así, queda claro que somos el resultado de la combinación e interacción continua entre nuestros genes y el ambiente en el que vivimos.[10] No seríamos lo que somos sin nuestros genes, pero tampoco sin nuestro entorno.

A la vista de esto, ¿qué opinas ahora de la fuerza de voluntad? Porque ha quedado claro que una persona que tiene una mayor susceptibilidad genética al hambre y a los antojos, y una mayor impulsividad, va a cargar con una mochila más pesada a la hora de establecer unos buenos hábitos en un entorno complicado como el nuestro, y también tendrá más dificultades para perder peso y mantener esa pérdida. Del mismo modo, una persona cuya genética le haga presentar una saciedad precoz y una menor sensibilidad ante recompensas alimentarias tendrá posiblemente más facilidad para perder peso.

Sin embargo, este discurso sobre la genética nos lleva inevitablemente a otra cuestión: ¿qué sucede con las personas que fueron obesas y han conseguido perder peso y mantenerlo a lo largo del tiempo?

Pues la explicación más probable es que sean personas con una genética relativamente «buena» (o no tan «mala» como la de otras personas con obesidad), y que su exceso de grasa se debiera a hábitos que han conseguido mejorar y a circunstancias adversas que han sabido manejar. Como veremos en el apartado siguiente, muchos hábitos que llevamos a cabo diariamente pueden ejercer efectos epigenéticos que son tan o más importantes para nosotros. En cualquier caso, debemos tener claro que la genética no es una cuestión determinista, sino probabilista. Básicamente, la presencia de ciertos rasgos genéticos harán más o menos probable algo, pero no determinará nada.

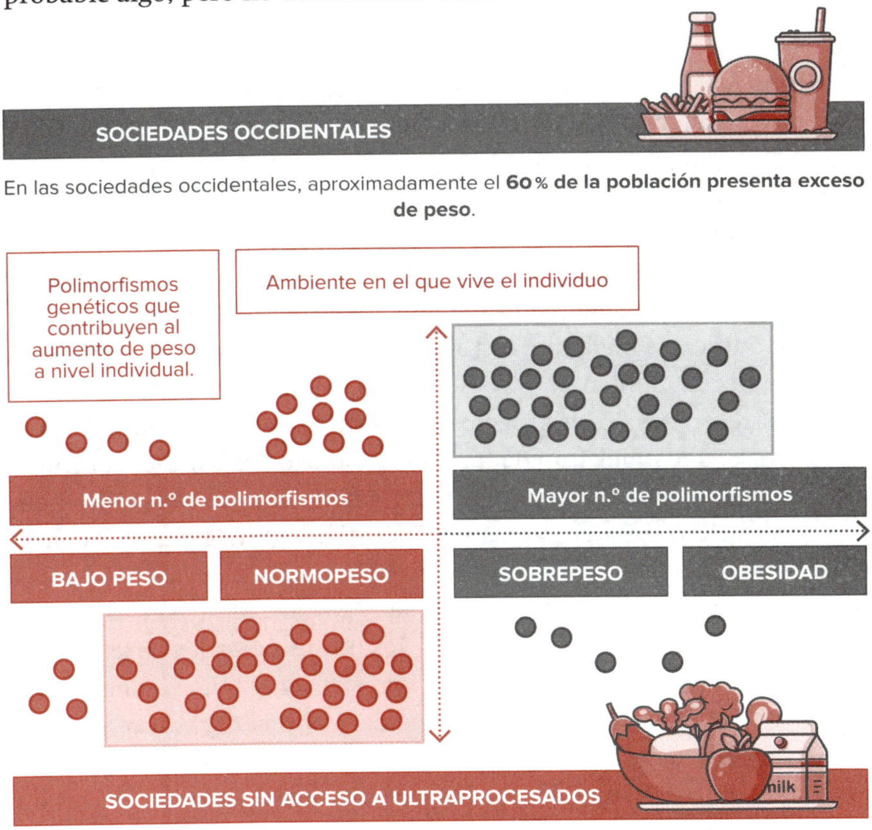

En las sociedades no occidentales, **la obesidad es prácticamente inexistente**.

Las **diferencias en el ambiente** en el que viven las personas nos muestra una visión global del peso (nivel poblacional); pero las **diferencias en la acumulación de polimorfismos** (nivel individual) nos muestran las diferencias en el peso entre individuos dentro de una misma población o comunidad. Los cambios recientes en el ambiente (auge de los ultraprocesados, caídas en la actividad, etcétera) son los responsables de que la «población occidental» hoy pese más.

En realidad, no se puede hablar nunca de genéticas buenas o malas en términos absolutos, sino de genéticas más o menos adaptadas a determinados entornos. Existen evidencias claras de que las variaciones genéticas que se encuentran detrás del incremento de peso fueron ventajosas en entornos donde la disponibilidad de alimentos era baja, incierta e intermitente, y los ultraprocesados, inexistentes. Sin embargo, estas mismas variaciones constituyen una desventaja en entornos rebosantes de comida y con ultraprocesados muy accesibles y disponibles. Lo que es adaptativo en un entorno deja de serlo en otro.

Epigenética y ambiente intrauterino

La mejor forma, y la más sencilla, de definir la epigenética es mediante una metáfora. Si la genética fueran las notas musicales fijas en una partitura, la epigenética serían los signos musicales que acompañan a las notas y que indican cómo se interpreta la composición. Ambas informaciones son inseparables e imprescindibles para tocar la pieza.

Sin embargo, mientras que el genoma (las notas de la partitura) es invariable, el epigenoma (los signos que acompañan a las notas) sí puede modificarse mediante distintos mecanismos que están influidos, a su vez, por el ambiente.[11] Por ejemplo, la alimentación y el ejercicio son, al parecer, dos de los aspectos que influyen sobre la epigenética y, por lo tanto, que modifican de forma favorable o desfavorable el entorno de nuestras células.[12] Por supuesto, la alimentación durante el momento de la concepción y gestación también tiene grandes implicaciones epigenéticas. Como ya comentamos en *Come comida real*, la exposición a ultraprocesados de la madre durante la gestación influye en la instauración o «programación» del gusto por los ultraprocesados en la descendencia. Este es un aspecto de gran relevancia, sobre todo si tenemos en cuenta que el placer sensorial derivado de saborear algo dulce es innato. Se sabe que los recién nacidos son capaces de diferenciar diversos grados de dulzor, e ingieren un mayor volumen de soluciones con un sabor más dulce.[13] Entonces, ¿qué sucede si un niño recibe alimentos dulces y altamente calóricos desde sus primeros años de vida?

Por otro lado, se sabe que los hijos de madres que consumen más ultraprocesados, son más sedentarias y fuman o beben alcohol (afortunadamente, estos dos últimos hábitos tienen actualmente una baja aceptación social, no así el hecho de comer ultraprocesados o tener hábitos sedentarios) presentan un mayor riesgo de desarrollar obesidad a lo largo de su vida.[14] De ahí que se diga habitualmente que la obesidad tiene un componente «transmisible».

El entorno intrauterino tiene un papel crucial en el desarrollo del feto, en la programación de su susceptibilidad individual a desarrollar enfermedades en el futuro y, claro está, también en su susceptibilidad a ganar peso.[15] Un buen ejemplo para entender cómo ambientes adversos pueden marcar a la descendencia mediante la epigenética son los estudios realizados sobre un periodo de la Segunda Guerra Mundial conocido como la hambruna holandesa.[16]

Se sabe que los niños nacidos en ese periodo de madres expuestas a una situación de hambruna presentaron en su edad adulta un mayor riesgo de obesidad y distintas enfermedades crónicas. Por lo tanto, está claro que lo que sucede durante el embarazo (e incluso durante etapas pregestacionales en la madre) contribuye a generar en la descendencia una mayor susceptibilidad al aumento de peso o una protección frente a este.[17]

Aunque la hambruna no es una condición característica de nuestra sociedad, sí lo son la malnutrición y las deficiencias específicas de nutrientes (por ejemplo, hierro), combinadas con un aporte excesivo de energía por parte de los ultraprocesados. Esto, durante el embarazo, puede generar en la descendencia una susceptibilidad al aumento de peso y un mayor riesgo de padecer distintas enfermedades. También la obesidad o el bajo peso de la madre pueden «programar» al futuro niño e inclinarlo hacia la ganancia de peso.[18]

En definitiva, los humanos somos especialmente susceptibles a los estímulos ambientales, sobre todo durante el desarrollo gestacional, pero también durante los primeros años de vida,[19] en especial el periodo que engloba la lactancia y la adquisición de los primeros hábitos,[20] conocido como los mil primeros días de vida.

También los malos hábitos y la obesidad paternas se relacionan con espermatozoides de peor calidad que también pueden provocar susceptibilidad al aumento de peso.[21] Del mismo modo, un padre con buenos hábitos no solo estará cuidando su propia salud, sino también protegiendo a su descendencia frente al riesgo del incremento de peso a lo largo de su vida.

Microbiota

Es también durante este periodo, justo después del parto, cuando tiene lugar el primer contacto microbiano, que dará lugar, aproximadamente un año después, a una microbiota tan compleja como la de un adulto. Esta microbiota es imprescindible para una correcta programación inmune, metabólica, etcétera, pero su composición no es fija, como sucede con los genes, sino que varía con la edad, el estilo de vida o incluso con los cambios de residencia, por ejemplo, entre un entorno urbano y uno rural.[22]

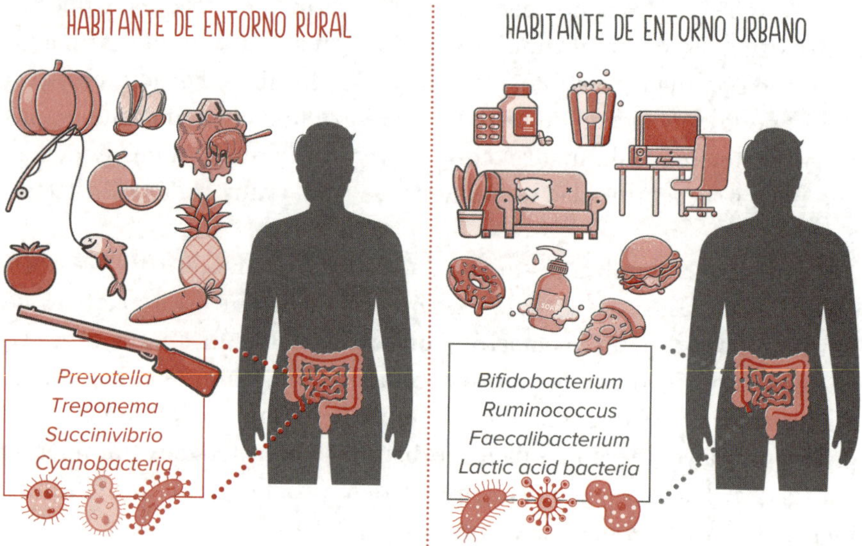

Pero ¿qué relación existe entre la microbiota y la susceptibilidad a ganar peso?

Es importante entender que la microbiota tiene diversas funciones fisiológicas y que cualquier influencia ambiental negativa sobre ella aumenta nuestro riesgo de padecer enfermedades crónicas. En un entorno lleno de ultraprocesados (en *Come comida real* explicamos cómo dañan la microbiota), estrés crónico, sedentarismo, tabaquismo, consumo de alcohol, baja exposición a la naturaleza, entornos altamente esterilizados, mal uso de antibióticos, etcétera, la capacidad de resistencia y resiliencia de la microbiota puede verse claramente superada y comprometida, lo que conduce a lo que se denomina «estado disbiótico».[23] Este estado se relaciona frecuentemente con la obesidad, aunque se desconoce todavía la dirección de esta relación: ¿va primero la ganancia de peso y después la disbiosis o va primero la disbiosis y después la ganancia de peso? En cualquier caso, parece ser que una microbiota disfuncional es más eficiente a la hora de extraer energía de cualquier sustancia dietética ingerida y modificar el metabolismo de las grasas, lo que posiblemente favorece su almacenamiento.[24] Por otro lado, la microbiota también está conectada con el sistema nervioso mediante el eje intestino-microbiota-cerebro, por lo que no se descarta que influya en el sistema simpático (reactividad ante el estrés), afectivo (estado de ánimo) y cognitivo (pensamientos sobre la comida), y que esta influencia se exprese a nivel conductual con una mayor ingesta de alimentos y, en consecuencia, con una mayor probabilidad de ganar peso.[25] Estos mecanismos son hipotéticos, aunque no están descartados.

Factores circadianos y cronotipo

A pesar de que dormir es un requisito básico para vivir, y que dormir bien es imprescindible para mantener una buena salud debido a su papel protagonista en el correcto funcionamiento fisiológico y psicológico, resulta mucho menos intuitivo entender la relación entre sueño y ganancia de peso. No obstante, antes de hablar sobre descanso, es imprescindible introducir algunos conceptos importantes, como «ritmos circadianos» y «cronotipo».

De pequeños, aprendemos que nuestro planeta gira alrededor del Sol en un ciclo de trescientos sesenta y cinco días y, al mismo tiempo, gira también sobre su eje en ciclos de veinticuatro horas. Nuestro organismo también presenta un ciclo de veinticuatro horas de duración, que se sincroniza con los periodos de luz (día) y oscuridad (noche), así como con las variaciones de temperatura. Además, existen otras actividades biológicas que funcionan con cadencias superiores, como, por ejemplo, el ciclo menstrual (de veintiocho a treinta y dos días de media), así como los aspectos relacionados con las fases lunares o estacionales (circanuales).

El encargado de regular estos ciclos, conocidos como ritmos circadianos, es un «reloj central» ubicado en los núcleos supraquiasmáticos de nuestro hipotálamo (cerebro), que se regula básicamente mediante las dos señales ambientales ya mencionadas: la luz, que indica a nuestro sistema que es hora de estar activos o despiertos, y la oscuridad, que indica que es hora de reducir la actividad hasta mínimos y descansar.

Además de este reloj central general, también tenemos dispersos por todos los tejidos y órganos de nuestro cuerpo los llamados relojes periféricos, que regulan a su vez procesos de distinta índole que están sincronizados con el reloj central. El sistema circadiano en su conjunto organiza, por tanto, el metabolismo en ciclos diarios de veinticuatro horas.[26] La conexión entre la desregulación circadiana y la predisposición a la ganancia de peso se basa, pues, en la influencia negativa que presenta esa desalineación en aspectos como el gasto energético (algo más elevado por la mañana) y el control del apetito durante el día, entre otros.[27]

Existe mucho debate sobre qué factores contribuyen más a la desalineación circadiana en las sociedades occidentales, pero el *jet lag* social y los trabajos por turnos se consideran los principales culpables.[28] No obstante, debido a cómo está estructurada nuestra sociedad occidental, somos conscientes de que existen factores que no podemos modificar, como el horario laboral. Y, por supuesto, es importante no culparse y recordar que los factores biológicos no son determinantes y, además, siempre se pueden mejorar.[29]

Para reducir los efectos adversos de los turnos (cuando se alternan horarios de trabajo matutino, vespertino y nocturno), que impiden la ansiada regularidad, es importante cuidar más, si cabe, distintos aspectos del estilo de vida: dormir unas horas mínimas (incorporando alguna siesta si fuera necesario), cuidar la alimentación (el ayuno intermitente puede ser una estrategia interesante en este contexto) y, por supuesto, hacer ejercicio de una forma regular (el ejercicio es un buen sincronizador). Además, cuidar el manejo del estrés y mantener un entorno de descanso adecuado son aspectos que también mejoran considerablemente la calidad de vida de quienes se encuentran en este contexto.

Por otro lado, existen los denominados cronotipos, que se definen como el reflejo de nuestros ritmos particulares a nivel conductual.[30] Ser más madrugador o trasnochador obedece precisamente a la expresión de nuestro cronotipo, un aspecto que es bastante estable durante la vida. Aunque generalmente se divide a las personas en alondras (matutinos) y búhos (vespertinos), se han establecido hasta seis cronotipos que exhiben grandes diferencias en aspectos como el estado de energía en la mañana y la noche, así como fluctuaciones en los niveles de energía a lo largo del día.[31]

Otro aspecto interesante es investigar cómo afecta el cronotipo al riesgo de ganar peso. La evidencia nos dice que los cronotipos vespertinos presentan peores hábitos alimentarios, son más sedentarios y adolecen de otros hábitos problemáticos (suelen fumar más, beber más alcohol, etcétera).[32] Por lo tanto, es comprensible que los vespertinos presenten un mayor riesgo de ganar peso con más facilidad debido a sus peores hábitos a nivel general. Ahora bien, malos hábitos aparte, no está claro que presentar un cronotipo matutino o vespertino influya en la ganancia de peso.

A la hora de llevar a cabo una intervención para perder peso, los estudios sobre crononutrición, que se basan en añadir ligeros cambios según el cronotipo (desplazar la ingesta más hacia el día o la noche), muestran resultados interesantes en ambos cronotipos.[33] No obstante, estos cambios posiblemente no marquen demasiado la diferencia en comparación con un déficit calórico convencional en el contexto de unos buenos hábitos, con una distribución de comidas adaptada a las preferencias de la persona.

Enfermedades y fármacos que cursan con aumento de peso

Aunque, debido a su complejidad, no nos detendremos mucho en este apartado, sí creo necesario mencionar que el exceso de grasa corporal es una de las características de casi cien síndromes y enfermedades.[34] Una vez más, la fuerza de voluntad de quien los padece tiene un papel muy limitado en relación con su peso.

En algunas de estas condiciones, como el síndrome del ovario poliquístico[35] o el hipotiroidismo,[36] entre otros, la ganancia de grasa puede ser consecuencia tanto de las peculiaridades fisiopatológicas vinculadas intrínsecamente con la enfermedad como de los hábitos que acompañan a la persona que presenta la patología en cuestión. Como ya se ha comentado, cualquier resultado está alejado del determinismo biológico: se trata más bien de una interacción entre distintas variantes genéticas y múltiples factores ambientales, incluido el estilo de vida. Los estados que cursan con dolor o fatiga, como el síndrome de dolor crónico[37] o la fibromialgia[38] se relacionan también con un aumento de peso.

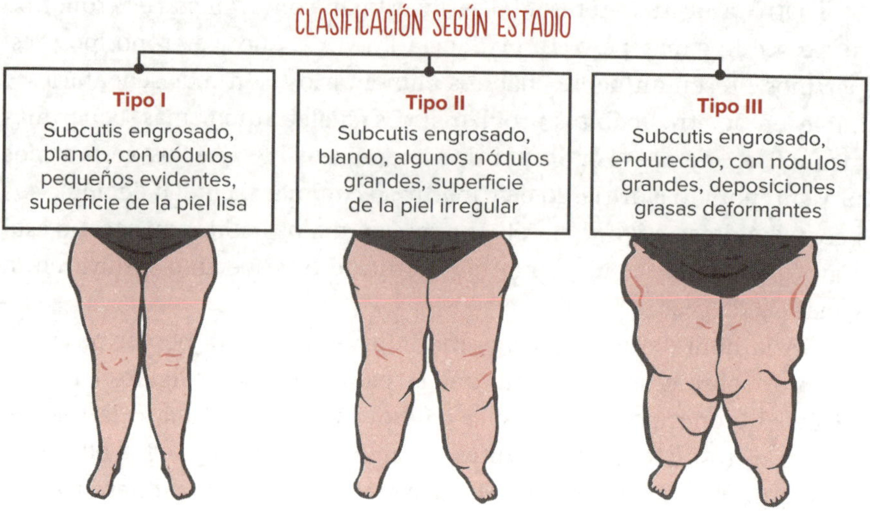

Otra condición que merece la pena mencionar es el lipedema, que se caracteriza por la presencia de una distribución de grasa atípica, desproporcionada con relación al resto del cuerpo y que se acumula entre extremidades y tronco.[39] Simplificando, el lipedema es una enfermedad que afecta al tejido adiposo, y las intervenciones sobre el estilo de vida tienen un impacto más bien modesto sobre ella. Una vez más, aquí tampoco podemos considerarlo una falta de fuerza de voluntad, aunque, como es lógico, la incorporación de buenos hábitos ofrece beneficios para el paciente que van más allá del impacto sobre la estética.

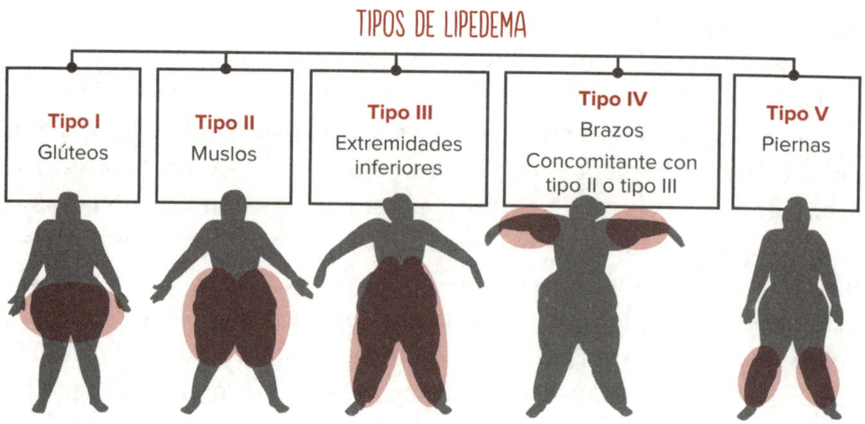

Aunque el fenómeno del envejecimiento no es equiparable a los fenómenos fisiopatológicos típicos del transcurso de una enfermedad, también es importante comprender los cambios que se producen a medida que cumplimos años, y que se pueden resumir básicamente en una disminución de la masa libre de grasa (se suele perder masa muscular, masa ósea y agua) y en una ganancia de grasa corporal, así como en un cambio en la distribución de esta.[40]

Por ejemplo, se sabe que durante la menopausia la distribución de la grasa corporal sufre cambios que pueden ser relevantes, aunque no se modifique el peso corporal;[41] sin embargo, se sabe también que distintas intervenciones sobre el estilo de vida pueden contribuir a mitigarlos.[42] Por supuesto, tampoco se excluye la posibilidad de que la composición corporal mejore con los años. De hecho, nunca es tarde para empezar a mejorar el estilo de vida y, en consecuencia, experimentar los beneficios a todos los niveles que esto aporta.

Por último, existen fármacos que pueden influir en el peso mediante distintos mecanismos;[43] por ejemplo, mediante cambios en el balance hídrico (retención de líquidos), aumentando el apetito (o reduciéndolo), reduciendo el gasto energético, aumentando la fatiga, etcétera; todos estos son efectos secundarios típicos de algunos fármacos de uso relativamente frecuente. La mayor parte de los fármacos no producen ganancias relevantes de peso, aunque algunos se relacionan con aumentos superiores a los cinco kilos o incluso, en casos extremos y raros, hasta diez kilos en el transcurso de un año.[44] Otro aspecto relevante de algunos fármacos es que pueden llegar a causar un cambio desfavorable en el almacenamiento de la grasa, al fomentar la acumulación preferente de grasa visceral, ectópica, en hígado y músculo, algo que tiene repercusiones en la salud metabólica independientemente del peso.

En cualquier caso, si percibes que algún fármaco está influyendo en tu peso corporal, lo último que debes hacer es dejar de tomarlo sin hablar antes con tu médico. Lógicamente, el estilo de vida que acompañe al consumo del fármaco determinará en gran medida el grado en que se produzcan esos cambios en el peso corporal.

Interacciones con obesógenos ambientales (disruptores endocrinos)

Los disruptores endocrinos son sustancias presentes en el ambiente que interfieren con la síntesis, la secreción, el transporte, el metabolismo y otros procesos en los que participan nuestras hormonas. En otras palabras, los disruptores endocrinos alteran nuestro funcionamiento hormonal, responsable, por ejemplo, de aspectos tan básicos como controlar el hambre, la saciedad, el metabolismo, etcétera. Estos compuestos también parecen afectar directamente al tejido adiposo, incrementando tanto el número de células grasas (hiperplasia) como su tamaño (hipertrofia). Por lo tanto, como puedes imaginar, la exposición crónica a estos disruptores puede generar susceptibilidad al aumento de peso y cambios en la distribución del almacenamiento de grasa, sobre todo cuando la exposición se produce en periodos críticos como la gestación.[45]

Los disruptores endocrinos proceden de distintas fuentes, como los disolventes industriales y sus subproductos, plaguicidas agrícolas e incluso fármacos. También los ultraprocesados son una fuente de compuestos con distintas capacidades disruptivas. Los más típicos son la acrilamida o los hidrocarburos aromáticos policíclicos, ambos originados en el procesamiento a temperaturas elevadas.

Generalmente, las personas estamos expuestas a una amplia gama de disruptores. Los más extendidos son el humo del tabaco entre los fumadores y la contaminación ambiental. También es interesante saber que la mayoría de los disruptores son altamente lipofílicos, por lo que tienden a acumularse en el tejido adiposo. Como consecuencia de esto, las personas con mayores niveles de grasa corporal corren el riesgo de acumular una mayor cantidad de estos compuestos. Aunque también existen compuestos no acumulables, que se excretan a través de la orina.[46]

La contaminación es un claro problema de salud pública que se cobra más de cuatro millones de vidas cada año según datos de la Organización Mundial de la Salud (OMS).[47] Sin embargo, los costes originados por la contaminación no pueden cuantificarse con exactitud debido al impacto que esta genera en otras condiciones que requieren tiempo para expresarse, como el aumento de peso.

Defensa fisiológica contra la ganancia y la pérdida de peso

Aunque no está claro cuáles son los implicados en la defensa fisiológica, sí se sabe que existen factores que influyen en la variabilidad individual ante el aumento de peso o, en otras palabras, sabemos que tiene que existir algo intrínseco que provoque que algunos individuos sean más susceptibles a ganar peso que otros, como demuestran los estudios de sobrealimentación.

Uno de los primeros estudios de sobrealimentación fue el realizado por Ethan Sims en la década de 1970 con reclusos de la prisión de Vermont. En ese estudio se observó que, después de sobrealimentar a todos los presos durante diez semanas, algunos de ellos ganaron peso fácilmente, mientras que otros presentaron enormes dificultades para hacerlo. Existen más estudios, incluso sobre gemelos, que han observado lo mismo: hay factores personales que influyen en la propensión a ganar más o menos peso, y también en cómo se recuperan las personas después de un periodo de sobreingesta. Por ello, se cree que existen defensas que funcionan mejor o peor en cada persona, una especie de defensores de un equipo de fútbol, que tienen como principal misión evitar encajar goles.

Después de un periodo de sobrealimentación experimental (como el de los estudios mencionados) o no experimental (como el que puede darse en un periodo de vacaciones, en el que se come más de la cuenta durante un tiempo más o menos prolongado), el peso tiende a recuperar sus valores iniciales en una gran parte de la población, pero no en toda. Por eso es necesario determinar cómo se regula este peso y por qué algunas personas son más susceptibles que otras a ganarlo y mantenerlo.[48]

Una hipótesis es el denominado modelo homeostático de la regulación del peso corporal, que establece que el peso se defiende mediante un modelo de retroalimentación homeostático que busca equilibrar la ingesta (lo que se come) con el gasto (lo que se gasta) como si fuese un termostato que mantiene estable la temperatura de una habitación. El problema de este modelo es que presenta inconsistencias, ya que excluye los factores ambientales. Y, en cualquier caso, si nuestro «termostato» fuese eficaz a la hora de mantener el peso en un rango, no se entendería el incremento tan rápido en la prevalencia mundial de obesidad ni tampoco por qué después de un periodo de sobrealimentación experimental hay personas que no recuperan su peso. El termostato no debería fallar, pero falla.

Por ello, se ha planteado la posibilidad de que en lugar de regulado mediante el modelo del termostato, la regulación del peso tienda a oscilar entre dos límites biológicos (uno superior y otro inferior), y no en torno a un único punto como puede verse en la imagen siguiente. Así, la variabilidad individual, que es lo que intentamos determinar, estaría limitada por la distancia entre los límites, sujeta a factores biológicos, lo que explicaría por qué a muchas personas les resulta más fácil perder o ganar peso. Este modelo sí tiene en cuenta los factores ambientales, que serían los responsables de desplazar el peso hacia una posición cercana al límite superior o inferior.

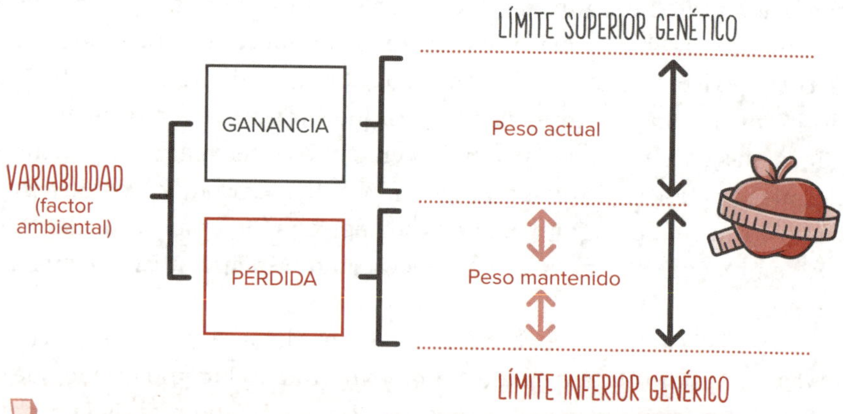

RECUERDA:
La distancia entre los límites está sujeta a factores biológicos, lo que explicaría por qué a muchas personas les resulta más fácil perder o ganar peso.

Encontrarse dentro de los límites implicaría una menor respuesta de defensa de nuestro cuerpo para evitar seguir perdiendo o ganando peso. Las defensas se incrementarían a medida que la persona se acerca a sus límites biológicos. Así, una persona con un límite superior muy alto tendría un mayor riesgo de seguir ganando peso sin oposición fisiológica en un entorno obesogénico. En este caso, también influiría negativamente tener un límite inferior alto, ya que implicaría asimismo una mayor dificultad para perder peso ante un déficit calórico.

Atendiendo a este modelo hipotético, una persona delgada a la que le cuesta ganar peso simplemente presentaría un límite superior bajo, por lo que cualquier aproximación a ese límite implicaría una defensa fisiológica fuerte, como una reducción del apetito (incluso con náuseas), incrementos en la actividad voluntaria e involuntaria, termogénesis, etcétera.

Dietas previas

¿Cómo te quedarías si te digo que hacer dieta engorda? Aunque existe algún matiz, esta afirmación parece ser acorde con la realidad demillones de personas que año tras año entran en un círculo vicioso de dieta-recuperación del peso. ¿Qué nos dice la evidencia científica al respecto? Para saber si una dieta lleva a alguien a pesar más a lo largo del tiempo no hay nada mejor que ver cómo afecta hacer dieta entre grupos de personas lo más parecidas posibles. ¿Y qué hay más igual que un grupo de gemelos? Esto es lo que se investigó en un estudio[49] realizado en más de cuatro mil gemelos monocigóticos (genéticamente idénticos) y dicigóticos (mellizos, que comparten una menor similitud genética). En cada una de las parejas, uno de los individuos hizo dieta y el otro, no. ¿Qué sucedió con el paso de los años? Pues que, básicamente, quienes hicieron dieta pesaron en promedio algo más que los hermanos que no la hicieron. La ganancia fue más significativa cuanto más jóvenes empezaron a hacer la dieta, aunque en todos los casos fue relativamente pequeña, ya que el grupo de gemelos que hizo dieta pesaba en promedio unos 0,4 kg/m^2 más, que equivaldría a pesar 1,2 kilos más para una altura de unos ciento setenta centímetros. Por otro lado, sin tener en cuenta la composición corporal, tampoco podemos asumir que la ganancia observada implicara necesariamente un empeoramiento de esta. Por ello, es posible que hacer dieta solo engorde y sea dañina si esta presenta una serie de características concretas.

CARACTERÍSTICAS DAÑINAS DE LA DIETA	EFECTOS DAÑINOS SOBRE LA PERSONA
• Con muy bajo aporte calórico	• Sensación de pérdida de control
• Con bajo o muy bajo aporte proteico	• Pérdida de masa muscular
• Con baja densidad nutricional	• Mucha hambre
• Poco saciante	• Mucha ansiedad
• Muy restrictiva	• Déficit de nutrientes esenciales
• Empezar una dieta restrictiva a edades muy tempranas	

Hay estudios que indican que los ciclos de dietas son muy problemáticos,[50] básicamente porque recurrir a distintas dietas suele indicar que quien las practica sigue cayendo en los mismos errores que le condujeron a ganar y recuperar su peso. En contraposición a esto, los hábitos saludables adquiridos son una mayor garantía, sobre todo, de cara a mantener lo máximo posible la pérdida de peso.

Otra garantía de éxito reside, sin duda, en cuidar la masa muscular durante el proceso de pérdida de peso. Una mayor pérdida de masa muscular inclinará la balanza hacia el lado del fracaso.[51]

Conclusión sobre los factores biológicos

Los factores biológicos solo sitúan a las personas en una posición de mayor o menor susceptibilidad al aumento de peso. No son variables que determinen nuestro destino, simplemente influyen en nuestras probabilidades. Utilizando una metáfora, podríamos decir que los factores biológicos son los que cargan la pistola, pero son el entorno, el ambiente y los hábitos los que la disparan.

Es de esperar que una persona con una mayor cantidad de características genéticas obesogénicas (mayor acumulación de polimorfismos que añaden vulnerabilidad frente al aumento de peso), con unos padres que han presentado malos hábitos antes, durante y después del periodo de gestación y lactancia, y con otras particularidades biológicas también influidas por otros factores mencionados (desequilibrios en la microbiota, disrupción circadiana, adaptaciones producidas por dietas previas, etcétera), tenga muchas más dificultades para mantener un peso saludable que una persona que no comparta tantos de los factores previamente comentados. A mayor acumulación, más riesgo.

Cuando hablamos de biología, todos los factores y todo tu pasado influyen en tu futuro. Todo está interconectado, y el estilo de vida tiene un papel importante, por ejemplo, «expresando» o «silenciando» genes, modulando el microbiota, etcétera. A pesar de que el pasado (lo que ya has hecho o lo que ya te ha sucedido) queda fuera de tu círculo de influencia, entenderlo puede ser especialmente terapéutico para evitar frustraciones. Ahora ya conoces el importante rol que ejercen los factores biológicos en la determinación de la ganancia de peso. Pasemos ahora a explicar los también importantes factores psicológicos.

Factores psicológicos

Pocas veces se abordan como se merecen los factores psicológicos que contribuyen a la ganancia de peso. Esto se debe en parte al tabú asociado a la salud mental y en parte a lo complicado que resulta para muchas personas describir su estado emocional. Los factores psicológicos incluyen la personalidad, las necesidades y los deseos, a menudo insatisfechos, circunstancias personales, sociales que afectan a la persona y un largo etcétera. Básicamente, la relación con la comida puede tener un papel a la hora de lidiar con algunos de esos factores y circunstancias. Por ejemplo, hay personas que recurren a la comida, casi siempre ultraprocesados, para gestionar una ruptura, una pérdida, la soledad o incluso el aburrimiento.

El principal inconveniente de esto es que la comida no solo no soluciona el problema que genera el sufrimiento, sino que puede agravarlo sumando a este una ganancia de peso. En este contexto, es probable que la persona abandone sus hábitos saludables, ya que su interés principal en esa circunstancia no es cuidarse, sino evitar o escapar del sufrimiento que la persigue. En estos casos es imprescindible recurrir a terapia psicológica para aprender estrategias adaptativas para lidiar con el sufrimiento. No se puede empezar la casa por el tejado.

Hemos mencionado al principio la personalidad, un factor psicológico que merece un análisis más extenso. Según el modelo de las *big five* de Eysenck, existen cinco dimensiones de la personalidad:

- → Responsabilidad-impulsividad.
- → Extraversión-introversión.
- → Afabilidad-hostilidad.
- → Apertura-convencionalidad.
- → Neuroticismo-estabilidad emocional.

Es importante entender que no estamos hablando de categorías cerradas tipo blanco o negro, sino de una amplia gama de grises. Esto quiere decir que la mayoría de las personas se sitúan en algún punto entre ambos extremos.

No obstante, lo interesante es entender que hay rasgos de personalidad que se relacionan con una mayor tendencia a la ganancia de peso.[52] Por ejemplo, las personas más próximas al neuroticismo (tendencia a sufrir alteraciones en el estado de ánimo, a preocuparse, a presentar ansiedad, etcétera) y a la impulsividad (tendencia a procrastinar, bajo gusto por las tareas rutinarias, mayor motivación por la recompensa inmediata que por los propósitos a largo plazo, etcétera) tienen una mayor tendencia a ganar peso. El neuroticismo también se relaciona con un mayor riesgo de sufrir trastornos de la conducta alimentaria, como sucede con las personas con rasgos extremos de responsabilidad (perfeccionismo).

En cuanto a la impulsividad, parece ser que las personas que tienen este rasgo más desarrollado pueden llegar a pesar cuatro kilos más de media que las menos impulsivas.[53] La impulsividad es un rasgo muy vinculado con la falta de autocontrol, que es la capacidad que tiene una persona para no consumar recompensas inmediatas,[54] comúnmente denominada fuerza de voluntad. Un rasgo característico de las personas con alto autocontrol (baja impulsividad) es la capacidad para valorar las recompensas a largo plazo en lugar de dejarse llevar por las inmediatas. Así, queda claro que la fuerza de voluntad está ligada a la personalidad, aunque también influyen en ella otros factores externos.[55] Sin embargo, como ya hemos comentado, el exceso de autocontrol, que implica rigidez y perfeccionismo, también puede resultar problemático. El punto medio, un autocontrol saludable, es el que permite a la persona adherirse a lo que le conviene (hábitos saludables y propósitos a largo plazo) a la vez que disfruta de los pequeños placeres con moderación y sin culpa. Las personas perfeccionistas pueden llegar a ver los pequeños placeres como transgresiones y experimentar culpa, mientras que las personas impulsivas tienden a dejarse llevar en exceso por esos pequeños placeres. Ninguno de estos extremos es recomendable.

Un ejemplo interesante de investigación sobre la impulsividad es el experimento llevado a cabo por Walter Mischel a principios de la década de 1970 y conocido como la prueba de los malvaviscos.[56] El propósito del experimento fue medir la capacidad para retrasar la gratificación o «resistir la tentación» en niños. Básicamente, en el estudio se ofreció a los niños la opción de obtener una recompensa inmediata en forma de golosina o de esperar un tiempo (quince minutos fue el tiempo, que para un niño pueden ser eternos) para conseguir una recompensa mayor. Pues bien, algunos de los niños (un tercio aproximadamente) mostraron una mayor capacidad de resistir la tentación de la recompensa inmediata que otros (dos tercios restantes). Este estudio fue pionero en estudio del autocontrol y sus potenciales determinantes.

En la vida real son muchas las recompensas que compiten cada día por nuestra atención: pequeñas recompensas inmediatas muy gratificantes, como los ultraprocesados o pasarse horas en el sofá viendo Netflix, y posibles recompensas más grandes que requieren cierto tiempo, como perder ese peso contra el que llevamos peleando toda una vida. Lo complicado es evitar que las recompensas fácilmente accesibles (las inmediatas) desplacen las acciones que te conducirán a alcanzar propósitos más grandes, pero más alejados en el tiempo. Un problema añadido es que las recompensas a largo plazo son inciertas (no sabemos cuándo ni si las obtendremos), y esa incertidumbre complica actuar en el presente. Para que nos entendamos, el objetivo de perder peso es incierto, mientras que el bollo de chocolate que está en nuestra despensa es totalmente cierto y real. Ambas recompensas compiten todo el tiempo.

Aunque podríamos pensar que las únicas emociones que se relacionan con la ingesta de alimentos son aquellas que cursan con malestar, esto no es del todo así. Por ejemplo, recibir una buena noticia o vivir una experiencia que dispare una secuencia de emociones positivas puede hacer que la persona descuelgue el teléfono para pedir una *pizza* o abra una botella de alcohol para celebrarlo.[57] La comida no solo se emplea para calmar emociones que generan malestar, sino también para celebrar o festejar, algo muy arraigado en todas las culturas. Una de las funciones de la comida es la cohesión social, y eso puede llegar a entrar en conflicto con nuestro objetivo de perder peso.

A continuación vamos a abordar en profundidad otros factores psicológicos que dificultan la pérdida de peso.

Baja motivación general

> *No busques lo bueno en cosas externas, búscalo en ti mismo.*
> EPICTETO

La motivación de una persona está directamente relacionada con sus deseos y gustos, así como con lo que considera importante para alcanzar un objetivo concreto. A menudo, nos referimos a la motivación como una emoción que nos da energía y nos empuja a avanzar hacia un objetivo. Otros la entienden como una actitud. Sea como sea, hay algo claro: para conectar la motivación con acciones concretas, como hacer ejercicio o seguir una alimentación adecuada para lograr objetivos potencialmente inciertos (como perder grasa), es necesario un incentivo a corto plazo para activar el deseo, que las acciones produzcan recompensas inmediatas y, al mismo tiempo, mantener una buena representación a largo plazo del valor de conseguir el objetivo.[58] Es decir, es más sencillo que nos sintamos motivados si algo nos gusta, nos produce recompensas inmediatas y, por supuesto, si tenemos una imagen mental de la recompensa a largo plazo (visualizarnos consiguiendo el objetivo propuesto).

La intensidad de la motivación y la capacidad para automotivarse es distinta en cada persona, como también lo es el origen de esta motivación. Hablamos de motivación intrínseca cuando hacemos algo simplemente porque nos gusta o nos resulta atractivo, y de motivación extrínseca cuando hacemos algo porque nos gustan las recompensas que conlleva, aunque no nos guste la actividad en sí. Son motivaciones distintas y hay que saber manejarlas.

Por ejemplo, hay quien hace ejercicio porque le gusta hacerlo y quien lo hace por las recompensas que supone la actividad física (hacer ejercicio como instrumento para perder peso). Como es obvio, en el segundo caso el ejercicio no es más que una herramienta para alcanzar un fin, mientras que en el primer caso es el fin en sí mismo («hago ejercicio porque me gusta»). La motivación extrínseca también puede estar relacionada con recompensas sociales en forma, por ejemplo, de alabanzas («has mejorado muchísimo»). ¿Cuál es el problema de esto? Pues que esas alabanzas pueden transformarse en castigos ocasionales o habituales («te estás obsesionando», «no me gusta cómo te estás poniendo») que amenazan la motivación. Por eso es importante analizar la propia motivación y aprender a manejar las recompensas de una forma adecuada.

Un factor de riesgo claro para el aumento de peso es sentir una baja motivación a la hora de llevar a cabo actividades protectoras como cocinar, hacer ejercicio, planificar las comidas, elegir comida real, etcétera. Si eres una persona a la que no le gusta cocinar ni hacer ejercicio, o eres alguien a quien el simple hecho de pensar en planificar una actividad le genera ansiedad, debes trabajar primero estos aspectos de tu personalidad. Lo recomendable es avanzar poco a poco, sin agobios y priorizando aspectos prácticos, aunque no sean los más beneficiosos. Por ejemplo, si no te gusta cocinar, lo recomendable en tu caso es que tengas a mano buenos procesados que te permitan hacer una comida o cena rápida, aunque no sea lo mejor (recuerda que lo mejor es priorizar la comida real y complementar con buenos procesados). De lo contrario, puedes tener problemas en la adherencia. Este término, del que se hablará más en profundidad en la tercera parte del libro, hace referencia, según la Organización Mundial de la Salud, al grado de cumplimiento con una intervención propuesta, sea cual sea tal intervención. Básicamente, debes entender que el mejor plan es el que lógicamente puedes llevar a cabo por estar expresamente elaborado para ti. Un buen plan es aquel que, por lo tanto, te genera adherencia: es tu plan y el de nadie más. Este es uno de los principales motivos por el que las dietas fracasan: no generan una buena adherencia y el abandono es lo habitual.

Del mismo modo, si no te gusta demasiado hacer ejercicio, no tienes por qué hacerlo a diario. Márcate un objetivo asumible para ti; por ejemplo, ir dos días al gimnasio o dar un mínimo de pasos. Y, sobre todo, no te compares con nadie; como veremos, puede resultar problemático.

En cualquier caso, parece que la estrategia más eficaz para alimentar la motivación consiste en realizar acciones que proporcionen recompensas contingentes que sean fácilmente reconocibles. De ahí la gran importancia de establecer pequeños objetivos intermedios y concretos que puedas ir completando y observando de forma periódica, como la evolución corporal, la mejora de marcas entrenando, las mejoras en tu bienestar, etcétera. Otro aspecto que puede ser interesante para alimentar la motivación es unirte a alguna comunidad que realice alguna actividad durante la semana, o compartir tus avances con tu círculo más cercano: hablar de todo lo que has mejorado, de lo que has aprendido.

COSAS QUE **NO** MOTIVAN

- Pensar en lo poco motivado que estoy para ver si consigo motivarme.
- No hacer nada.
- Pensar en lo desastre que soy por no haber hecho nada.

COSAS QUE **SÍ** MOTIVAN

- Ir al gimnasio sin motivación.
- Sentirse bien después de hacer ejercicio (hablar con gente agradable, escuchar música que me gusta, endorfinas; levantar más kilos, lo que confirma que estoy más fuerte, etcétera).
- Tachar el ejercicio de la lista de tareas.
- Al cabo de unas semanas: una talla menos de pantalón, notar que mi condición física ha mejorado y los triglicéridos han disminuido, que mis amigos me digan que me ven mejor, etcétera.

Pensamiento dicotómico

Ni todo está mal ni todo es perfecto. Hay mucho gris en cada historia.

El pensamiento dicotómico, más conocido como el pensamiento blanco o negro, o de tipo binario, es la tendencia a pensar de forma polarizada, extrema. Esta forma de construir la realidad impide ver el mundo tal y como es: complejo y lleno de matices.

En general, las personas que emplean frecuentemente este tipo de pensamiento usan palabras como «siempre», «nunca», «perfecto», «desastre», «bueno», «malo», etcétera, lo que les impide acercarse a lo que realmente necesitan. De hecho, esto dificulta bastante el proceso de aprendizaje.

Si hablamos de pérdida de peso, una persona con un pensamiento dicotómico es más susceptible de percibir un estancamiento o algo que se sale del plan como un «fracaso»,[59] porque, para estas personas, todo lo que no es perfecto es un fracaso. Afortunadamente, la realidad es mucho más compleja.

Rumiación cognitiva

Es una persona sabia la que no lamenta las cosas que no tiene o le faltan, sino que disfruta de las cosas que tiene.
EPICTETO

La rumiación, comúnmente conocida como «darle vueltas a todo», es una estrategia muy poco productiva, común en personas que puntúan alto en neuroticismo y presentan estilos de atribución negativos (tendencias pesimistas, tendencia a la ansiedad, depresión, etcétera). A diferencia de la preocupación centrada en posibles eventos negativos futuros, la rumiación se basa en darle vueltas a lo que ya ha sucedido (eventos pasados).

Rumiar sobre fracasos pasados a la hora de perder peso sitúa a la persona en una posición de mayor vulnerabilidad para volver a fracasar en el presente y en el futuro.[60]

Insatisfacción corporal

Las personas insatisfechas con su cuerpo son más susceptibles de mantener una mala relación con la comida, lo que, paradójicamente, puede contribuir a que sigan empeorando su composición corporal.[61] Por eso, para llevar a cabo cualquier objetivo con el fin de mejorar la composición corporal es necesario trabajar también la autoaceptación y mejorar la autoestima.

Experiencias adversas con el peso o la comida

Al inicio del libro ya hemos hablado de los problemas que conlleva la estigmatización de las personas con sobrepeso. Aun así, no está de más recordar que sufrir *bullying* o señalamiento a causa del peso o la imagen es profundamente dañino para la persona que lo sufre. Ambos aspectos empeoran la calidad de vida de esa persona, su bienestar, y hacen que presente un mayor riesgo de sufrir problemas relacionados con la comida o con el propio peso.[62]

Pérdida de control con la comida

La sensación de perder el control cuando se está comiendo es uno de los síntomas más citados por personas con sobrepeso o que sufren de atracones recurrentes.[63] La pérdida de control también está muy influida por los ultraprocesados, ya que, como se explica en *Come comida real*, presentan propiedades adictivas. Hay personas que expresan que la simple presencia de ultraprocesados en su despensa constituye un incentivo suficiente para consumirlos sin ningún control hasta terminarlos. A veces incluso a escondidas. Se trata de un fenómeno complejo y problemático para quienes lo padecen.

Baja autoestima

> *Una persona no puede estar cómoda sin su propia aprobación.*
> MARK TWAIN

> *Lo peor que puede pasarle a una persona es*
> *que llegue a pensar mal de sí misma.*
> JOHANN WOLFGANG VON GOETHE

La autoestima es, básicamente, la opinión subjetiva que tenemos de nosotros mismos. Por lo tanto, una baja autoestima implica una opinión desfavorable sobre uno mismo. Si hablamos de dificultades para perder peso, las personas con baja autoestima[64] presentan una tendencia a evitar situaciones que perciben como desafiantes, para evitar salir de su zona de seguridad. En este contexto, aprender cosas nuevas, por ejemplo, mejorar hábitos, puede percibirse como un desafío enorme. La baja autoestima también está relacionada directamente con la insatisfacción corporal y otros aspectos problemáticos.[65]

Baja percepción de autoeficacia

La autoeficacia, que podemos definir como el juicio que hacemos sobre nuestras habilidades para afrontar una situación, también constituye un elemento interesante de análisis en su relación con la pérdida de peso, dado que las personas con baja autoeficacia suelen sentirse incapaces para afrontar con éxito una situación.

Imaginemos a una persona que no sabe cocinar.

- → **Con baja autoeficacia:** «No sé cocinar, no lo intento (porque implica salir de la zona de confort), no mejoro».
- → **Con alta autoeficacia:** «No sé cocinar, intento mejorar poco a poco con recetas sencillas (salgo de la zona de confort), mejoro».

La baja autoeficacia también implica considerar las tareas difíciles como muy amenazantes, lo que lleva a la persona a perder la fe en sus propias habilidades. Generalmente, la autoeficacia está relacionada con el locus de control, es decir, con la percepción sobre cuál es el agente causal de los acontecimientos cotidianos. La baja autoeficacia implica un locus de control externo, es decir, que las personas con baja autoeficacia tienden a buscar causas externas ante cualquier evento, en lugar de mejorar sus habilidades. Así, una baja autoeficacia supone un inconveniente en relación con las acciones protectoras ante el aumento de peso.[66]

	HACIA LO POSITIVO	HACIA LO NEGATIVO
Locus de control interno	Los éxitos que consigo son gracias a mi trabajo.	Los sucesos negativos que me suceden son culpa mía.
Locus de control externo	Mis éxitos se deben a la suerte.	Los sucesos negativos que experimento son por culpa de otros.

Baja capacidad para autorregularse

La capacidad de autorregulación está relacionada con la metacognición, que define la capacidad de reflexionar sobre nuestros pensamientos y sus patrones. Así, una alta metacognición implica una mayor capacidad para gestionar las emociones (reducir el ruido emocional), ordenar pensamientos, encontrar soluciones a problemas, etcétera. Es decir, para autorregularse. La autorregulación implica la capacidad para calmarse, animarse, adaptarse, o ver los fracasos y desafíos como aprendizajes y oportunidades.[67]

Por el contrario, una baja autorregulación implica que sean otras estrategias ya comentadas (como la rumiación) las que dirijan la vida de la persona, casi siempre con consecuencias indeseables para su bienestar.

Bajo autocontrol y baja paciencia

> *Algunas cosas solo requieren tiempo.*
>
> WARREN BUFFETT

La impulsividad se define como la tendencia a pensar y actuar sin suficiente reflexión, lo que a menudo resulta en un comportamiento que no coincide con las metas o propósitos que se tienen a largo plazo.[68] Básicamente, una persona impulsiva actúa casi siempre en caliente y, como ya hemos visto, este rasgo, junto a la inestabilidad emocional, constituye un obstáculo cuando hablamos de perder peso e, incluso, de instaurar hábitos saludables.

Cuanto más impulsiva es una persona, más sencillo es que priorice las recompensas inmediatas, y, como ya hemos comentado, los beneficios de los hábitos saludables se sitúan más bien en el largo plazo. Por otro lado, en situaciones de estrés (laboral, social, falta de sueño, etcétera), una persona con mayores rasgos de impulsividad puede ser más vulnerable a recompensas inmediatas como los ultraprocesados o a la procrastinación de actividades (sedentarismo).

Alta desinhibición alimentaria

La desinhibición alimentaria, o tendencia a comer en exceso, en respuesta a distintos estímulos como el hambre, los antojos o el estrés, es uno de los factores que más predicen el aumento de peso.[69] En muchos casos, esta desinhibición es consecuencia de una elevada restricción previa, y el déficit calórico abusivo (inducido por una dieta mal planificada, por ejemplo) es el detonante más frecuente. En muchos casos, la desinhibición puede ir acompañada de una pérdida de control, o atracón, algo que resulta muy problemático. A menudo nos referimos a la desinhibición como una «compensación» que tiene lugar de forma involuntaria. Evitar una restricción muy elevada es clave en estos casos. Cuanto mayor sea la percepción de restricción, mayor será la compensación posterior. Este es el motivo de que las dietas de moda sean problemáticas, ya que generan ciclos de restricción-desinhibición que coinciden con los periodos de pérdida y ganancia de peso (efecto yoyó). Otro ejemplo de desinhibición bastante representativo de la reali dad es el de «hacer dieta de lunes a viernes». Esta forma de ver la alimen tación contribuye a concebir unos días como los «días de dieta o restricción» y otros como los «días de liberación o desinhibición». El atracón de comida, alcohol (o combinación) es relativamente común y, a menudo, termina por lastrar cualquier objetivo. Lógicamente, tampoco es una práctica saludable.

Alto autoengaño

> *No hay nada más fácil que el autoengaño, ya que lo que deseamos es lo primero que creemos.*
>
> DEMÓSTENES

El autoengaño es uno de los fenómenos más interesantes que suceden a nivel cognitivo. De hecho, hay quien lo considera como una de las principales funciones de nuestra cognición, y su aplicación básica consiste en autoconvencernos, un proceso conocido como racionalización. No obstante, el autoengaño presenta un gran problema: a menudo, ese autoconvencimiento nos aleja de lo relevante o lo importante para nosotros. Un caso interesante de autoengaño se observa en la fábula del zorro y las uvas, en la que el zorro se autoconvence de que no están maduras tras intentar (sin éxito) alcanzarlas. En el día a día, los autoengaños relacionados con los hábitos saludables son muchos, desde el típico «un día es un día» hasta el mítico «si quisiera lo haría, pero no me da la gana». El autoengaño surge cuando existe un trasfondo de culpa, o cuando la autoestima se ve amenazada. Por tanto, es habitual que personas con baja autoestima se autoengañen con más frecuencia que quienes tienen una autoestima saludable. El autoengaño constituye una forma eficaz de quitar importancia a las cosas. Sin embargo, que una persona le reste valor a algo no significa que ese valor se reduzca realmente. En otras palabras, comer sano y hacer ejercicio es y será importante independientemente del valor que alguien otorgue a esos hábitos. Quien va por ahí diciendo que «de algo hay que morir» mientras fuma o come una hamburguesa en el fondo es el rey o la reina del autoengaño.

Baja resiliencia

En medio de la dificultad reside la oportunidad.
ALBERT EINSTEIN

No son los más fuertes ni los más inteligentes los que sobreviven. Sobreviven los más flexibles y adaptables a los cambios.
CHARLES DARWIN

La resiliencia es una construcción compleja que contribuye a hacer frente a las circunstancias adversas.[70] Es decir, una persona con una resiliencia elevada es más capaz de superar eventos adversos, e incluso de aprender de ellos, que una persona con baja resiliencia y, en consecuencia, también es más capaz de alcanzar sus objetivos.

El estoicismo, corriente filosófica que tiene la resiliencia como foco central, puede ser de gran ayuda para desarrollar esta capacidad.

Alta inestabilidad emocional

Como ya se ha comentado, la inestabilidad emocional es, paradójicamente, un rasgo bastante estable de las personas con una marcada tendencia al neuroticismo. Las personas con inestabilidad emocional tienden a presentar niveles más elevados de ansiedad, a preocuparse más por las cosas y a sufrir emociones de valencia negativa como el miedo, la ira, la frustración o la culpa. También suelen tolerar menos sentimientos como la soledad o el aburrimiento, y pueden acabar utilizando la comida para calmar estas sensaciones. Debido a estas características, es típico que estas personas sobrerreaccionen ante muchas situaciones cotidianas. Es fácil intuir que este rasgo, que suele ir de la mano de otros ya comentados, como el bajo autocontrol o la impulsividad, está relacionado con una mayor predisposición a la ganancia de peso, si asumimos que es frecuente intentar ocultar emociones aversivas con ultraprocesados, que son hiperpalatables y gratificantes.

En este contexto, las consecuencias negativas no se observan tanto en el peso como en la salud física y mental de la persona.[71] Curiosamente, el neuroticismo se vincula tanto con el exceso de peso (obesidad) como con el riesgo de sufrir trastornos de la conducta alimentaria que cursan con bajo peso.

Alta tendencia a la comparación social

> *Las personas tienden a evaluarse comparándose con otras personas, no usando estándares absolutos.*
>
> LEON FESTINGER
>
> *La comparación es la muerte de la alegría.*
>
> MARK TWAIN

Las personas somos animales sociales, por lo que es habitual que mostremos una cierta tendencia a utilizar a otras personas como modelos o referencias para evaluar nuestra vida. Sin embargo, las comparaciones pueden ser peligrosas si usamos una referencia muy alejada de nuestra realidad. Hay que entender que nuestro cerebro social ha evolucionado para interactuar con personas cercanas y, por lo tanto, para tener referencias que conocemos perfectamente. No obstante, en la actualidad, donde priman las referencias virtuales, las comparaciones son mucho más problemáticas, ya que no conocemos toda la vida de nuestro modelo, sino que solo observamos lo que nos muestra.

La diferencia es clara: no es lo mismo tener una referencia de la que conocemos todo, o prácticamente todo, tanto lo bueno como lo malo (padres, familiares, amigos cercanos, etcétera), que fijarnos en personas de las que solo conocemos lo que nos quieren enseñar (*influencers*, modelos *fitness*, etcétera).

Festinger, en su teoría de la comparación social, propone que la comparación puede ser ascendente (comparación con personas que tienen algo que queremos conseguir o una habilidad que deseamos desarrollar) o descendente (comparación con personas que están en una situación peor respecto a la nuestra). Así, la comparación ascendente puede ser interesante si nos ayuda a motivarnos o inspirarnos, pero puede ser problemática si despierta en nosotros emociones como la envidia o cambios negativos en nuestro autoconcepto («Jamás seré bueno en...»). En cuanto a la comparación descendente, puede ser interesante si nos ayuda a ponernos en una situación de «podría ser peor», aunque también puede ser desadaptativa si la utilizamos continuamente como forma de consolarnos (autoengaño). La comparación social está estrechamente vinculada con la autoestima.[72] Por tanto, es esperable que una persona con baja autoestima tienda a caer fácilmente en comparaciones desadaptativas tanto ascendentes (envidia, sentimiento de inferioridad) como descendentes (exceso de consuelo). La búsqueda continua de aprobación externa también es problemática cuando se vincula con la sensibilidad social. Básicamente, siempre habrá personas a las que les importe más o menos lo que otras piensen sobre ellas.

En definitiva, la comparación social no es mala; de hecho, es necesaria. No obstante, nuestro cerebro no ha evolucionado a lo largo de millones de años para compararnos con miles de personas de las que no conocemos nada. Nuestro cerebro social ha evolucionado en el contexto de la comparación dentro de una tribu formada por decenas o quizá centenares de personas con las que interactuamos en la vida real.

Baja autodirección y autonomía

La libertad nunca es gratuita, requiere asumir riesgos.
NASSIM NICHOLAS TALEB

La libertad significa responsabilidad, por
eso la mayoría le tiene tanto miedo.
GEORGE BERNARD SHAW

En la teoría de la autodeterminación propuesta por Edward Deci y Richard Ryan se establece que la motivación debe sustentarse sobre la satisfacción de las necesidades de competencia (sentirse capaz de realizar una tarea), relación (sentirse integrado en un grupo) y autonomía (deseo de sentirse libre para actuar y decidir).[73]

En relación con la autonomía, es importante entender que la libertad puede ser una losa pesada para muchas personas, ya que decidir implica asumir riesgos, y el miedo a fallar puede llevar a una persona a ceder su propia libertad para decidir. Por ejemplo, diariamente en las consultas de los nutricionistas existen personas que, sin un papel en el que se describa minuciosamente lo que tienen que comer, son incapaces de tomar decisiones. De hecho, estas mismas personas sienten que funcionan mejor recibiendo órdenes y minimizando la toma de decisiones diarias. En este contexto de baja autonomía, la persona está prácticamente condenada a volver a sus malos hábitos una vez que deje de recibir dichas instrucciones en un papel que llama «dieta». Esto no quiere decir que las dietas estén mal. Lo que probablemente esté mal es la baja autonomía de quien sigue la dieta. Quien no toma decisiones y no aprenda de las consecuencias de estas decisiones está condenado.

Conectada con la autonomía está la autodirección, que consiste en la capacidad de elegir entre un abanico amplio de posibilidades sin caer en el error de pensar únicamente en términos de bueno/acierto y malo/error. Así, la autodirección, además de relacionarse con la autonomía, también lo hace con la flexibilidad cognitiva (lo contrario al pensamiento blanco-negro explicado anteriormente), ya que el abanico de posibilidades de elección es amplio y no dicotómico. Básicamente, en el mundo real no existe necesariamente una única solución para un problema. Por suerte, podemos tomar distintos caminos para llegar a un mismo destino.

Baja capacidad de esfuerzo

No se llega a campeón sin sudar.
EPICTETO

Las corrientes de pensamiento que evitan hablar del esfuerzo son problemáticas, ya que, precisamente, en muchos casos es la capacidad de esfuerzo de una persona la que marca la diferencia. Eso sí, hablamos de un esfuerzo inteligente, basado en saber elegir dónde invertirlo y en aprender al mismo tiempo a mejorar habilidades que permitan escalarlo o reducir la percepción que tenemos de él.[74]

A menudo se elige mal dónde dirigir el esfuerzo, y esto, lógicamente, conlleva un agotamiento que dificulta alcanzar los objetivos.

Por ejemplo, no tiene ningún sentido que te esfuerces en seguir una dieta milagro, diseñada para hacerte fracasar desde el inicio. Por otro lado, el desarrollo de habilidades como la planificación (aprender a priorizar lo importante, a ordenar tareas, etcétera) puede reducir la dependencia del esfuerzo o hacer que lo que antes se percibía como tal ahora no lo sea tanto.

Por otro lado, la zona de confort resulta muy tentadora, ya que constituye el entorno que conocemos y, en consecuencia, el lugar donde nos sentimos seguros o protegidos. Cambiar de hábitos o aprender algo nuevo implica salir directamente de esa zona de confort, que, al igual que la fuerza de gravedad, nos mantiene con los pies en el suelo, nos arrastra hacia lo que siempre hemos hecho, lo que nos atrae o agrada, lo que nos recompensa a corto plazo, etcétera. Salir de esa zona en busca de una nueva requiere un esfuerzo inteligente.

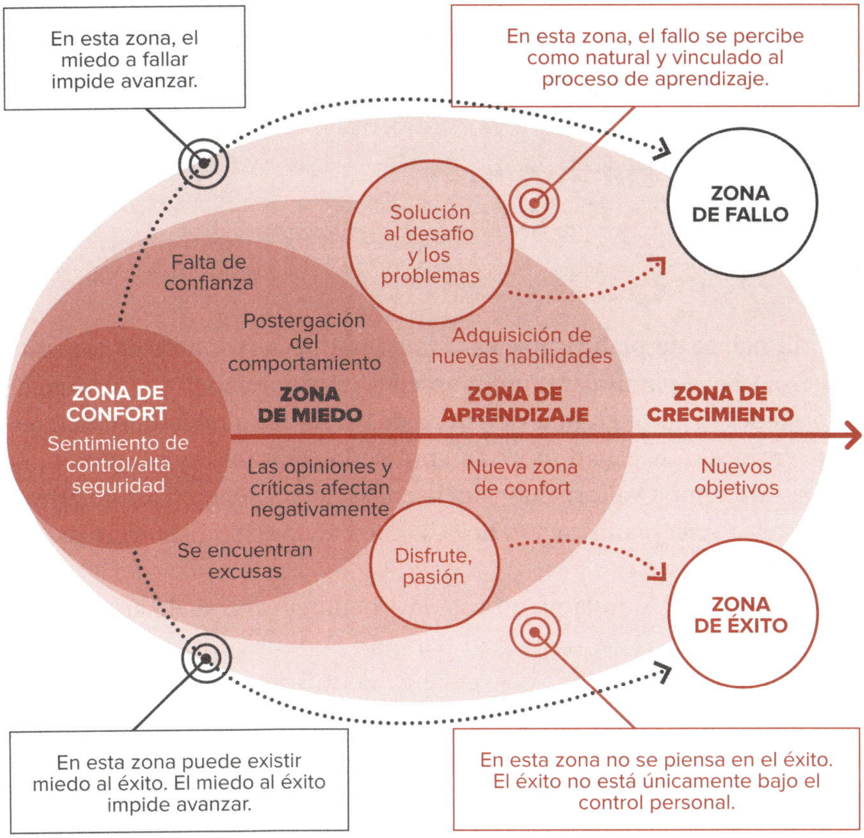

Conclusión sobre los factores psicológicos

Si ha empeorado tu composición corporal, es importante que identifiques tus características psicológicas para mejorar en los aspectos necesarios. Si eres una persona que se autoengaña mucho, deberás ser más fiel a la realidad; si eres una persona impulsiva, quizá debas ser más exigente con tu ambiente (no tener tantas «tentaciones» en tu hogar, lugar de trabajo, etcétera) y aprender estrategias de autocontrol; si eres una persona con fluctuaciones en el estado de ánimo que te llevan a comer cuando te sientes mal, deberás aprender estrategias de afrontamiento más adaptativas (llamar a alguien para mitigar la soledad, salir a pasear o practicar ejercicio para contrarrestar el aburrimiento, etcétera); si eres una persona muy perfeccionista o rígida, deberás aprender a ser más flexible…

Pedir ayuda a un profesional de la psicología para mejorar tu forma de afrontar las adversidades es otra de las mejores decisiones que puedes tomar. En todo caso, el aprendizaje será tuyo, y te proporcionará las herramientas necesarias para evitar caer en los mismos errores de siempre.

Factores relacionados con el estilo de vida

Mala planificación

El hábito de planificarse es claramente protector ante el aumento de peso, ya que planificar implica ordenar tus prioridades, y ese orden de prioridades es clave en una vida llena de estímulos que desbordan nuestros sentidos, nos alejan precisamente de lo prioritario y terminan por ocupar un tiempo valiosísimo para la consecución de nuestros objetivos. Una mala o nula planificación lleva a que sean las circunstancias las que dirijan nuestra vida.

Ante la baja o nula planificación, el autoengaño suele aparecer en este caso en forma de «no tengo tiempo». Cada persona tiene sus propios ladrones de tiempo, que deberá identificar, aunque en nuestro mundo moderno internet y las redes sociales suelen tener un papel destacado.

Conocer qué es lo prioritario o lo importante a la hora de perder grasa (hablaremos a fondo de esto en la tercera parte del libro) será clave para que traces un plan adaptado a tus circunstancias. Ahora bien, adaptarse a las circunstancias no es lo mismo que dejar que sean las circunstancias las que dirijan tu vida. Por otro lado, identificar cambios en esas circunstancias también será clave para adaptar tu plan. Básicamente, una persona que planifica es menos vulnerable a los cambios en las circunstancias externas ya que, o bien anticipa, o bien tiende a estar mejor preparada ante los cambios, las exigencias o los problemas. Por ejemplo, pasar una época fuera de tu casa (por vacaciones, trabajo, etcétera) posiblemente implicará un cambio de horarios que deberás tener en cuenta para adaptar tu plan hacia el propósito que quieres alcanzar. Si no te adaptas, y tus acciones no se adaptan, posiblemente tu objetivo no sobrevivirá.

También es complicado planificar si no se tienen claros los objetivos, ya que habrá muchos estímulos (ultraprocesados disponibles, sedentarismo, reuniones ociosas en torno a comidas, bebidas, etcétera) que competirán con tu objetivo de perder grasa corporal. Como ya hemos comentado en el apartado anterior, debemos trabajar nuestras vulnerabilidades psicológicas mientras aprendemos qué es prioritario (y qué no lo es) a la hora de perder grasa.

Consumo habitual de ultraprocesados

En mi primer libro, *Come comida real*, cuya lectura recomiendo, tratamos a fondo el tema de los ultraprocesados. En él se explica cómo su consumo se relaciona con distintos problemas de salud, cuál es el mecanismo que hace que este consumo allane el terreno para las enfermedades y, por supuesto, la red de mentiras que rodea a estos productos para que la población los consuma sin ser consciente de los riesgos. No obstante, en ese libro no profundizamos sobre por qué los ultraprocesados nos hacen engordar. Para explicarlo, recurriremos a un estudio muy interesante llevado a cabo por el investigador Kevin Hall y sus colaboradores.[75]

En la introducción de dicha investigación se habla del concepto «guerra de dietas»: bajas en hidratos, cetogénicas, bajas en grasas, veganas, etcétera, que parece tener como objetivo dar con la dieta definitiva que permita perder peso sin recuperarlo e, incluso, que nos haga mantener una buena salud. Lo que sucede en realidad es que esta guerra desvía la atención de lo realmente importante: el consumo cada vez más elevado de ultraprocesados, cuya ingesta limita la eficacia de las dietas mencionadas. Por lo tanto, a menudo no se trata de elegir una dieta u otra, sino de hacer algo mucho más importante: limitar el consumo de ultraprocesados. Cada vez existen más ultraprocesados veganos, *keto*, bajos en grasas, sin azúcar o cero que utilizan el reclamo de la dieta de moda para alcanzar a su público objetivo. Si te atrae la dieta *keto*, aquí tienes un ultraprocesado *keto*; si simpatizas con la vegana, ultraprocesados veganos para ti, y así con prácticamente todas las dietas.

Para probar el efecto causal de los ultraprocesados sobre el aumento de peso y los beneficios de la reducción de su consumo para la reducción de este, Hall y sus colaboradores utilizaron en su ensayo dos grupos con un total de veinte personas. Durante dos semanas, al grupo 1 se le proporcionó una dieta abundante en productos ultraprocesados, mientras que el grupo 2 recibió una alimentación basada en comida real; después, se intercambiaron las dietas de los grupos durante otras dos semanas. Por lo tanto, ambos grupos probaron las dos dietas, y durante todo el experimento los participantes recibieron la orden de comer tanto o tan poco como desearan.

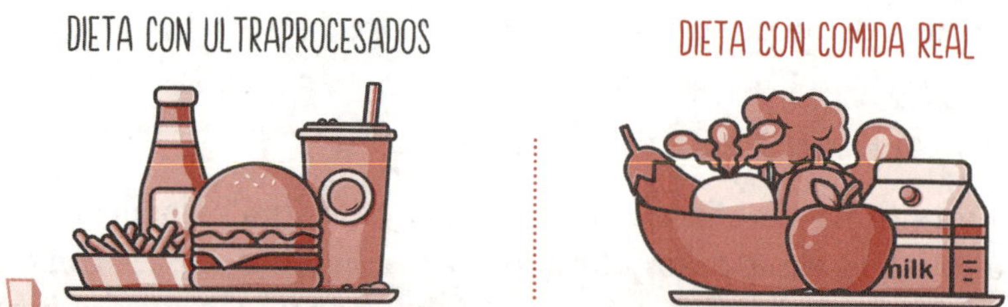

Se presentaron las dietas de forma aleatoria y se combinaron según las calorías, el azúcar, la grasa, la fibra y los macronutrientes proporcionados.

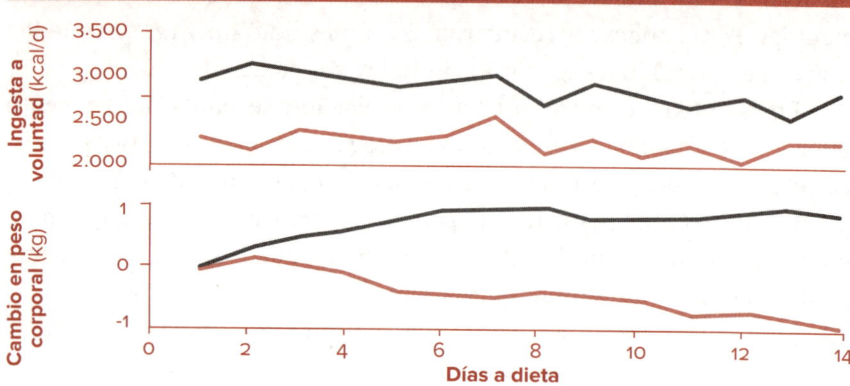

Así, se observó que la ingesta diaria durante el seguimiento de la dieta ultraprocesada aumentó en aproximadamente quinientas kilocalorías. Pero lo más interesante es que los ultraprocesados conducían a comer más mediante un consumo más rápido por unidad de tiempo. En otras palabras, los ultraprocesados se comen más deprisa debido a sus propiedades en boca extendidas a otros sentidos, lo que contribuye a su palatabilidad. También su fácil masticación está íntimamente ligada al retraso en la señal de saciedad, lo que explica en gran parte que contribuyan a esa mayor ingesta y, en consecuencia, su influencia sobre la ganancia de peso.

De hecho, los participantes ganaron casi un kilo durante el seguimiento de la dieta rica en ultraprocesados, y perdieron un peso similar con la dieta basada en comida real. Dejando el peso de lado y centrándonos en la composición corporal, los participantes ganaron casi medio kilo de grasa corporal durante el seguimiento de la dieta ultraprocesada y perdieron trescientos gramos de grasa durante la dieta basada en comida real. Lógicamente, en dos semanas de estudio difícilmente podemos observar resultados espectaculares, aunque sí nos sirven para ver tendencias que podrían extenderse perfectamente al largo plazo. En futuros estudios sería interesante ver la evolución en un periodo superior de tiempo y con una muestra más grande. ¿Qué pasaría al cabo de seis meses? ¿Y de dos años?

En la vida real, el consumo de ultraprocesados no se lleva a cabo durante unas pocas semanas en un entorno controlado de laboratorio, sino que se alarga durante décadas desde el nacimiento. Por tanto, su relación con el aumento de peso parece consistente, como es sólida la relación entre la disminución en su consumo y la pérdida de peso, la mejora en la composición corporal, así como, por supuesto, la de la salud.

En la tercera parte de este libro hablaremos de cómo perder peso si ya eres *realfooder* y tu consumo de ultraprocesados ya es bajo.

A continuación, vamos a ver las tres características principales de los ultraprocesados a la hora de influir en la ganancia de peso. Ten en cuenta que pueden existir buenos procesados que compartan alguna de las características que mencionaremos.

Alta palatabilidad

Los ultraprocesados tienen la capacidad de secuestrar nuestros sentidos, nuestro estado de ánimo y también nuestros pensamientos debido a sus propiedades naturalmente gratificantes y reforzantes.[76]

De forma general, la mayoría de los aspectos de los ultraprocesados que afectan a nivel sensorial, afectivo y cognitivo están mediados por su extremada palatabilidad, de la que ya hablamos en *Come comida real*. Básicamente, la primera interacción que tenemos con los ultraprocesados sucede a un nivel sensorial: su sabor, su olor o fragancia, su apariencia, su textura en boca e, incluso, su temperatura o sonidos, como el crujido al morder.

Estos son factores cruciales que contribuyen a su ingesta excesiva. Al fin y al cabo, los seres vivos estamos programados para recordar y repetir lo que nos gusta, nos agrada, nos resulta familiar, etcétera. No es difícil que millones de personas sean adictas a los ultraprocesados, ya que, básicamente, han sido diseñados para ello.

Baja saciedad

Otro aspecto crucial que contribuye a la ingesta excesiva de ultraprocesados es que estos actúan desregulando el hambre mediante mecanismos metabólicos (alteran nuestras hormonas, microbiota, etcétera) y hedónicos (alteran los sistemas de recompensa, placer).

Por eso mismo, los ultraprocesados son uno de los principales contribuyentes al fracaso de las dietas para perder peso. Una dieta con galletas sin azúcar en el desayuno y fiambre de pavo en la cena es una dieta hipocalórica destinada al fracaso porque utiliza ultraprocesados que, además de ser insanos, son poco saciantes. Esto, por supuesto, dejando de lado otros aspectos relevantes, como su escasísimo atractivo, que dificulta su seguimiento (muchos ultraprocesados *diet* o *light* presentan características distintas de los ultraprocesados genéricos). Pero lo peor de todo es que muchas de estas dietas siguen utilizándose y salen incluso de consultas de profesionales de la salud que tratan a pacientes con sobrepeso u obesidad. Espero que, gracias a los conocimientos que adquirirás en este libro, tú no seas nunca una de esas personas y, si ya lo eres o lo has sido, lo importante es que ahora aprendas lo necesario para no volver a repetirlo.

Por lo tanto, la ingesta de ultraprocesados es, a la vez, causa y consecuencia de su ingesta excesiva, lo que genera un círculo vicioso difícil de romper, como vemos en el diagrama de la página siguiente.

Alta densidad energética

Cuando se habla de calorías no basta con conocer el aporte calórico de un alimento (lo que se muestra en cualquier tabla nutricional), ya que distintos alimentos con un mismo aporte calórico pueden presentar distinta saciedad, densidad nutricional y energética.[77]

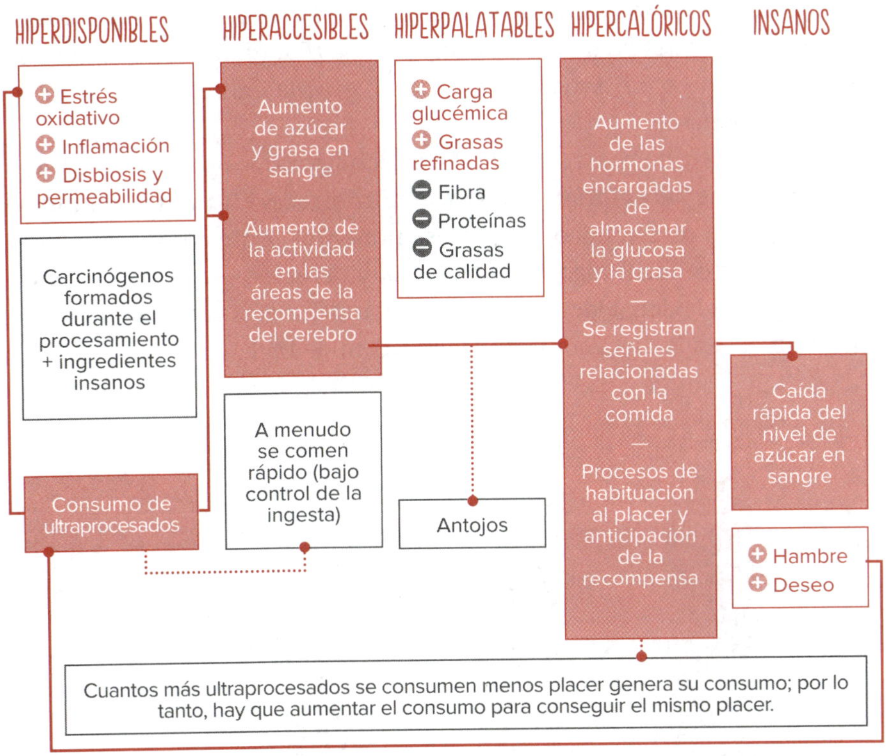

Sobre la saciedad, es obvio que quinientas kilocalorías procedentes de alimentos reales ricos en fibra, proteínas y grasas saludables no sacian lo mismo que quinientas kilocalorías procedentes de ultraprocesados bajos en fibra y ricos en harinas, azúcares y grasas refinadas. También, en este caso, a igualdad de calorías, el aporte de nutrientes (lo que se conoce como densidad nutricional) va a ser muy distinto: las quinientas kilocalorías obtenidas de comida real van a ir acompañadas de una cantidad generosa de micronutrientes y compuestos bioactivos, lo que no sucede en el caso de los ultraprocesados.

Pero otro concepto interesante del que posiblemente no hayas oído hablar tanto es el de densidad energética, que se refiere a la energía que nos proporciona una comida por peso de alimento ($kcal^{comida}$ / g^{comida}). Veamos un ejemplo. Visualiza frente a ti, por un lado, una sandía, un melón o una enorme ensalada con una buena base vegetal y, por otro, un pequeño bollo de chocolate. La diferencia calórica entre ambos tipos de alimento seguramente será menor que la esperada (o incluso similar, a pesar de su tamaño dispar), pero la densidad energética del bollo será mucho mayor que la del plato de comida real. ¿Por qué? Básicamente por el tamaño o peso del producto o comida: mucha energía en muy poco peso de producto.

Si en lugar de comparar alimentos, comparamos dos dietas de dos mil quinientas kilocalorías, una rica en ultraprocesados y otra compuesta por comida real (muchos vegetales, alimentos proteicos magros, algo de grasas de calidad, algo de tubérculos y cereales, etcétera), veremos que, debido a la densidad energética, hay mucha más cantidad de comida (en kilos) en la dieta conformada por comida real.

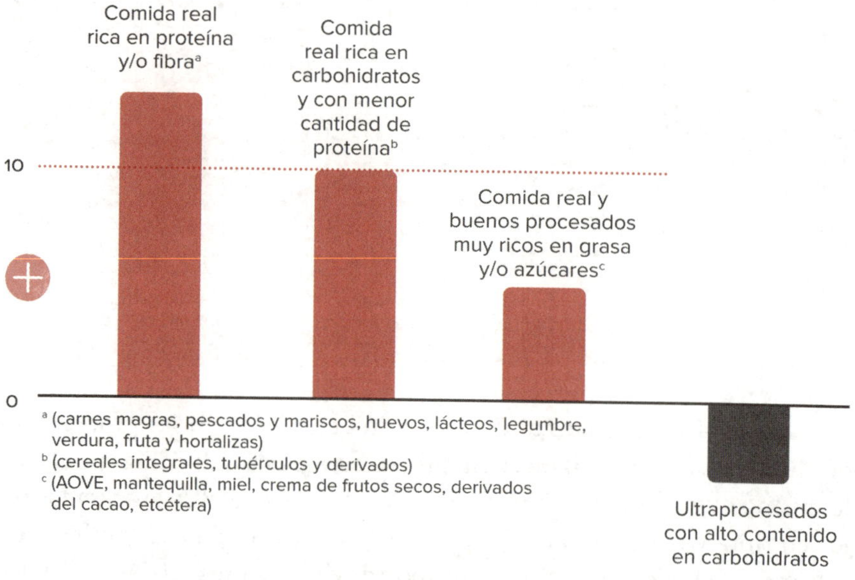

[a] (carnes magras, pescados y mariscos, huevos, lácteos, legumbre, verdura, fruta y hortalizas)
[b] (cereales integrales, tubérculos y derivados)
[c] (AOVE, mantequilla, miel, crema de frutos secos, derivados del cacao, etcétera)

Ahora entenderás eso que manifiesta mucha gente que empieza a comer comida real: ¡pero si ahora como más y pierdo peso! Y es que una dieta conformada por alimentos con una menor densidad energética es mucho más saciante, ya que las dos mil quinientas kilocalorías se cubren con platos generosos en cantidad que conducen a una mayor plenitud y saciedad. La clave aquí está en que, a igualdad de calorías, los efectos son completamente distintos cuando entra en juego la densidad energética: más o menos cantidad de comida.

Otra consecuencia de seguir una alimentación basada en productos densos en energía es que la dieta resulta menos densa en nutrientes interesantes para la pérdida de peso, como proteínas, fibra, vitaminas y minerales.

También en la comida real existen alimentos más densos en energía que otros y, como veremos, identificarlos será crucial para perder grasa. Hablaremos a fondo de esto en la tercera parte del libro.

Sedentarismo, falta de ejercicio físico y pérdida de masa muscular

Al problema de salud que suponen las malas dietas se suman otros dos: el sedentarismo y el desentrenamiento. Aunque la epidemia de sedentarismo sí se reconoce a nivel institucional e incluso social (según la OMS, algo más de tres millones de muertes pueden atribuirse directamente al sedentarismo), los problemas que genera el desentrenamiento no se publicitan tanto. No obstante, una persona desentrenada presenta una peor calidad de vida mediada por una peor condición física, una peor composición corporal y, en consecuencia, también un mayor riesgo de enfermedad.[78] Por lo tanto, aunque ser menos sedentario debe convertirse en una prioridad de salud, por ejemplo, reduciendo el tiempo que se pasa sentado, utilizando menos alternativas mecánicas (usando menos el ascensor, las escaleras mecánicas y, a ser posible, el coche) y practicando un ocio menos sedentario, esto no basta para obtener beneficios a corto plazo (mejorar la composición corporal) ni a largo plazo (reducir el riesgo de padecer enfermedades crónicas). Para alcanzar este objetivo es necesario entrenar, principalmente fuerza. De hecho, la pérdida de masa muscular prematura debe considerarse un factor de riesgo más de enfermedad,[79] mucho más preciso incluso que otros más conocidos y promocionados, como el nivel de colesterol.

Emplear el ejercicio de forma puntual (como una herramienta de usar y tirar) para perder peso tampoco es una estrategia interesante.[80] Los beneficios del ejercicio y de la vida activa se obtienen cuando esto se convierte en un hábito más. Piénsalo: si la comida real nos protege cuando la ingerimos de forma habitual (y no solo cuando queremos perder peso, como si fuese una dieta más), con el ejercicio y la actividad física pasa exactamente lo mismo. De hecho, ni siquiera es eficaz incrementar el ejercicio de forma agresiva para perder grasa, como nos muestran distintas revisiones.[81] Más bien, el ejercicio nos ayudará en otro proceso importante de la pérdida de grasa: el mantenimiento.[82] De hecho, entre quienes logran mantener su pérdida de peso más allá de los cinco años después del inicio de esta es habitual encontrar individuos que no solo comen mejor, sino que también hacen más ejercicio y son más activos que antes.

Si estos argumentos siguen sin convencerte, perfecto, no hagas ejercicio para perder peso. ¡Hazlo para ser más saludable! Llevar a cabo ejercicio físico de forma regular o habitual se relaciona con la prevención de hasta treinta y cinco enfermedades y condiciones,[83] como:

1. Muerte prematura / envejecimiento acelerado
2. Sarcopenia (pérdida de masa muscular)
3. Síndrome metabólico
4. Ganancia de peso y obesidad
5. Resistencia a la insulina
6. Prediabetes
7. Diabetes tipo 2
8. Enfermedad del hígado graso no alcohólico
9. Enfermedad coronaria
10. Arteriopatía periférica
11. Hipertensión
12. Accidente cerebrovascular
13. Insuficiencia cardiaca congestiva
14. Disfunción endotelial
15. Dilipidemia arterial
16. Trastornos hemorrágicos
17. Trombosis venosa profunda
18. Disfunción cognitiva
19. Depresión y ansiedad
20. Osteoporosis

21. Osteoartritis
22. Fracturas óseas
23. Artritis reumatoide
24. Cáncer de colon
25. Cáncer de mama
26. Cáncer de endometrio
27. Cáncer gástrico
28. Diabetes gestacional
29. Preeclampsia
30. Síndrome de ovario poliquístico
31. Disfunción eréctil
32. Dolor crónico
33. Diverticulitis
34. Estreñimiento
35. Enfermedades de la vesícula

Por lo tanto, si no te motiva hacer ejercicio para mejorar tu imagen o aspecto físico, no pasa nada. De hecho, mucha gente emplea el ejercicio simplemente para desconectar de sus obligaciones, socializar (cambiar el uso habitual del bar como lugar de socialización por el gimnasio puede ser una de las mejores decisiones de tu vida) o incluso superarse, ya que puede ser muy motivador ver cómo, poco a poco, mejoras tus marcas. La mejora de la composición corporal puede ser simplemente una consecuencia de todo esto y no el objetivo principal del ejercicio. Elige atendiendo a lo que te gusta, prueba y no dejes que las modas dirijan la elección del tipo de ejercicio que haces.

El ejercicio está muy conectado con el hábito de planificar, ya que muchas personas se enfrentan a grandes dificultades para encontrar un hueco para practicarlo. Ten en cuenta que cada persona es distinta. También las circunstancias pueden variar mucho. Alguien que nunca ha hecho ejercicio tendrá un objetivo distinto al que aspirar que alguien que entrena habitualmente cuatro o cinco días a la semana durante todo el año.

En todo caso, se puede aplicar perfectamente la regla de «algo siempre es mejor que nada»: si solo tienes veinte minutos al día para hacer ejercicio, siempre será mejor que pensar «por veinte minutos no me merece la pena, mañana quizá...». Esto es un error. De hecho, puedes incluso fragmentar el ejercicio en breves franjas de diez o quince minutos a lo largo del día y, aun así, obtener resultados. Son estos pequeñísimos detalles los que marcan la diferencia.

¿Qué es el comportamiento sedentario?

Es importante distinguir entre comportamiento sedentario e inactividad física. De un lado tenemos a personas sedentarias que dedican una hora diaria a hacer ejercicio (una hora que pasan en el gimnasio, por ejemplo) y, en el lado opuesto, tenemos a personas sedentarias a todos los niveles.[84] Básicamente, el comportamiento sedentario es eso tan común de pasarse sentado horas y horas, tomar un medio de transporte y volver a sentarse al llegar al destino. El matiz es que existen personas sedentarias que deciden invertir una o dos horas en hacer ejercicio.

Y ahora quizá estés pensando: «Bueno, pero antes has dicho que algo es mejor que nada, ¿no?». Exactamente, y nadie dice lo contrario. Sin embargo, estar dieciocho horas sentado nunca estará cerca de ser óptimo para la salud, por motivos obvios.[85] Por ello, intentar mejorar este aspecto puede ofrecerte muchas ventajas no solo para tu composición corporal, sino también para tu salud.

¿Cómo mejorar? En primer lugar, conociendo el punto de partida. Para ello, utilizar herramientas como un podómetro (incluso el del móvil) puede ayudarnos a ser más conscientes de nuestro comportamiento sedentario.

Aplicando la regla del «algo siempre será mejor que nada», podemos intentar incrementar de forma realista nuestros pasos diarios mediante pequeños cambios en nuestras decisiones. Por suerte, cada vez es más típico ver bicis por las calles de nuestras ciudades. Aprovechar estos cambios en el entorno urbano pueden beneficiarte mucho más de lo que crees.

Pérdida de masa muscular: una epidemia de elevada importancia

El estado de nuestra masa muscular (y no solo de nuestra grasa corporal) es también un reflejo de nuestro estilo de vida. La sarcopenia, o pérdida de masa muscular, precoz tiene consecuencias muy negativas.

Esta condición, que en épocas pasadas, cuando el trabajo manual y con cargas era la norma, se vinculaba al envejecimiento, ha dejado de ser exclusiva de la tercera edad. De hecho, la prevalencia de la sarcopenia es de un 7% en rangos de edad que van desde los cuarenta hasta los cuarenta y nueve años (y alcanza casi el 37% en personas de más de ochenta años), una circunstancia nunca vista.[86]

Lógicamente, la generalización de trabajos más sedentarios y menos físicos y el aumento del consumo de ultraprocesados han tenido mucho que ver en este cambio en la composición corporal de la población. Ahora bien, ¿qué implicaciones sobre la salud tiene la sarcopenia? Por un lado, el tejido muscular ejerce como un órgano con funciones endocrinas, a través de la liberación de mioquinas (moléculas liberadas por las células musculares) que alcanzan otros órganos y tejidos;[87] por otro, también es nuestro mayor «horno», ya que cuando hablamos de «quemar calorías» nos referimos precisamente a mover los músculos, principales encargados de realizar ese proceso de «quema». Así, un músculo atrofiado o perdido por la vida sedentaria es un gran problema, más de lo que seguramente crees. Precisamente, la sarcopenia, que debe tratarse como un estadio temprano de enfermedad metabólica y se relaciona a su vez con la pérdida de fuerza y función muscular, se vincula con la mortalidad por todas las causas, como nos muestra la evidencia científica.[88] Por eso es tan importante hacer ejercicio, independientemente de nuestros objetivos particulares.[89]

Como se dice siempre, si no encuentras tiempo para mantener unos hábitos saludables como comer bien y hacer ejercicio de forma regular, deberás encontrar tiempo para la enfermedad.

Ocio sedentario

El ocio, que nos permite desconectar de nuestras obligaciones, muchas veces estresantes, es algo bueno y necesario, pero debemos ser conscientes de que la elección de este ocio puede tener repercusiones positivas (protectoras) o negativas (problemáticas) sobre la salud. Por ejemplo, existe un ocio protector frente al aumento de peso y un ocio que nos predispone directamente a la ganancia de este, y, en España, según datos de la Encuesta Nacional de Salud, casi el 40% de la población mayor de quince años ocupa su ocio con actividades sedentarias.[90] Este dato es especialmente preocupante en el caso de los niños, de los cuales casi el 75 % pasa diariamente entre semana más de una hora de su tiempo libre frente a una pantalla, cifra que asciende al 83 % los fines de semana.

El ocio que nos predispone al aumento de peso está conectado directamente con dos hábitos ya mencionados. Por un lado tenemos las comidas sociales. Los estudios muestran precisamente que un mayor número de comidas fuera del hogar (sitio donde es más fácil planificar y controlar lo que se come) se relaciona con un mayor aumento de peso.[91] No obstante, estos estudios generalmente no diferencian entre establecimientos, e introducen los restaurantes de comida rápida en la evaluación.

Aun así, existen personas cuyo ocio consiste básicamente en salir a comer, y esta inflexibilidad en la elección de alternativas puede ser problemática, ya que claramente existen otras alternativas de ocio. Este hábito es más problemático cuando va unido a otro viejo conocido: el consumo excesivo de alcohol, que puede ser típico en ese contexto. No obstante, sobre el problema concreto del alcohol hablaremos más adelante.

El ocio que elijas será un determinante importante de tu riesgo de engordar y de las facilidades que presentes para perder grasa. Nadie dice que abandones o dejes de lado tus comidas sociales, sino que flexibilices tu ocio para no terminar haciendo siempre lo mismo. No es bueno que un tipo de ocio (sobre todo si está vinculado con el sedentarismo o con comer) monopolice tu tiempo: diversifica.

El siguiente recuadro muestra qué tipos de ocio ayudan y cuáles no basándonos en criterios de salud y en sus posibles efectos sobre la composición corporal.

OCIO QUE NO TE AYUDA (MINIMIZAR)	OCIO QUE TE AYUDA (PRIORIZAR)
Ocio nocturno, ya que afecta al descanso, aunque decidas no beber alcohol.	**Ejercicio físico:** partidillos de fútbol, baloncesto, voleibol, tenis, pádel, etcétera. Puedes programarlos por la mañana temprano los fines de semana.
Tiempo de pantalla (ordenador, televisión, videojuegos...), ya que también perjudica el descanso y fomenta el sedentarismo.	**Lectura:** no afecta al descanso y puedes leer andando. Además, contribuye al crecimiento personal. Los juegos de mesa también pueden ser interesantes.

Ocio de bares o restaurantes: puede estar bien para socializar, pero no debe ser la única opción.	**Ocio cultural:** museos, cine, teatro, conciertos, exposiciones, tocar algún instrumento, escuchar música, pintar, dibujar, etcétera.
Ocio en casa: abusar de este tipo de ocio te sobreexpone bastante a la comida.	**Paseos por la naturaleza**: senderismo, actividades en la montaña, en el mar, etcétera.
	Otras actividades: voluntariado, jardinería, escribir, cualquier *hobby*.

Curiosamente, gran parte del ocio que te ayuda a mantenerte saludable también te ayuda a crecer como persona, aprovéchalo.

Malos hábitos de descanso

Dormir o descansar mal, en cantidad y calidad, es un fenómeno relativamente frecuente que pocas personas relacionan con la ganancia de peso, aunque, como veremos, en realidad sí está relacionado.

En primer lugar, dormir o descansar mal es un fuerte estresor que tiene efectos importantes en distintos sistemas de nuestro cuerpo, sobre todo en el endocrino (hormonas responsables de regular distintas funciones) y en el nervioso, que no solo controla el medio interno, sino que también es el encargado de percibir lo que sucede en el medio externo y procesarlo. Así, la falta de sueño puede sumarse a otros estresores, tanto físicos como psicológicos, que terminan por afectar a la conducta alimentaria.[92] ¿Cómo? Básicamente alterando las hormonas del hambre y la saciedad (leptina y grelina, principalmente) y la reactividad hacia las señales externas que perciben nuestros sentidos y procesa nuestro sistema nervioso. La consecuencia es una mayor receptividad de nuestro cerebro ante las señales o los estímulos alimentarios, que se traduce en un mayor deseo de ultraprocesados y, quizá, en un menor placer tras consumirlos.

Algunos investigadores apuntan a que la relación entre peor descanso y ganancia de peso se debe más a un cambio en la ingesta que a una reducción del gasto energético, aunque parece ser que la falta de descanso también reduce la energía que gastamos. El principal motivo es que, tras una noche de peor descanso, tenemos un mayor deseo de consumir ultraprocesados, debido posiblemente a un estado de ánimo más fluctuante y con tendencia negativa, una mayor reactividad al estrés, menor capacidad de autocontrol o de decir «no», etcétera.[93] Existe algún estudio experimental que confirma una mayor ingesta de comida tras un periodo de restricción del sueño (de en torno al 20%, unas cuatrocientas kilocalorías en una dieta de dos mil). Otros estudios muestran que la ingesta se incrementa cuando el sueño es inferior a seis horas.[94] Por supuesto, la mayor ingesta también se puede achacar a una mayor oportunidad de comer si estamos despiertos. Lógicamente, si permaneces despierto dieciocho horas o más, tendrás más tiempo para abrir la nevera y la despensa de tu cocina.

Retomando el tema de la relación entre estrés y descanso, ¿es el estrés la causa o la consecuencia de la falta de sueño? Ya hemos dicho que la falta de sueño es en sí un estresor que podría actuar junto a otros. Por lo tanto, la relación puede ser bidireccional y hacer que las personas con alguna preocupación duerman mal, lo que, a su vez, influiría en su descanso y en todo lo demás (peores comidas, más fatiga, que conduce a una vida más sedentaria, etcétera).

Intentar compensar esto con cafeína es, sin duda, un error, ya que la cafeína simplemente estará tapando un síntoma, pero no resuelve la preocupación ni el estrés de fondo. Si crees que el origen de tus problemas puede ser esto, pide ayuda psicológica.

En la cuarta parte de este libro hablaremos sobre cómo mejorar el descanso.

Consumo de alcohol y bebidas azucaradas

Yo tengo una alimentación saludable durante la semana, pero cuando salgo bebo ocho cubatas o doce cervezas…

Anónimo

Independientemente de la energía que está consumiendo la persona que firma la frase anterior, que es mucha, el problema esencial que debería preocupar es su patrón de consumo. El alcohol se asocia con distintos problemas de salud, tanto a corto plazo (en forma de accidentes, lesiones, etcétera) como a largo plazo (cáncer, problemas hepáticos, pancreáticos, renales, etcétera), sin contar las siete kilocalorías por gramo que aporta. Otro aspecto problemático del alcohol es que está directamente relacionado con el consumo de refrescos y bebidas energéticas, cuya mezcla es explosiva para el sistema cardiovascular.[95]

Al ser una droga socialmente muy vinculada al ocio, las tradiciones, etcétera, existe una presión recurrente hacia el consumo de alcohol, que empieza en la adolescencia temprana y que conduce a una relación problemática con la bebida a través del refuerzo y el castigo social.

Aunque, como hemos visto, el principal problema de las bebidas alcohólicas no es tanto la energía que aportan, sino su efecto sobre la salud a través de mecanismos metabólicos, el tema de la energía no debe ser pasado por alto. Lo mismo sucede con las bebidas azucaradas[96] e incluso edulcoradas, cuya relación con el aumento de peso es clara.[97]

Teniendo en cuenta que no aporta nada a nivel nutricional, la densidad energética del alcohol es, como ya hemos dicho, de siete kilocalorías por gramo, sin tener en cuenta el azúcar de los refrescos que suelen acompañar a estas bebidas, que aporta unas cuatro kilocalorías más por gramo. Si lo sumamos todo, obtenemos una ingesta fácilmente superior a las ciento cincuenta kilocalorías de media por ración (copa o vaso). Siguiendo con el ejemplo del principio, ocho copas, es fácil echar la cuenta. Por muy sano que coma la persona durante la semana, estará tirándolo todo a la basura, a distintos niveles, en solo una noche.[98]

Además, el alcohol tiene muy poco impacto sobre la saciedad, y puede incluso estimular la ingesta de alimentos.[99] Por otro lado, cuando bebemos alcohol, la oxidación de grasas pasa a un segundo plano, ya que nuestro cuerpo va a priorizar la eliminación del propio alcohol, mientras que la síntesis proteica se reduce. Por tanto, estos aspectos potencialmente negativos podrían afectar a la composición corporal. Y, por supuesto, el alcohol también perjudica el descanso y el rendimiento deportivo, que puede ser un factor especialmente relevante a la hora de alterar el apetito y el gasto energético.

En definitiva, lo que bebes es más importante de lo que puedas pensar.[100] Son muchas las personas que no prestan atención a este aspecto y se centran exclusivamente en lo que comen. Mucho del ocio del que ya se ha hablado gira en torno al alcohol, y modificar ese ocio es vital para mejorar el estilo de vida. Reducir de forma realista el consumo de alcohol pasa en primer lugar por un cambio en el tipo de ocio. Como ya se ha dicho, no hay un ocio intrínsecamente malo. Únicamente debes evitar que un tipo concreto de ocio monopolice tu vida.

Tabaquismo

Fumar es posiblemente el hábito más tóxico que existe. De hecho, se sabe que, en la actualidad, el tabaco mata a más de ocho millones de personas al año, según datos de la OMS. Sin embargo, muchas personas evitan dejarlo por el miedo a ganar peso. La realidad es que dejar el tabaco ofrece múltiples beneficios, aunque se gane algo de peso durante el proceso.

Según algunos estudios,[101] las personas que dejan de fumar ganan un promedio de cuatro kilos en un periodo de cinco años, si las comparamos con quienes siguen fumando. No obstante, la ganancia de peso que presenta una minoría de exfumadores alcanza los diez kilos en periodos de tiempo inferiores a esos cinco años, mientras que otra minoría consigue mantenerse o incluso perder peso. Por tanto, como siempre, existen factores individuales que afectan a la susceptibilidad a la ganancia de peso y no puede establecerse con rotundidad que dejar de fumar conduzca causalmente a ella.[102]

Como hemos dicho, existen personas que no solo no ganan peso, sino que lo pierden después de dejar de fumar. ¿Por qué? Pues básicamente porque fumar tiende a acompañar distintos malos hábitos, y si una persona llega al punto de dejar de fumar, quizá cambie esos malos hábitos por otros que la protejan frente a ese aumento de peso. No obstante, si no hay un cambio conjunto, es probable que el tabaco (una persona puede llegar a fumar más de una cajetilla diaria) se cambie por algún ultraprocesado (quizá dulce). La abstinencia de la nicotina (sustancia que es, de por sí, reductora del apetito) puede generar una elevada ansiedad que termine por dirigir a la persona hacia ultraprocesados como forma de calmarla.[103] En estos casos, dejar de fumar sí puede conducir fácilmente al aumento de peso, sobre todo si la ansiedad se generaliza y la persona no tiene recursos para combatir el malestar que aparece.

Ahora bien, como se ha comentado, dejar de fumar es un éxito independientemente de si ganas peso.[104] De hecho, te quitas un peso de encima si lo haces, y tu vida mejorará incluso a los pocos días de tomar esa decisión.

Conclusión sobre los factores relacionados con el estilo de vida

Un plan no es nada, pero la planificación lo es todo.
DWIGHT D. EISENHOWER

Planificar es traer el futuro al presente para que puedas hacer algo al respecto ahora.
ALAN LAKEIN

En este apartado hemos repasado los siete hábitos que más contribuyen a la ganancia de peso. Sin embargo, al ser hábitos, es posible revertirlos o mejorarlos mediante acciones concretas que ayuden en ese proceso de cambio. Por lo tanto, nuestro poder será grande aquí. Además, algo interesante es que la mejora de los hábitos tendrá repercusiones favorables sobre algunos de los factores biológicos explicados, por ejemplo, silenciando genes de susceptibilidad, modulando favorablemente la microbiota, etcétera.

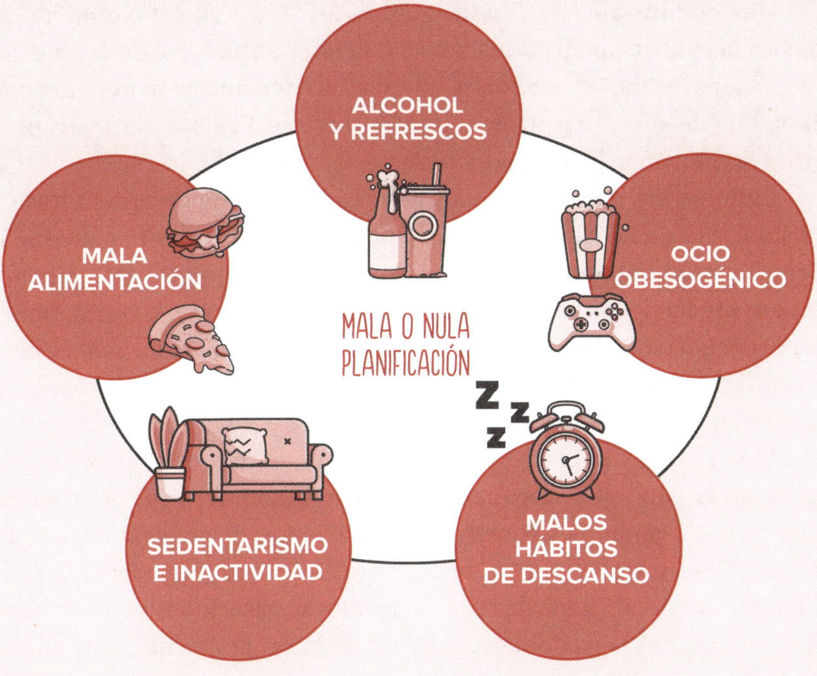
ALCOHOL Y REFRESCOS
MALA ALIMENTACIÓN
OCIO OBESOGÉNICO
MALA O NULA PLANIFICACIÓN
SEDENTARISMO E INACTIVIDAD
MALOS HÁBITOS DE DESCANSO

El hábito central que debemos instaurar en mayor medida es la costumbre de planificarnos, bien como ritual, bien como base necesaria para alcanzar el objetivo propuesto. Es importante interiorizar que sin planificación serán las circunstancias y todo lo externo lo que dirija nuestra vida. Por ello, hay que tomar las riendas y planificar mucho más: ponerse horarios, aprender a priorizar (priorizar es también aprender a decir «no»), etcétera. Planificar no implica inflexibilidad, sino simplemente ordenar tu vida, ordenar lo prioritario para que el ruido no te desborde.

Una vez que hayas hecho esto, hazme caso: encontrarás más tiempo para ti, para hacer tus tareas sin descuidarte a ti ni tus prioridades fuera de tus obligaciones diarias. Perder peso, mejorar la composición corporal y mantener una buena salud es imposible si no hay una planificación en la que te tengas en cuenta. Muchas dietas fallan precisamente por esto: excluyen del plan a la persona y todo lo que la rodea.

Factores circunstanciales

Una circunstancia es, básicamente, un factor externo o ajeno que afecta a la vida de una persona, una situación puntual que, igual que aparece, desaparecerá. Sin embargo, algunas circunstancias tienen un poder inimaginable sobre nosotros, y pueden incluso llegar a cambiarnos de forma extraordinaria: la ganancia de peso es un ejemplo claro.

Millones de personas ganan peso cada año debido a distintas circunstancias que no saben manejar. Por ejemplo, la reciente pandemia y el confinamiento (algo mucho más puntual) han supuesto una ganancia de peso media de entre uno y tres kilos.[105] Lógicamente, esto no merece una preocupación excesiva, ya que, al ser una ganancia de tipo circunstancial, es posible que la mayor parte de las personas, al recuperar sus hábitos en circunstancias normales, vuelvan a perder el peso ganado.

Sin embargo, habrá personas en las que no solo no se produzca esa vuelta atrás, sino que la ganancia de peso aumente. Esto pasa mucho entre quienes ganan peso durante las vacaciones: dejan atrás sus hábitos por completo y, tras la vuelta, son incapaces de recuperar sus hábitos saludables, lo que los hace llegar a unas nuevas vacaciones con un mayor peso. Durante el periodo de un año y a lo largo de la vida, existen muchos factores circunstanciales que pueden conducir fácilmente a una ganancia de peso con difícil retorno.

La típica persona atlética que conociste en la universidad a la que ves diez años después con doce kilos más encima es posiblemente el ejemplo perfecto de alguien que ha aumentado de peso por los motivos que se enumerarán a continuación. Es la misma persona, solo que las circunstancias han dirigido su vida.

Postembarazo, maternidad y paternidad

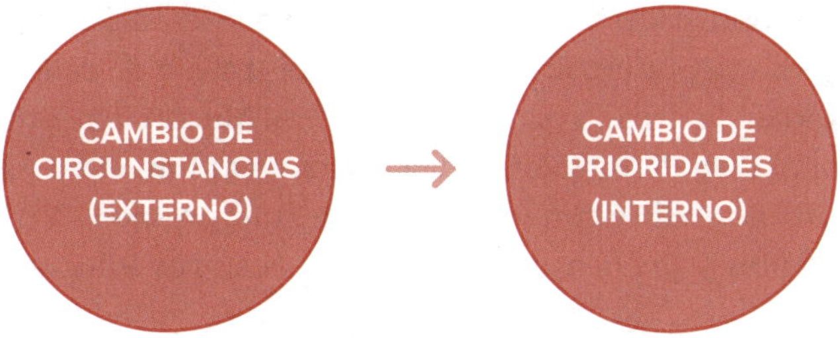

El embarazo y todo lo que viene después es uno de los mayores (si no el mayor) cambio que una persona puede experimentar en su vida. Tener hijos requiere un cuidado continuo y genera una serie de preocupaciones que se suman a menudo a las habituales de una persona. Por tanto, es obvio que esto implicará un cambio de hábitos. El problema es que, generalmente, la atención continua hacia otras personas (en este caso un hijo) puede llevar a dejar de prestarse atención a uno mismo y a las necesidades propias, lo que repercute directamente sobre los hábitos y, en consecuencia, sobre el peso. Es una cadena que puede ser muy difícil de romper. Muchísimas mujeres afirman que su aumento de peso se desencadena tras el embarazo. De hecho, algunos datos apuntan a que más del 75 % de las mujeres no recupera su peso anterior al embarazo.[106] Distintos estudios observacionales muestran que ser padre o madre se vincula con ligeros aumentos de peso, mucho más elevados cuanto más joven es la pareja.

Aunque no es fácil planificarse en estas circunstancias, ya que la vida laboral puede no ponerlo del todo fácil, lo importante es intentar ser consciente de que no se trata de una etapa para tener la cabeza puesta en la pérdida de peso, sino más bien en tener los mejores hábitos que permitan las circunstancias. Planificarse mejor que nunca, turnarse en los cuidados para liberar tiempo para hacer ejercicio, no tener ultraprocesados en casa, etcétera, son aspectos que pueden ser clave. El resto puede ser simplemente un pequeño añadido.

Cambio de trabajo

Cambiar de trabajo puede ser otro aspecto muy importante en la vida de una persona, y provocar un impacto más que probable sobre sus hábitos (modificación de horarios, responsabilidades, etcétera). Por otro lado, conseguir un ascenso puede implicar una diferencia relevante en la actividad física si, por ejemplo, se cambia un trabajo de calle por un trabajo sentado en la oficina ocho horas diarias. Mucho más problemático resulta que al lado de la puerta de la oficina o al fondo del pasillo haya una máquina de *vending* con todo tipo de ultraprocesados. Estos detalles son importantes y pueden marcar la diferencia. Los kilos se acumulan poco a poco.

Trabajo por turnos

Lógicamente, es muy distinto trabajar siempre por turnos a que el sistema de turnos sea algo temporal. Si se trata de una situación permanente, deberás trabajar mucho tus hábitos y establecer bien tus prioridades. En caso de que sea algo circunstancial, podrás tomártelo con más calma, ya que el impacto sobre tu salud y posiblemente sobre tu peso será mínimo.

No obstante, si hablamos de algo permanente, existen revisiones de estudios y metaanálisis que relacionan el trabajo por turnos con el aumento de peso y la obesidad, aunque no debe confundirse correlación con causa.[107] El gran problema del trabajo por turnos es que impide una cierta regularidad en los hábitos, ya que, debido a los horarios cambiantes de trabajo, los horarios de sueño y vigilia se alteran, en muchos casos con rotaciones rápidas que impiden cualquier tipo de adaptación.

Por ejemplo, en un estudio español realizado con casi dos mil quinientos trabajadores sanos de mediana edad (trabajadores de una fábrica de ensamblaje de automóviles) se observó que los participantes que trabajaban en el turno de día presentaban mejores hábitos que los que trabaja ban en turnos rotativos semanales (mañana-tarde-noche) o los que trabajaban siempre de noche.[108] Estos dos últimos grupos presentaban una mayor ingesta de ultraprocesados, como refrescos, menos actividad y más consumo de alcohol, que es un aspecto relevante. De hecho, en el propio estudio se apunta a que los hábitos insanos son la principal causa del exceso depeso entre las personas que trabajan de noche o por turnos, y no el horario de trabajo en sí.

En la cuarta parte de este libro daremos algunos consejos para este tipo de trabajadores, junto con distintas recomendaciones para mejorar el descanso.

Lesión grave o diagnóstico reciente de enfermedad

Tener una lesión grave o recibir el diagnóstico de una enfermedad puede ser algo tanto circunstancial, que implique una inmovilización o reducción de la actividad temporales, como que condicione tu vida para siempre. Sin duda, sea cual sea el caso, esto puede tener efectos sobre la salud y la ganancia de peso. Otro aspecto relevante parece ser la edad a la que se produce la lesión, ya que algunos estudios apuntan a que las lesiones (principalmente las de rodilla) a edades tempranas muestran mayores ganancias de peso, sobre todo grasa corporal, a lo largo del tiempo.[109] Lógicamente, el grado de la lesión e incluso aspectos psicológicos de la persona (miedos, preocupaciones, etcétera) pueden llevar a que esta abandone el ejercicio. Como siempre, no se trata de no hacer, sino de hacerlo lo mejor posible dadas las circunstancias. Incluso con lesiones graves pueden encontrarse maneras de hacer ejercicio, siempre teniendo en cuenta el contexto individual.

Cambio de ciudad

Igual que cambiar de trabajo, cambiar de ciudad puede modificar los hábitos de una persona. Las consecuencias pueden ser muy variadas en función de la cantidad de cambios y la duración de estos.

Asumir una nueva responsabilidad

Asumir una nueva responsabilidad es un reto (algo bueno), pero también puede implicar un profundo cambio en las prioridades y, quizá, un estrés añadido. En este caso, es importante que la nueva responsabilidad no desplace los hábitos saludables en la lista de prioridades.

Casarse o empezar a vivir en pareja

No cabe duda de que casarse es uno de los momentos más felices de la vida de muchas personas. Sin embargo, no deja de ser curioso ver cómo esto afecta a la evolución de nuestros hábitos y nuestro peso. Un estudio muestra que, durante el primer año de matrimonio, la tendencia arroja aumentos que oscilan entre los 1,8 y los 2,2 kilos.[110] Otros estudios muestran que un aumento de peso del cónyuge incrementa el riesgo de que el otro miembro de la pareja también engorde. Al parecer, esto se da tanto en parejas con altos niveles de satisfacción como en aquellas menos satisfechas.[111]

Un aspecto interesante es que, en algunas culturas no occidentales, los hombres y las mujeres jóvenes participan en rituales que, básicamente, consisten en comer de forma continuada hasta alcanzar un peso elevado y un cierto grado de grasa corporal, que se considera estéticamente más atractivo, como parte de su preparación para el matrimonio.

Vacaciones durante el año

Los periodos vacacionales son quizá los eventos anuales que más impactan en el peso, si bien es cierto que la mayoría de las personas pierden el peso ganado en vacaciones (entre medio y un kilo de media) al recuperar sus horarios y hábitos. El problema aparece cuando en vacaciones las cosas se van de las manos y se pierden por completo los hábitos saludables. En estos casos, las ganancias pueden alcanzar los cuatro o cinco kilos,[112] peso que no se pierde del todo con la vuelta a la rutina y que termina acumulándose a lo largo del tiempo, tal y como se muestra en el siguiente gráfico.

Como sucede en todos los casos, la ganancia de peso varía mucho entre personas, aunque parece afectar principalmente a quienes ya tienen sobrepeso y se mantienen más sedentarias durante el periodo de vacaciones. Lógicamente, tampoco es lo mismo tener unas vacaciones de una semana que de un mes entero, e incluso el lugar donde se pasan las vacaciones puede influir en la ganancia (bufés libres, comidas y cenas en casa de padres/abuelos, mayor consumo de alcohol, reducción de la actividad diaria, etcétera).

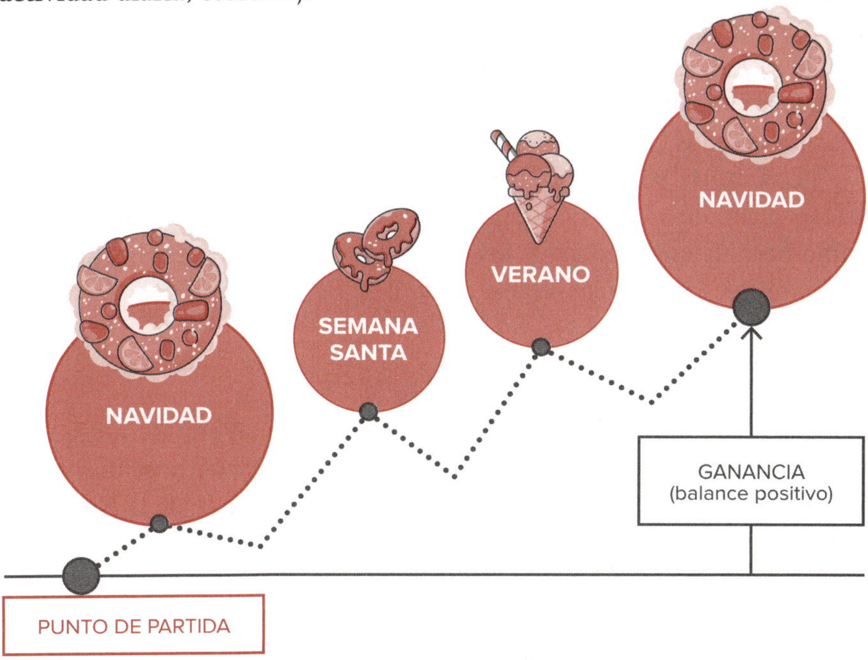

Cuantos más hábitos saludables se dejen de lado, más sencillo será que la ganancia de peso sea relevante, mientras que una buena adherencia a hábitos saludables puede proteger frente a la ganancia. Ahora bien, después de engordar, recurrir a dietas altamente restrictivas es lo último que hay que hacer. Son los hábitos lo que está mal, no se trata de poner un parche. En la segunda parte del libro explicaremos a fondo por qué las dietas restrictivas, de moda y milagro no son la solución, sino que más bien forman parte del problema.

Épocas de más estrés

El estrés agudo es una respuesta adaptativa en la naturaleza, ya que activa las respuestas de lucha o huida ante un problema que pone en peligro la supervivencia. Sin embargo, en nuestra sociedad los problemas se presentan de otras formas. En nuestro entorno, los cambios, las presiones para llegar o llevar a cabo algo a tiempo, las tensiones familiares, sociales o laborales, las malas noticias, la frustración, los conflictos, la preocupación, el desempleo, etcétera, son nuestras principales fuentes de estrés. Son amenazas que no ponen en peligro nuestra supervivencia de forma directa (como lo haría un depredador), pero sí nos generan un malestar tremendo, un malestar que a menudo se intenta contrarrestar con comida. De hecho, la evidencia nos muestra que aproximadamente el 40 % de las personas come más en respuesta al estrés, y casi siempre elige ultraprocesados.[113]

Cuando la suma de estresores psicológicos y metabólicos supera la capacidad de adaptación de nuestro organismo, este emprende el camino hacia la enfermedad.[114] Recuerda que los ultraprocesados también estresan nuestras células (estrés oxidativo).

Años universitarios

La etapa universitaria es una época que la mayoría de quienes la han vivido recuerda con especial cariño. Suele empezar al acabar el bachillerato y durar entre cuatro y diez años, dependiendo de la persona y la carrera elegida.

A pesar de que muchos *realfooders* son universitarios que tienen buenos hábitos, la mayoría de este colectivo sigue presentando malos hábitos y, en consecuencia, algunos estudios muestran que alrededor del 60 % de los universitarios aumenta de peso (unos tres kilos de media) durante su primer año de estudios.[115] Como sucede en muchos casos, los malos hábitos pueden llegar a persistir más allá de esta etapa y la tendencia al aumento de peso puede seguir incrementándose coincidiendo con los primeros años de vida laboral.

La mayor parte de los factores que afectan a los universitarios está relacionada con los malos hábitos en general.[116] Por ejemplo:

- → Menos tiempo dedicado a cocinar.
- → Mayor consumo de comida rápida y ultraprocesados.
- → Mayor consumo de alcohol y refrescos.
- → Menor ejercicio y actividad física.
- → Peor descanso.

No obstante, también es importante tener en cuenta si el estudiante sigue viviendo o no con su familia, si vive solo o en una residencia, sus hábitos durante la adolescencia, sus compañeros (y los hábitos de estos), etcétera, ya que serán factores protectores o promotores de la ganancia de peso.

Conclusión sobre los factores circunstanciales

Yo soy yo y mis circunstancias.
José Ortega y Gasset

Las circunstancias que rodean a una persona son claramente factores precipitantes, pero no cien por cien determinantes de la ganancia de peso. Un cambio en las circunstancias implica, casi siempre, un cambio de hábitos, y el problema es lo segundo, no lo primero. Revisa los malos hábitos de los que hemos hablado para tener una guía sobre qué errores no debes cometer.

Entorno obesogénico

No es saludable estar bien adaptado a una sociedad profundamente enferma.
Jiddu Krishnamurti

La obesidad es la consecuencia esperable de vivir en un entorno obesogénico.
Boyd Swinburn

Si has leído *Come comida real*, estarás familiarizado con el término *entorno obesogénico*. Si aún no lo has hecho, no te preocupes, porque a continuación volveremos a explicar cómo este nuevo entorno construido ha contribuido a duplicar las tasas de obesidad en nuestro país durante las últimas tres décadas.[117] Según datos de la OMS, la obesidad se ha cuadruplicado en todo el mundo y ha pasado de un 4% en 1975 a más del 18% en 2016. En la actualidad, los tres tipos de malnutrición son responsables del 30% de las muertes que tienen lugar en el mundo.[118]

Vamos a ver cuáles de los cambios que se han producido en el entorno durante los últimos cien años han sido los principales responsables de este fenómeno. Antes de seguir, es importante recordar las limitaciones del IMC a la hora de valorar la composición corporal de un sujeto: recuerda que no todas las personas con exceso de peso presentan la misma composición corporal, ni los mismos riesgos para la salud derivados de su estado de peso. Todo esto ya lo abordamos al principio del libro.

Aun así, vamos a referirnos a datos poblacionales en que se usa el IMC como herramienta para ver una tendencia cuantitativa claramente ascendente en la relación peso/altura durante los últimos años, sin entrar en valoraciones cualitativas como los cambios producidos en los compartimentos corporales.[119] También es importante tener en cuenta que los datos poblacionales pueden tener una difícil extrapolación a nivel individual. Piensa que, aunque todos vivimos en un entorno obesogénico, no todo el mundo gana peso, ni mucho menos desarrolla sobrepeso u obesidad. Por tanto, está claro que los factores individuales ya explicados en los apartados anteriores interactúan con el factor que presentamos aquí. Así, en un entorno obesogénico, una persona con vulnerabilidades individuales engordará más que una persona sin ellas.

<table>
<tr><th>FORMAS DE MALNUTRICIÓN</th><th>ENERGÍA</th><th>NUTRIENTES</th><th>DESCRIPCIÓN</th></tr>
<tr><td>Desnutrición</td><td>Pocas calorías (desnutrición calórica)</td><td>Déficit de nutrientes específicos (enfermedades carenciales)</td><td>Típica en países subdesarrollados o muy pobres.</td></tr>
<tr><td>Alimentación insalubre</td><td>Suficientes calorías</td><td>Baja densidad nutricional (estado subóptimo de nutrientes y posibles carencias)</td><td rowspan="2">Típica en países en vías de desarrollo y desarrollados o ricos.</td></tr>
<tr><td>Sobrenutrición</td><td>Exceso de calorías (dietas hipercalóricas)</td><td>Baja densidad nutricional (estado subóptimo de nutrientes y posibles carencias)</td></tr>
</table>

En los primeros capítulos de *Come comida real* se explica cómo funciona el *marketing* de los ultraprocesados mediante las cuatro «P», producto, promoción, punto de venta y precio, que se aplican de forma sistemática y eficaz para influir en la población, con el único fin de generar un incremento en la demanda de estos productos. Estas estrategias son importantes, ya que son exactamente las mismas que emplea la industria de la pérdida de peso para hacer creer a la población que sus productos son únicos y llamativos (producto), que contribuyen a la consecución de algo importante (promoción), que son accesibles para todos y en todas partes, incluido internet (punto de venta), y que tienen un precio del que no te arrepentirás (precio).

Por otro lado, los ultraprocesados infectan a la sociedad a distintos niveles, de forma que no solo se normaliza su ingesta, sino también sus consecuencias negativas o externalidades en forma de enfermedades crónicas. La población llega a pensar que los causantes de las enfermedades que nos azotan son las ondas 5G, los microondas, el wifi, las vacunas o la mala suerte. Y no es cierto: lo verdaderamente problemático son los malos hábitos, que son los grandes responsables de las enfermedades que ponen en jaque a nuestros sistemas sanitarios. En cuanto a la genética, sabemos que existen enfermedades que siguen patrones mendelianos de herencia, que muestran una alta penetración y expresividad. Básicamente, ciertas enfermedades (a menudo raras o poco prevalentes) están altamente influidas por la presencia de ciertos genes. En otras palabras, hay un factor causal fuerte entre la presencia de ciertos genes y el desarrollo de una enfermedad. Sin embargo, las enfermedades crónicas como el cáncer, la diabetes, las enfermedades cardiovasculares o la obesidad común obedecen a una herencia multifactorial que requiere de un ambiente particular para expresarse. Claramente, la influencia del entorno sobre nuestra salud es mayor que la influencia que tiene en ella la genética.[120]

Veamos en qué medida afecta nuestro entorno más cercano, particularmente en la propensión a la ganancia de peso.

Entorno familiar

En las familias, las relaciones son más jerárquicas que transversales, sobre todo hasta cierta edad, y es común que lo que hagan los padres sea lo que finalmente terminen haciendo los hijos. El «mis padres hacen la compra» o «yo como lo que hay en casa» es muy habitual y puede ser una losa importante si tus padres siguen en Matrix. Lógicamente, tú puedes intentar influir de forma positiva en ellos con tus acciones y conocimientos.

Aunque creas que tu relación con la comida es fruto de tu conocimiento o experiencia actuales, la mayor parte de ella se ha forjado a lo largo de toda tu vida mediante refuerzos (premio si te acabas el plato), castigos o presiones para comer (si no te lo comes, no te levantas de la mesa), imitación o aprendizaje vicario (probar lo que otros han probado), etcétera.

Muchas veces, el entorno obesogénico no está fuera del hogar, sino dentro de él. Los padres son una parte importante de lo que llamamos entorno familiar, y su relación con la comida no solo modela su estilo de vida, y el de sus hijos, sino también su actitud o satisfacción con su imagen corporal. Claramente, los hábitos que se configuran en la edad temprana tienden a mantenerse en la edad adulta.[121]

En el ambiente familiar se pueden encontrar aspectos que ejercen como protección frente al aumento de peso y el riesgo de obesidad; por ejemplo, la existencia de un clima compartido en el que el núcleo familiar mantenga una actitud y expectativas favorables hacia el mantenimiento de unos hábitos saludables. Otros aspectos, como los valores, e incluso las acciones o rutinas compartidas por el núcleo, nos ofrecen una visión clara de cómo son los hábitos de las personas que componen la familia. De una «familia deportista» podemos esperar claramente hábitos protectores.

Los estilos de apego entre padres e hijos también parecen estar vinculados con la relación con la comida. En un sentido evolutivo, la relación madre-hijo es especialmente fuerte en todas las especies, incluida la humana. Por ello, los hijos que crecen con la ausencia o inaccesibilidad de la madre parecen tener un mayor riesgo de aumento de peso, y esto se relaciona con los estilos inseguros de apego.[122] La explicación más coherente es que las personas que crecen en estas circunstancias podrían contrarrestar con comida el estrés que les genera la ausencia de la madre, aunque, sin duda, la relación entre este estilo de apego y los hábitos es compleja. Puede ser frecuente que, ante la ausencia intermitente o crónica de un progenitor (por el motivo que sea), la comida se convierta en un refugio y esto explique la mayor tendencia a ganar peso. También pueden mediar aquí aspectos como la autoestima, de la que ya hemos hablado cuando vimos los factores psicológicos.

El apego generado durante la infancia es vital para la formación de las creencias que tenemos sobre nosotros (autoestima, autoconcepto, autoimagen) y sobre lo que creemos merecer. De hecho, es común que, de un lado, las personas con apegos inseguros sufran síndrome del impostor (incapacidad para asimilar logros) y, de otro, que asuman que merecen todo lo malo que les sucede. Pero los estilos inseguros no solo se forman cuando los padres están físicamente inaccesibles, también aparecen cuando son emocionalmente distantes. Por ejemplo, padres que no atienden bien las emociones del niño, etcétera.

A muchas personas les cuesta entender que muchos de los motivos que les han hecho engordar nacen de una relación emocionalmente compleja en su entorno familiar, que afecta a su relación con la comida. Esto resulta mucho más problemático para quienes intentan empezar la casa por el tejado. Una persona con un estilo de apego inseguro tendrá baja autoestima y una elevada necesidad de aprobación. Tampoco ayudará, lógicamente, la situación típica de padres que han pasado toda su vida a dieta y han transmitido esa experiencia a sus hijos, quizá también junto con un exceso de peso.[123] De hecho, no es raro que personas que sufrían de obesidad en la adolescencia terminen con un trastorno de la conducta alimentaria en una etapa posterior de su vida.[124] Así, utilizar una dieta altamente restrictiva en un adolescente con obesidad puede ser una condena de por vida, ya que un porcentaje considerable de esta población presenta rasgos compartidos con distintos trastornos de la conducta alimentaria, que pueden exacerbarse con la restricción y quizá arrastrarse durante la edad adulta.[125] El miedo intenso a volver a engordar entre adolescentes que han padecido obesidad es relativamente frecuente.

De forma general, en la literatura científica se describen tres estilos de crianza[126] que afectan en mayor o menor medida a la relación y actitudes que un hijo puede desarrollar hacia los alimentos y su imagen corporal:

- **Padres democráticos o autoritativos:** son una figura de autoridad para el niño, pero también son receptivos. Son padres que supervisan el comportamiento de su hijo sin recurrir a enfoques restrictivos ni autoritarios. En otras palabras, son padres que no prohíben, simplemente vigilan desde la distancia el comportamiento del hijo, e intervienen únicamente si la situación lo requiere. Es un estilo que fomenta la autonomía en el niño porque permite que este decida y aprenda de la experiencia.

- **Padres autoritarios:** son padres que ejercen altos niveles de control sin aceptar ningún cuestionamiento. Son los típicos padres que prohíben y planifican lo que tiene que hacer su hijo sin tener en cuenta lo que este quiere o necesita, lo que a menudo merma la autonomía del niño, una herramienta clave a lo largo de toda la vida.

- **Padres permisivos:** son padres que no ejercen ningún tipo de autoridad sobre el niño. No son exigentes y evitan la confrontación. Son padres despreocupados, que tienden a ceder siempre ante las demandas del niño, un comportamiento muy relacionado con la obesidad infantil.

Como se puede deducir, los niños criados mediante estilos democráticos muestran los niveles más elevados de autoeficacia, autodisciplina, madurez emocional y comportamientos generalmente más saludables a lo largo de su vida, lo que puede protegerlos contra el aumento de peso. En cambio, los otros estilos de crianza se asocian con un mayor riesgo de aumento de peso, tanto en la niñez como en la edad adulta, unos porque merman la autonomía limitando la toma de decisiones y otros porque generan una barrera problemática para que el niño aprenda a diferenciar entre lo conveniente y lo puramente placentero o hedónico a lo largo de su vida.

Por otro lado, y a nivel general, los padres a menudo normalizan el sobrepeso infantil. De hecho, pocos padres creen que su hijo tenga sobrepeso, aunque la realidad es algo distinta.[127] Muchos padres incluso llegan a ofenderse cuando un profesional sanitario les dice que su hijo presenta sobrepeso. Sin embargo, las elevadas tasas de obesidad infantil en España (segundos del continente europeo en niños de entre siete y nueve años, según datos de la OMS) son posiblemente una de las responsables de que, por primera vez en la historia, los descendientes de una generación tengan una menor esperanza de vida (y peor calidad de vida) que los miembros de la generación predecesora.[128] La hipertensión y la diabetes tipo 2 ya no son enfermedades exclusivas de la tercera edad.[129] La ofensa de los padres cuando les comunican que sus hijos tienen sobrepeso no deja de ser una forma de autoengaño que, desgraciadamente, perjudica a los niños.

Entorno social

Comer no solo satisface una necesidad fisiológica (nos aporta nutrientes y energía para construir, reparar, regular procesos, etcétera), sino que también cumple una función hedónica que, a menudo, se produce en un contexto social. Sin embargo, esta vertiente social también puede ser un problema.

Como sabemos, los ultraprocesados han infectado distintos estratos de la sociedad, y muchas de las personas que nos rodean siguen en Matrix. Por lo tanto, es muy probable que los actos sociales en torno a la comida no sean precisamente con comida real, sino que se acaben celebrando en un establecimiento de comida rápida o bebiendo alcohol hasta el amanecer. Como las relaciones sociales acostumbran a darse entre iguales, tendrás mayor libertad para decir o hacer lo que quieras, pero también es fácil que tu entorno acabe influyendo sobre ti. Debes tener cuidado con eso.

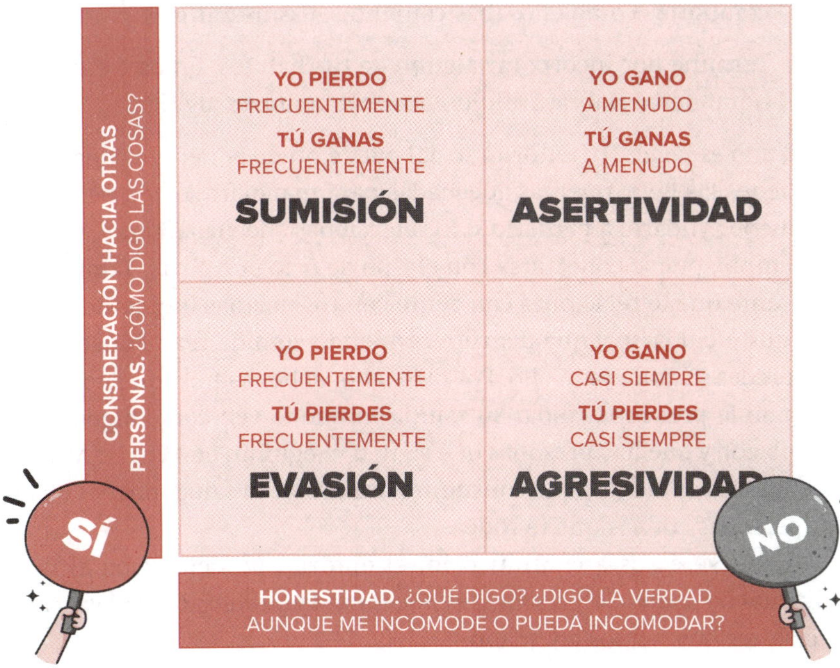

Es importante asumir que las decisiones tienen un precio: si decides comer saludable y decir no a los ultraprocesados y al alcohol que te ofrezcan, es probable que quienes siguen en Matrix te señalen como aburrido, friki y coñazo o, incluso, que te estigmaticen, te acosen o te rechacen. Seguramente, intentarán manipularte («Me enfadaré si no lo haces»), te ofrecerán lo mismo una y otra vez de mil maneras distintas, etcétera. Su objetivo es que cedas. Por otro lado, el coste de ceder siempre es claro: tu propia salud. Por eso, deberás buscar el equilibrio mediante el desarrollo de habilidades sociales como la asertividad.

La asertividad es una habilidad muy interesante que permite expresar nuestros deseos de una manera directa y adecuada, pero amable, y nos aleja tanto de la sumisión como de la agresividad. Desarrollar la asertividad te permitirá decidir con flexibilidad en tu entorno particular.

Lógicamente, no todos los entornos y circunstancias personales son igual de favorables, ni todas las personas presentan las mismas habilidades sociales. Pero, en cualquier caso, tú puedes ser un perfecto ejemplo para los demás. Aunque lleve tiempo, con insistencia y paciencia es muy posible que tu entorno:

- → Deje de emitir comentarios que busquen influirte para que te comportes como ellos (básicamente, se cansarán).
- → Termine por incorporar alguno de tus hábitos. En este caso, ¡enhorabuena! Habrás influido positivamente en alguien.

Como es lógico, tu entorno social puede predisponerte a ganar peso si no tienes las herramientas adecuadas para manejarte en él, pero también puede ayudarte a perderlo si lo seleccionas adecuadamente, ya que, por ejemplo, puede conectarse con el tipo de ocio que elijas. También es interesante que te relaciones con gente con tus mismas inquietudes, a la quele guste cuidarse y que disfrute comiendo comida real. Puedes utilizar las redes sociales para ello. Por otro lado, debes asumir que no a todo el mundo le preocupa cuidar su salud (porque lo ven como algo a muy largo plazo), y que hay personas que siguen y seguirán en Matrix. Al igual que eliges los alimentos que consumir para cuidar tu salud, puedes elegir a las personas con las que te rodeas.

Como veremos a continuación, el entorno no determina el peso individual de nadie. Como sabes, es necesaria la interacción de los distintos factores que hemos abordado.

LOTERÍA GENÉTICA Y AMBIENTAL (LUND, 2020)

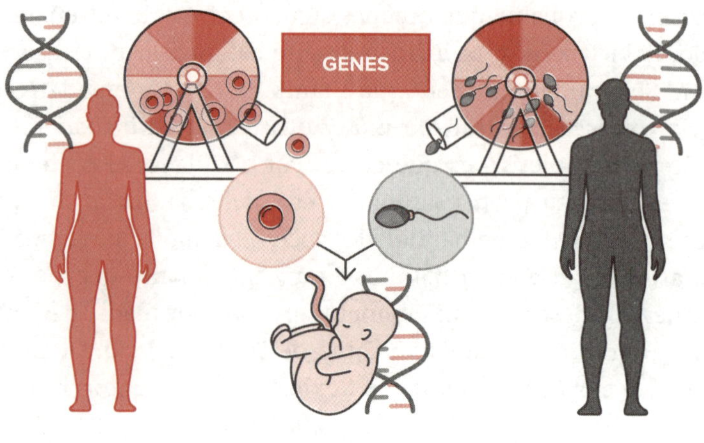

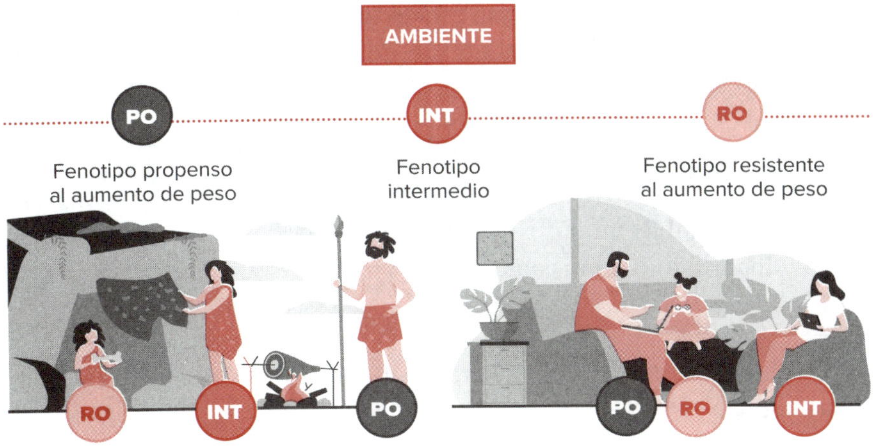

ENTORNO NO OBESOGÉNICO

- Acceso intermitente solo a alimentos saludables
- Sin medios de transporte mecánicos
- El ejercicio es imprescindible para la supervivencia

ENTORNO OBESOGÉNICO

- Acceso permanente a todo tipo de alimentos (ultraprocesados incluidos)
- Con fácil acceso a medios de transporte mecánicos
- El ejercicio no es imprescindible
- Los recursos económicos son un gran determinante de la salud

¿Tu entorno determina tu peso?

Swinburn fue uno de los primeros en describir la obesidad como la consecuencia normal de vivir en un entorno obesogénico.[130] Sin embargo, no todas las personas que viven en un entorno obesogénico engordan o desarrollan obesidad. Seguro que conoces familias en las que uno de los hijos presenta sobrepeso y el otro es delgado. Esto nos da pistas que deberían llevarnos a pensar que el entorno importa (suma probabilidad), pero, como sucede con la genética, no determina el peso a nivel individual. Sin embargo, cuando hablamos de la influencia del entorno, es más correcto hablar de entornos, que pueden tener un peso distinto en cada persona. Por ejemplo, una persona puede tener su particular entorno obesogénico en casa, en el trabajo o en el sitio donde pase la mayor parte del día. Ahora bien, aparte de ese entorno cercano, existe un entorno obesogénico a mayor escala que fue descrito en profundidad en *Come comida real*. De hecho, las principales medidas de salud pública para combatir la obesidad deberían atender más a este macroentorno en lugar de delegar en los individuos, ya que está extendido en todas las sociedades occidentales, independientemente de donde vivas, con características comunes:[131]

- Ultraprocesados ampliamente disponibles, muy accesibles (baratos) y publicitados a todas horas.
- Más establecimientos de comida rápida por persona que áreas deportivas o gimnasios.
- Sin espacios verdes.
- Ciudades construidas pensando más en los coches que en las personas.
- Uso prioritario del ascensor o las escaleras mecánicas.
- Los ultraprocesados están «protegidos» por las decisiones políticas y promocionados por sociedades médicas, personajes públicos, etcétera.

A nivel global, estos entornos desfavorables hacen que el conjunto de la población que habita en ellos pese en promedio más que si habitara en un entorno favorable; pero dentro de ese promedio (lo que corresponde a la variabilidad entre individuos), encontramos personas que engordan mucho más, otras mucho menos y otras que mantienen un peso similar al que tendrían en otro entorno.

Aunque existe libertad de elección, en el sentido de que hay opciones o alternativas (comer saludable, ir al gimnasio, no coger el ascensor, etcétera), el coste de la opción saludable es mucho mayor a distintos niveles. Esto es una parte importante del problema, que debería abordarse con medidas de salud pública. Existen ejemplos claros de cómo los cambios en el entorno de sociedades que no tenían interacción con la cultura occidental han conducido no solo al aumento de peso de sus habitantes, sino también a problemas relacionados con la imagen corporal, los trastornos de la conducta alimentaria, etcétera.

Por ejemplo, es conocido el caso de los habitantes de la isla de Nauru o el de los indios pima. Sobre Nauru, que es una isla del Pacífico, las tasas de obesidad en su población son de las más elevadas del planeta, con una prevalencia del 71%. También las tasas de diabetes tipo 2 son de las más elevadas del mundo.[132] ¿Cómo se ha podido llegar a esto? Hasta antes de la occidentalización de sus costumbres, la dieta de los habitantes de

Nauru y otras islas del Pacífico consistía sobre todo en pescado, fruta y tubérculos. Con la colonización y los cambios derivados en la estructura social, económica, cultural, etcétera, poco a poco se fue sustituyendo esta forma de comer por un patrón de consumo similar al que estaba asentándose en las sociedades occidentales, rico en ultraprocesados.[133]

En el caso concreto de Nauru, sucede algo interesante. Como ya hemos comentado, algunas sociedades consideran la obesidad una seña de estatus, riqueza y prosperidad. Es el caso de los habitantes de esta isla, y este aspecto que ha contribuido también a la expansión de la epidemia debido a lo que significa la obesidad para ellos.

Por otro lado, está el caso de los indios pima, del que ya se habló en *Come comida real*. Los pima son un grupo de nativos que viven en el continente americano, repartidos entre el centro y sur de Arizona (Estados Unidos) y el noroeste de México. Todos presentaban una dieta tradiciona que consistía en alimentos reales, locales y estacionales, pero con la occidentalización, los pima de la región estadounidense empezaron a parecerse más al conjunto de la población de ese país en cuanto a sus costumbres, mientras que los de la zona mexicana siguieron manteniendo sus hábitos tradicionales. Así, los pima mexicanos y estadounidenses empezaron a diferenciarse mucho en cuanto a evolución del peso corporal y tasas de diabetes. En concreto, la obesidad y la diabetes pasó a ser mucho más frecuente en los estadounidenses.[134] Todo esto a pesar de que todos presentan una susceptibilidad genética similar a la diabetes, lo que nos demuestra la importancia del entorno y del factor ambiental en el desarrollo de las enfermedades crónicas. En otras palabras, en el caso de los pima de la región estadounidense, el entorno disparó la pistola que los genes habían cargado.

Otro cambio espectacular producido en las últimas décadas (en paralelo con el crecimiento de la obesidad) ha sido el de los trastornos de la conducta alimentaria de carácter restrictivo. Mientras uno de los primeros registros médicos de una persona fallecida por una restricción de alimentos autoimpuesta (inanición) data de finales del siglo XVI,[135] en la actualidad la anorexia nerviosa es la condición psiquiátrica que más muertes causa en las sociedades occidentales, especialmente en grupos de edad jóvenes.[136]

Atendiendo a este crecimiento, podemos ver que en un país como Estados Unidos, tradicionalmente ligado a la obesidad debido a su cultura alimentaria centrada en los ultraprocesados, se ha visto también un incremento espectacular en las tasas de distintos trastornos de la conducta alimentaria.[137] En la actualidad, el trastorno por atracón es la forma más común de trastorno de la conducta alimentaria que afecta a entre un 2 % y un 3 % de la población de los países occidentales. Sin embargo, millones de personas sufren de atracones sin ser diagnosticadas, por lo que el problema puede ser más grave de lo que nos muestra la epidemiología de los trastornos de la conducta alimentaria.

Curiosamente, la evidencia científica muestra que los ultraprocesados están detrás del cien por cien de los atracones y son el desencadenante más frecuente.[138] En cuanto a ejemplos concretos de cómo la introducción de ultraprocesados en un entorno sin contacto previo con ellos contribuye a alterar el comportamiento de la población, tenemos a los habitantes de la isla de Fiji. En esta isla, la occidentalización provocó que se dispararan los trastornos de la conducta alimentaria mientras el peso de su población aumentaba en un periodo relativamente corto de tiempo.

¿Qué quiere decir esto? Pues que, posiblemente, la obesidad, las dietas altamente restrictivas con periodos de desinhibición, los ideales de belleza normativos y los trastornos de la conducta alimentaria se conectan en algún punto. A continuación hablaremos de cómo las dietas no solo te hacen fracasar en tus intentos de perder peso, sino que también empeoran tu relación con la comida.

Conclusión sobre el entorno obesogénico

> *Tienes que comprender que la mayor parte de los humanos son todavía parte del sistema. Tienes que comprender que la mayoría de la gente no está preparada para ser desconectada. Y muchos de ellos son tan inertes, tan desesperadamente dependientes del sistema, que lucharían para protegerlo.*
>
> Morfeo a Neo

En este apartado hemos visto cómo el entorno (y los cambios recientes en él) ha influido en la ganancia de peso, sobre todo a nivel poblacional. De forma general, los distintos elementos que forjan el entorno obesogénico en el que vivimos son:

- → Altísima disponibilidad de opciones ultrapalatables (tiendas veinticuatro horas, establecimientos de comida rápida, supermercados, etcétera).
- → Altísima accesibilidad a opciones ultrapalatables (despensas, máquinas expendedoras, etcétera).
- → Altísima oferta de ultraprocesados (mucha variedad, precios muy competitivos, ofertas 2x1 o 3x2, etcétera).
- → Tamaños de ración cada vez más grandes.
- → Entorno que favorece el sedentarismo (escaleras mecánicas, ascensores, ocio sedentario ligado sobre todo al uso de pantallas, trabajos sedentarios, etcétera).
- → Comida rápida y ultraprocesados baratos (subsidiados).
- → Legislación permisiva ante el *marketing* agresivo y engañoso para los padres de productos ultraprocesados dirigidos a los niños.
- → Mensajes saludables en productos ultraprocesados.
- → Conflictos de interés que se transforman en consejos sesgados y erróneos a la población.
- → Etiquetados poco claros para la población.
- → Sobreinformación y desinformación.
- → Estigmatización de quienes deciden comer bien y de las personas con obesidad.
- → Pocas zonas verdes en ciudades, ciudades que priorizan los coches sobre las personas, zonas sin aceras que dificultan desplazarse a pie, etcétera.
- → Contaminación ambiental y disruptores endocrinos, que algunos estudios relacionan con la ganancia de peso.

En cualquier caso, cuando hablamos de ganancia de peso no podemos hablar de determinismo genético ni ambiental, ya que, a pesar de que el entorno sea compartido a distintos niveles, no todo el mundo que vive en él gana peso. Ahora bien, ser consciente de cómo es el entorno familiar y social que te rodea te ayudará a ser menos vulnerable a la influencia negativa que ejerce sobre ti.

Capítulo 3

CÉNTRATE EN LO QUE ES IMPORTANTE Y ESTÁ BAJO TU CONTROL

Una vez abordados todos los factores que influyen en la susceptibilidad a la ganancia de peso, vamos a dividirlos entre aquellos sobre los que podemos influir, que podemos modificar, como nuestros hábitos, y aquellos sobre los que no. A pesar de que todos pueden ser importantes, solo los primeros requieren nuestra atención en el día a día. De los segundos solo podremos ser conscientes de su existencia y saber cómo nos afectan.

Lógicamente, está bien tener expectativas, aunque estas deben estar bien alineadas con nuestra realidad. Debemos considerar que, aun asumiendo un control milimétrico sobre las variables que dependen de nosotros, no existe la certeza absoluta de que las cosas salgan como deseamos, y esto puede generar cierta frustración que puede limitar nuestra motivación.

Céntrate más en las acciones concretas, y en cómo mejorarlas, y menos en los resultados que esperas obtener.

FACTORES DE ALTA INFLUENCIA E IMPORTANCIA: AQUELLO EN LO QUE DEBEMOS CENTRARNOS

- Nuestros hábitos o acciones concretas en el presente
- Lo que está en nuestras manos aprender
- Lo que podemos modificar de nuestro entorno más cercano

FACTORES DE BAJA INFLUENCIA: LO QUE DEBEMOS ACEPTAR Y NO DEBE QUITARNOS EL SUEÑO

- Nuestra genética y factores biológicos en general
- Lo que ya hemos hecho
- Los resultados que deseamos obtener
- Nuestras circunstancias y lo que hagan o piensen los demás de nosotros
- Nuestro entorno a gran escala

RECUERDA:

Aunque algunos de estos factores puedan tener cierta importancia, al no poder cambiarlos, no deben ocupar nuestra mente en el día a día. Sin embargo, es importante conocerlos y reflexionar sobre ellos, sobre todo si las cosas no van como deseamos.

Parte II

¿Por qué fracasaste en tus anteriores intentos de adelgazar?

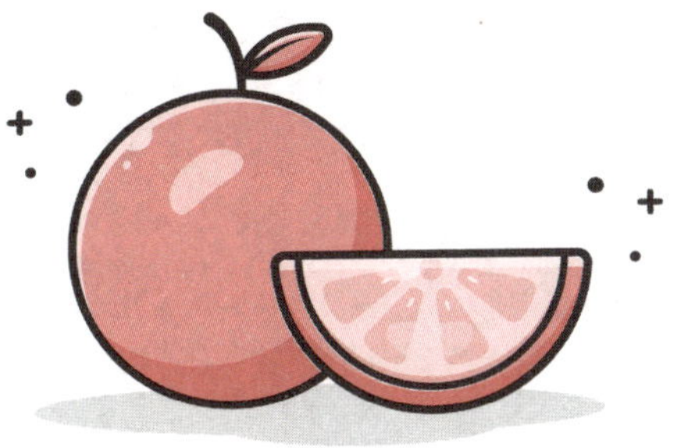

INTRODUCCIÓN

En esta segunda parte vamos a exponer los motivos que llevan al fracaso reiterado cuando se intenta perder peso. Porque, por desgracia, el fracaso suele ser la norma, sobre todo en personas con obesidad y, especialmente, en los casos más severos, que requieren un mayor tiempo de intervención y un mayor apoyo.[1] Para estas personas, una pérdida se considera clínicamente relevante cuando se sitúa entre un 5% y un 10% del peso. Sin embargo, las expectativas exageradas, reforzadas por el Matrix del adelgazamiento, del que hablaremos ampliamente a continuación, suponen un obstáculo especialmente problemático en estos casos. Por un lado, tenemos la realidad clínica, que apoya una pérdida moderada (tal vez de pocos kilos) para obtener beneficios en forma de reducción del riesgo de padecer distintas enfermedades; por otro, tenemos el Matrix del adelgazamiento, que promete «perder treinta kilos en un tiempo récord». Estas promesas exageradas, y sus consecuencias, no solo afectan a las personas con obesidad, sino también a cualquiera que pretenda perder cinco kilos antes del verano. Todos vivimos en Matrix.

Según datos de la Sociedad Española para el Estudio de la Obesidad (SEEDO), el 81% de las personas que hacen dieta fracasan. Un detalle que nos proporciona pistas para entender este altísimo porcentaje de fracaso es que el 76% de la población no está satisfecha con su peso, y la mayoría de estas personas expresan su deseo de perder una media de diez kilos en unos cinco meses. Sabemos que los motivos para perder peso no deberían basarse en la insatisfacción, el rechazo a la propia imagen o la culpa, sino en el autocuidado. Sin embargo, esto resulta extremadamente difícil cuando todo nuestro entorno santifica la delgadez (que, como hemos visto, no siempre es sinónimo de salud) y nos promete alcanzarla con métodos y dietas que pueden llegar a derivar en comportamientos de riesgo.

Por todo lo apuntado anteriormente, es obvio que Matrix se beneficia de esta insatisfacción de base, aunque, paradójicamente, Matrix sea también una de sus causas. Hoy en día, la insatisfacción corporal se refuerza mediante el exhibicionismo en redes sociales, donde vemos constantemente cuerpos más tonificados y esbeltos que el nuestro. Distintos estudios muestran que este contexto es especialmente problemático para las personas con vulnerabilidades psicológicas. Por otro lado, la misma SEEDO aporta en uno de sus informes más datos interesantes sobre el peso y la imagen:

→ El 80 % de los jóvenes considera que el exceso de peso es una enfermedad y, sin embargo, el estigma y la culpabilización de quienes la padecen siguen siendo frecuentes.

→ El 90 % de los jóvenes con exceso de peso y el 70 % de los jóvenes en general admiten haber intentado perder peso alguna vez. Esto confirma la idea de que el peso y la imagen son importantes para un porcentaje muy alto de la población.

→ A algo más de la mitad de los encuestados les gustaría estar más delgados. Este porcentaje alcanza el 90 % entre quienes tienen sobrepeso u obesidad.

→ En cuanto a los métodos para adelgazar, prácticamente la mitad de los encuestados han seguido dietas sacadas de internet.

Vale la pena comentar un poco estos hallazgos.

En primer lugar, hay que aclarar que la obesidad se ajusta más a la definición de síndrome que de enfermedad, porque su expresión precisa de una predisposición genética unida a la presencia de factores ambientales (recuerda el ejemplo de la isla desierta). Sin embargo, la obesidad es en algunos casos un estado crónico (fenotipo altamente resistente) y, por tanto, irreversible; aunque mejorar la masa muscular, la aptitud física y adquirir hábitos saludables puede servir para reducir el riesgo de patologías asociadas al exceso de peso. En cualquier caso, no todas las personas con obesidad son iguales; por lo tanto, hay personas más o menos resistentes, y que responden más o menos a las intervenciones sobre el estilo de vida.[2]

En segundo lugar, el informe de la SEEDO muestra que a la mayoría de los encuestados les gustaría estar más delgados y, ante esto, es importante preguntarse: «¿Esta búsqueda de la delgadez nace de un deseo de autoaceptación o del autorrechazo?».

Una reciente revisión[3] nos muestra que las motivaciones para perder peso entre las personas jóvenes son muy diversas: mejorar la salud, mejorar la apariencia, mejorar la autoestima, evitar la intimidación, mejorar el estado físico, sentirse más aceptadas, verse mejor con ropa con la que antes se veían bien, sentirse más atractivas, enfrentarse a cambios importantes en la vida, una promesa, sentirse mejor practicando ejercicio, etcétera, y cada motivación apunta a distintas características psicológicas (mayor necesidad de aprobación, baja autoestima, alta insatisfacción corporal, alta tendencia a la comparación social, etcétera). Como ya hemos visto, la presencia o no de determinadas características psicológicas puede ser precisamente uno de los aspectos que determinen el éxito o el fracaso de la intervención. Por otro lado, contar con unas motivaciones «sanas» es imprescindible para lograr el objetivo deseado,[4] ya que perder grasa no es solo una cuestión de tener las herramientas adecuadas, sino que requiere estar preparado a nivel mental, y muchas personas, por desgracia, olvidan este punto.

El mismo informe de la SEEDO recoge una pregunta sobre las claves del éxito para alcanzar la pérdida de peso deseada, y entre las respuestas encontramos la constancia, la motivación y realizar deporte de forma regular. Además, un porcentaje importante de los encuestados considera que el factor más importante es el estado de ánimo. Como ya hemos visto, estos factores también influyen en el riesgo de aumento de peso, por lo que resulta obvio que existe una relación entre las vulnerabilidades que afectan a la ganancia de peso (y que hemos visto en la primera parte del libro) y los factores que influyen en el fracaso en la pérdida de peso. Por ejemplo, la presencia de un menor pensamiento dicotómico (es decir, una mayor flexibilidad), un mejor estado de ánimo o una autoimagen corporal positiva, entre otros, se asociaron con un mayor mantenimiento del peso corporal.[5] Ahora bien, en esta segunda parte vamos a ver cómo el entorno construido en estas últimas décadas ha influido claramente en el fracaso de millones de personas a la hora de perder peso. En otras palabras, existe un entorno obesogénico, del que ya hemos hablado, pero también un entorno pesocéntrico, que promueve expectativas irreales en torno a la delgadez y, al mismo tiempo, estigmatiza a las personas con obesidad. Nada bueno puede salir de esta combinación.

Por último, la encuesta de la SEEDO nos muestra algo tan interesante como preocupante: la mitad de las personas que intentan perder peso dejan su suerte en manos de internet, un entorno muy influido por la industria del adelgazamiento. Así, muchas personas recurren a los suplementos para perder peso[6] sin saber que sus beneficios son más bien limitados[7] y que no están exentos de riesgos.[8] En términos generales, la industria del adelgazamiento se basa en las dietas, el *fitness*, los suplementos (muy relacionados con los dos elementos anteriores) y la industria de la belleza, cuyo máximo exponente son las cirugías destinadas a eliminar grasa. Todos estos sectores trabajan para conseguir el mayor número posible de clientes, y su público objetivo es, literalmente, cualquiera.

Capítulo 4

¿QUÉ SE ENTIENDE COMO FRACASO?

Tanto el éxito como el fracaso son conceptos difíciles de definir, ya que dependen tanto de la percepción como de las expectativas de las personas. ¿Qué significa esto? Que cuando los resultados están en consonancia con nuestras expectativas los consideramos un éxito y, cuando no es así, hablamos de fracaso. Sin embargo, existen factores tanto intrínsecos como extrínsecos que influyen en la creación de esas expectativas. Y está claro que los engaños que genera la industria del adelgazamiento son el principal factor extrínseco a la hora de inflarlas.

En cuanto a los factores intrínsecos, las mismas características psicológicas que influyen sobre la susceptibilidad al aumento de peso, y que hemos visto en la primera parte, lo hacen también sobre nuestra percepción, que resulta un factor clave a la hora de persistir o de abandonar nuestro objetivo. Es decir: si una persona percibe cualquier contratiempo como un fracaso, será más susceptible de abandonar su objetivo.

En este contexto destaca el pensamiento dicotómico, cuya presencia se relaciona estrechamente con el abandono. Como ya hemos visto, el pensamiento dicotómico consiste en evaluar en términos de bueno/malo, éxito/fracaso, siempre/nunca, mejor/peor, etcétera, sin tener en cuenta el término medio. Así, una persona con un estilo dicotómico de pensamiento tiende a evaluar su realidad y los sucesos que la rodean en términos de éxito (cuando todo sale como espera o mejor) y fracaso (cuando nada sale como y cuando lo espera). Estas personas también tienden a priorizar el sesgo negativo, es decir, acostumbran a percibir los sucesos de forma más negativa a como son en realidad. La forma de contrarrestar el pensamiento dicotómico es la flexibilidad. Una persona flexible es consciente de que existen alimentos mejores y peores (ultraprocesados), pero es capaz de desvincular la elección de consumir los segundos de forma ocasional de una sensación de culpa o de fracaso. Por otro lado, una persona con un estilo dicotómico elige los ultraprocesados por impulso, se culpa por ello y lo valora como un fracaso.

Así, volviendo a la cuestión inicial sobre la definición de fracaso, podríamos afirmar que se trata de la no consecución de un objetivo preestablecido. Sin embargo, muchas personas que no alcanzan sus objetivos admiten que no consideran esto un fracaso. ¿Por qué? Pues porque durante el proceso han entendido que estos no habían sido establecidos teniendo en cuenta sus circunstancias personales. En este contexto, relajar el objetivo inicial permite a la persona alcanzar el éxito personal.

Tener unas expectativas sanas y alineadas con tu realidad es un factor protector. Esto no implica dejar de ser exigente o ambicioso en los objetivos, sino tener en cuenta que esa exigencia y esa ambición tienen un coste: el trabajo, el esfuerzo y el sacrificio diarios. Así, la pregunta es: «¿Merece la pena hacer un enorme esfuerzo diario o es mejor relajar los objetivos, ir más despacio, ser más flexible y disfrutar más de las pequeñas cosas?». Esto es algo sobre lo que hay que reflexionar: ¿qué coste quieres asumir diariamente? Porque muchas personas desean perder peso, pero pasan por alto los costes que deben asumir, y cuanto más exigente sea su objetivo y más cuesta arriba sean sus circunstancias, más esfuerzo y más recursos deberán invertir para lograrlo.

Por supuesto, la industria del adelgazamiento jamás mencionará el esfuerzo ni grandes costes, simplemente te dirá que es fácil. Es su estrategia de *marketing*. Pero, créeme, alcanzar objetivos importantes siempre requiere esfuerzo.

Ahora bien, cuando hablamos de esfuerzo, hablamos de un esfuerzo inteligente, que es el que nos permitirá adherirnos a una acción concreta con el fin de alcanzar un objetivo. Mantener un alto compromiso con múltiples acciones diarias sumará una mayor probabilidad de alcanzar un objetivo, pero cuanto mayor sea este compromiso, mayor será también el esfuerzo necesario, ya que las acciones dirigidas a alcanzar el objetivo compiten constantemente con otras acciones que van a la contra, como el consumo de ultraprocesados, el sedentarismo, etcétera.

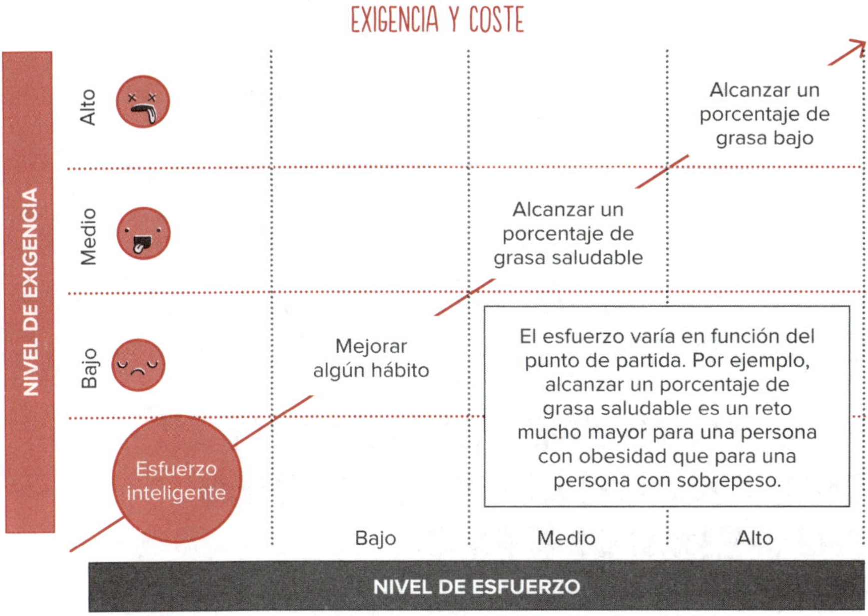

En general, la clave para lograr el éxito radica en la capacidad para establecer un objetivo alcanzable y adaptado a las circunstancias, y en asumir el coste que esto supone, el esfuerzo. No existen recetas universales, porque cada persona tiene un punto de partida, una meta y unas exigencias distintas, y precisa de un tiempo diferente para su proceso.

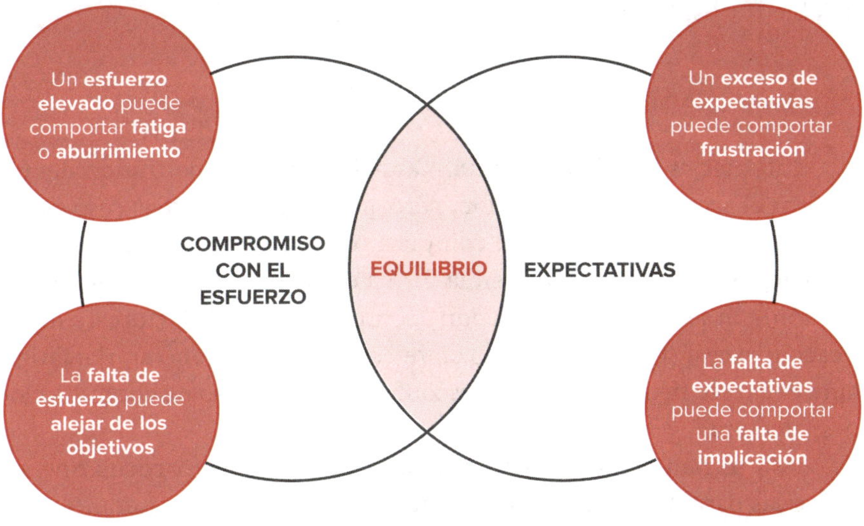

Capítulo 5

LOS TRES DETERMINANTES DEL FRACASO A LA HORA DE PERDER PESO

Vulnerabilidades individuales

Como ya hemos avanzado, las vulnerabilidades abordadas no solo predisponen a la ganancia de peso, sino también al fracaso en la pérdida. Por tanto, conocerlas e intentar trabajar en ellas para mejorarlas es muy importante para mantener una buena adherencia a un estilo de vida saludable.

Malas decisiones

Internet es una herramienta maravillosa que ha permitido democratizar el acceso a la información, pero, por desgracia, este exceso de información disponible también complica nuestra toma de decisiones. El problema se encuentra tanto en la forma en que se transmite esa información, con sesgos, infravaloración y sobrevaloración de factores, simplificación excesiva, etcétera, como en nuestra forma de consumirla: fatiga ante el exceso de información, desconfianza por exceso de contradicciones, etcétera.

Así, se han acuñado términos con connotaciones particularmente negativas para describir esta situación, como *infobesidad* o *infoxicación,* que básicamente se emplean para hablar de lo difícil que resulta tomar decisiones eficaces cuando se tiene un exceso de información sobre un tema. En psicología se emplea el concepto *carga cognitiva* para medir la capacidad de procesamiento y almacenamiento de información en la memoria de trabajo necesarios para procesar una cantidad determinada de datos. Así, cuando una persona tiene a su alcance mucha cantidad de información, a menudo contradictoria y con distintos grados de complejidad, la carga cognitiva aumenta y disminuye la calidad de las decisiones.

Además, a esta sobrecarga de información se suma el exceso de opciones equivalentes, que conduce a la parálisis por análisis. En un escenario así, da igual qué opción escoger (porque son equivalentes); sin embargo, el miedo a precipitarse y no tomar la decisión perfecta pesa más que la racionalidad y comporta la imposibilidad de elegir. Esto sucede a menudo en el contexto de la nutrición, en que encontramos distintos alimentos que producen efectos similares y son, por lo tanto, equivalentes. Sin embargo, muchas personas prefieren una lista cerrada y estricta que un conjunto de alternativas, y esto supone un problema. En su libro *Por qué más es menos: la tiranía de la abundancia* (Taurus, 2005), Barry Schwartz sostiene que reducir las opciones puede ser positivo, siempre y cuando no se descarten las buenas.

Todo este exceso de estímulos se denomina a menudo «ruido», ya que puede hacer que dejemos de prestar atención a los aspectos relevantes para nuestro objetivo y que nos centremos demasiado en los detalles. Así, la sobrecarga de información puede llevar a una persona a pensar que sus acciones no están a la altura de sus objetivos o incluso a postergarlas por considerar que todavía no está preparada para iniciar el camino hacia esa meta.

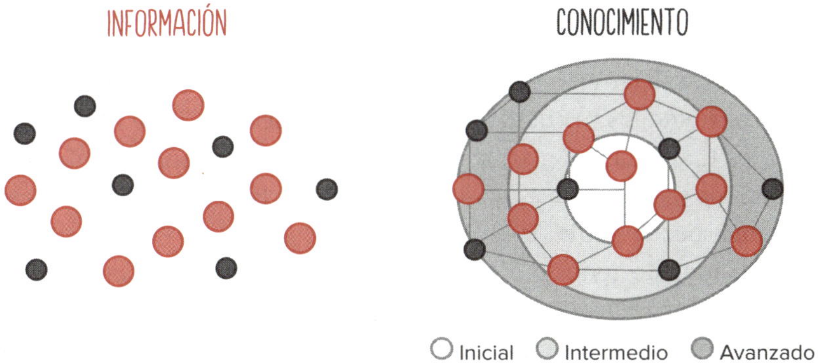

Para ayudarnos con esto, existe un principio interesante, conocido como principio de Pareto o regla del 80/20, que establece que, en términos generales, aproximadamente el 80 % de las consecuencias o resultados de una acción procede del 20 % de sus variables. Es decir, que solo un pequeño número de las variables implicadas son las responsables de la mayoría de los resultados, por ejemplo, de nuestro objetivo de perder grasa. Este principio es extraordinario, ya que, según él, si somos capaces de identificar las variables que verdaderamente importan tendremos el 80 % del trabajo hecho.

%	FACTORES	%	CONSECUENCIAS
20	• Comer comida real (proporción 90:10) • Lograr un déficit calórico • Hacer una ingesta proteica correcta • Llevar una vida activa y hacer entrenamiento de fuerza • Cuidar el bienestar psicológico (descanso, control del estrés, flexibilidad, etcétera)	80	Pérdida de grasa
80	• El horario de las comidas • Desayunar o hacer ayuno • La forma de alcanzar el déficit calórico • El número o la frecuencia de las comidas • El porcentaje de carbohidratos o grasas • Comer antes o después de entrenar • Consumir suplementos • Consumir superalimentos • Tipo de ejercicios de cardio elegidos • Tipo de entrenamiento de fuerza elegido • Hacer o no el ejercicio de cardio en ayunas	20	Pérdida de grasa

¿Quiere decir esto que el resto no sirve para nada? No. Solo que la mayor parte de los resultados los alcanzarás dedicando tu atención a las variables marcadas en gris, las primeras del cuadro anterior. Como ves, el *marketing* sobrevalora a menudo el efecto de factores con poca incidencia, como, por ejemplo, los suplementos.

Después de todo lo visto en este apartado, queda clara la importancia de limitar las malas decisiones relacionadas tanto con la falta de información como con su exceso, una situación promovida también por el Matrix del adelgazamiento, que desvía la atención de los factores realmente importantes para generar un marco que exagera el efecto de sus dietas e infravalora la importancia de los hábitos saludables; exagera las propiedades de determinados productos y minimiza los riesgos de su consumo, etcétera. A continuación te propongo algunos trucos para hacerte inmune a la influencia del Matrix del adelgazamiento:

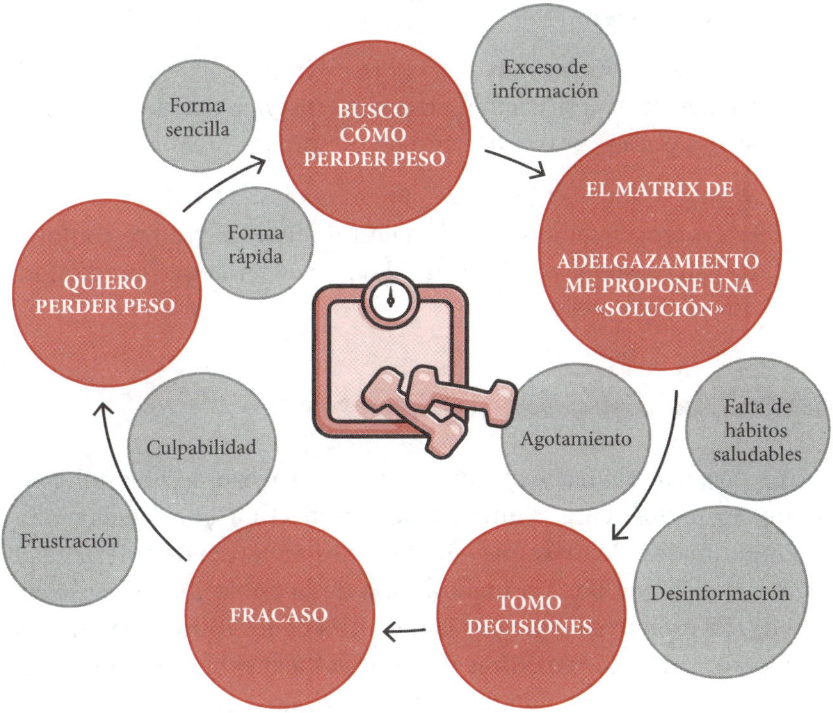

- **Desconfía de cualquier afirmación que suene increíble:** la realidad es más bien modesta.
- **Desconfía de cualquier método que suene simple o fácil:** la realidad es más bien compleja.
- **Desconfía de cualquier método universal:** la realidad es que no existe un método universal.
- **Desconfía de cualquier producto que se venda como «perfecto»:** no hay métodos perfectos para todo el mundo, sino un método óptimo para cada persona.

- **Desconfía de cualquier método que no requiera esfuerzo:** conseguir cualquier cosa siempre requiere un esfuerzo inteligente.
- **Desconfía de cualquier método que prometa resultados:** son las acciones lo que importa.
- **Desconfía de cualquier método que suene muy innovador:** lo que funciona lleva muchos años desarrollado (comida real, vida activa, etcétera).
- **Desconfía mucho más si sientes desesperación por adelgazar:** ya que, en esta situación, no será tu razón la que decida, sino tus ansias por encontrar un método definitivo.
- **Y, en general, desconfía de cualquier método que no se base en la evidencia científica:** pide siempre pruebas y no te conformes con su existencia, valora su calidad. Recuerda que es tu salud lo que está en juego.

El Matrix del adelgazamiento

En *Come comida real* explicamos que la sociedad occidental vive en un engaño permanente e intencionado respecto a la alimentación, al que denominamos Matrix, que genera daños en forma de enfermedades crónicas de los que por fin una minoría de la población es consciente. Este engaño está promovido por la industria de los ultraprocesados, respaldado por sociedades médicas y científicos a sueldo de esa industria y protegido por políticos que miran para otro lado. Como seguramente ya sabes, los ultraprocesados son productos comestibles que han inundado el suministro mundial de alimentos durante los últimos cien años y han causado un daño sin precedentes. Constituyen la mayoría de los productos que se encuentran en los pasillos de cualquier supermercado y son lo opuesto a la comida real o a materias primas mínimamente procesadas. Su principal seña de identidad es su elevadísimo procesamiento y sus ingredientes característicos son las harinas refinadas, los azúcares añadidos, los aceites vegetales refinados y los aditivos (edulcorantes incluidos), que a menudo se presentan mezclados, lo que genera agradables estímulos sensoriales a corto plazo, pero también efectos nocivos para la salud a medio y largo plazo.

A continuación, vamos a hablar de otro Matrix que también provoca millones de víctimas cada año en todo el mundo: el Matrix del adelgazamiento. Si el primer Matrix se aprovechaba de la necesidad de comer y del deseo innato por la comida, así como de la querencia por sabores naturalmente gratificantes, como el dulce, el segundo explota vulnerabilidades individuales, como la desesperación, el deseo de obtener un cuerpo o un peso considerados ideales e, incluso, el miedo irracional a engordar. Además, del mismo modo que el Matrix de los ultraprocesados utiliza estrategias de *marketing* para promocionar y promover la disponibilidad de sus productos, el Matrix del adelgazamiento lo hace para atrapar a sus clientes en un círculo vicioso y maximizar sus ventas explotando aspectos como el pensamiento a corto plazo, la frustración cuando no se alcanza el objetivo deseado y el desconocimiento sobre los mecanismos de aumento y pérdida de peso.

En el próximo apartado analizaremos el Matrix del adelgazamiento desde todos los puntos de vista para que seas capaz de identificar cuáles de sus factores te afectan de forma más directa. Esta es la única manera de lograr salir de Matrix y tomar las riendas del proceso, conocer sus mecanismos y cómo actúan sobre ti, tus comportamientos y creencias.

La industria de la pérdida de peso

En el mercado encontramos muchos protocolos para la pérdida de peso que reducen la complejidad de este proceso para crear un producto fácilmente comercializable. Esto es muy peligroso porque, por un lado, alimenta la idea equivocada de que perder peso es un proceso sencillo, lo que genera expectativas erróneas e irreales, y, por otro, conduce a las personas a una serie de fracasos consecutivos que las convence de que no existe una solución a su problema. Es lo que se conoce como indefensión aprendida, cuya consecuencia es la pasividad. Sin embargo, el problema no lo tiene la persona que sigue estos protocolos, el problema son los protocolos.

La pérdida de peso es un negocio que muchos están dispuestos a explotar al máximo y cuyo origen a gran escala se remonta a inicios del siglo XX. Fue durante esta época cuando se comenzó a hablar del control de las calorías como una forma eficaz de perder peso y esta idea pasó a formar parte de la cultura de las dietas. Es interesante porque, hasta entonces, el término «caloría» solo se usaba en el contexto de la ciencia física. Pero, a partir de ese momento, el cuerpo humano empezó a verse como un horno que «quemaba» alimentos para obtener energía. El libro de 1918 *Dieting and Health: With Key to the Calories*, que tuvo cincuenta y cinco ediciones y del que se vendieron más de dos millones de copias, era una guía para perder peso contando calorías que directamente declaraba que estar gordo era un pecado y que el autocontrol era la clave.[1] De esta misma época es el libro *The Art of Feminine Beauty*, de Helena Rubinstein, que describe la grasa como repulsiva y la delgadez como *sexy*. Todo esto, unido al auge del cine, reforzó el deseo por la delgadez.

En la actualidad, en la cuna de las dietas (Estados Unidos), el mercado del adelgazamiento estaba valorado en más de 78.000 millones de dólares en 2019 y, aunque durante la pandemia de 2020 esta cifra se redujo, prácticamente todos los pronósticos a medio y largo plazo prevén un fuerte repunte gracias a la asociación cada vez más fuerte entre salud, alimentación y pérdida de peso.

Pero las dietas o las marcas dietéticas no son las únicas manifestaciones de la industria de la pérdida de peso. Matrix se infiltra a distintos niveles, y por eso es fácil encontrar en cualquier supermercado productos bajos en grasas o azúcar, o directamente sin estos ingredientes. Productos que, casi siempre, son ultraprocesados cuyo público objetivo son las personas preocupadas por el control de su peso corporal. Y es que los ultraprocesados no solo se consumen porque son palatables o sabrosos, sino que muchas veces también se eligen porque se perciben como la mejor opción disponible para alcanzar un objetivo como la pérdida de peso.

No es raro que la población general, que desconoce tanto la fisiología como la conducta humana respecto al control del peso corporal, crea que los productos bajos en grasa son una buena opción para perder peso. Pero ¿cuándo y cómo nacieron los ultraprocesados *light* o bajos en calorías? Su origen se encuentra en la década de 1950, en un controvertido estudio de Ancel Keys y sus colaboradores que halló relación entre la ingesta de grasas y la enfermedad cardiovascular.[2] Sus hallazgos sirvieron para justificar unas pautas alimentarias que, durante las décadas siguientes, causarían un incremento de las tasas de obesidad y enfermedades crónicas. Según publicó Ann La Berge en el *Journal of the History of Medicine*: «El "bajo en grasas" se convirtió en una ideología generalizada y promovida por los médicos, el Gobierno de Estados Unidos, la industria alimentaria y los medios populares sobre salud».

Básicamente, los supermercados empezaron a ofertar todo tipo de productos «dietéticos», lo que hizo que, en las despensas de todos los hogares, los huevos fueran sustituidos por cereales refinados, galletas y bollería; la mantequilla por margarina; los lácteos enteros por lácteos azucarados, etcétera. Durante la década de 1960, las personas que querían perder peso y entrar en los estándares de «peso ideal» promulgados por la aseguradora estadounidense Metropolitan Life en 1942[3] básicamente tenían que comer menos grasa, raciones más pequeñas y hacer más ejercicio. Los resultados eran claros: existía una pérdida de peso a corto plazo, pero a largo plazo todo el mundo fracasaba estrepitosamente.

Fue durante esta época cuando el Centro para el Control de Enfermedades de Estados Unidos comenzó a registrar las tasas de obesidad,[4] y las cifras no han dejado de crecer en todos los países del mundo desde entonces. También fue durante esta época cuando se pusieron de moda distintas dietas milagro que han conseguido llegar hasta la actualidad.

En la década de 1970, la oferta de productos bajos en calorías siguió creciendo, se generalizó el uso de la sacarina, se promocionaron distintos productos para adelgazar (y algunos fueron retirados por peligrosos), continuó aumentando la disponibilidad de dietas y protocolos para adelgazar, se abrieron centros de adelgazamiento, la industria del tabaco utilizó el reclamo del adelgazamiento para vender cigarrillos, Atkins publicó la primera dieta alternativa a las bajas en grasas (posteriormente lo hizo Dukan), etcétera.

Entre 1950 y 1960, solo un 14 % de las mujeres y un 7 % de los hombres estadounidenses afirmaba haber seguido una dieta para intentar perder peso, pero esta cifra se disparó con el paso de los años en paralelo con el aumento de la obesidad. Así, a finales de la década de 1980, aproximadamente un 40 % de las mujeres y un 25 % de los hombres estadounidenses notificaban al menos un intento de pérdida de peso mediante el seguimiento de una dieta, mientras que durante la década de 1990, las cifras se situaron en un 44 % y un 29 %, respectivamente. Sin embargo, la probabilidad de recuperar el peso perdido después de estos intentos era muy elevada, por lo que la gente solía hacer de media entre una y cuatro dietas a lo largo del año.[5] Durante la década de 1980 también se llevaron a cabo las primeras investigaciones en animales sobre el impacto que generaban los ciclos de peso en la susceptibilidad posterior a volver a ganarlo. El prolífico investigador Kelly David Brownell fue uno de los primeros en proponer el término «dieta yoyó» o «efecto yoyó»[6] para denominar la recuperación del peso perdido tras un periodo de dieta.

Por otro lado, fue en esta misma década cuando, coincidiendo con la demonización de las grasas, especialmente las de origen animal o saturadas, se pusieron de moda muchas dietas extremadamente bajas en este nutriente, como la Ornish. Sin embargo, aunque se tardó en generar un consenso, estaba claro que ni el origen de los alimentos que comía la población (vegetal frente a animal), ni el porcentaje de nutrientes (bajo en grasa frente a bajo en hidratos) eran la causa ni la solución para la epidemia de obesidad. Al contrario, todo apuntaba al grado de procesamiento, y hoy por fin sabemos que ese es el principal factor dietético que contribuye al riesgo de obesidad.[7]

Desgraciadamente, en paralelo con el desarrollo de un entorno obesogénico que disparaba las tasas de obesidad, empezaron a incrementarse también los trastornos de la conducta alimentaria, como la anorexia, la bulimia o los atracones.[8] Este proceso generó una serie de reacciones que seguramente contribuyeron a la confusión generalizada entre la población.

Por un lado, el Gobierno de Estados Unidos ideó unas recomendaciones dietéticas en forma de pirámide alimentaria (que más adelante sería implantada de forma muy similar en nuestro país) que tenía como base los cereales refinados, con una recomendación de consumo que oscilaba entre las seis y las once raciones, y que iba acompañada de un mensaje de «moderación». Esta guía se actualizó en 2005 con una nueva pirámide, y en 2011 en forma de plato. El principal problema de todas estas guías es que están muy influidas por la industria agroalimentaria. En nuestro país, un estudio reciente ha cuestionado la calidad metodológica de las guías alimentarias.[9]

En la misma época de la creación de la pirámide alimentaria, Estados Unidos (y más tarde otros países) exigió también que todos los productos envasados presentasen una etiqueta con información nutricional.[10] Sin embargo, en un contexto de escasísima educación nutricional y gran disponibilidad de ultraprocesados, esta medida no sirvió para nada. De hecho, prácticamente todo lo etiquetado eran ultraprocesados.

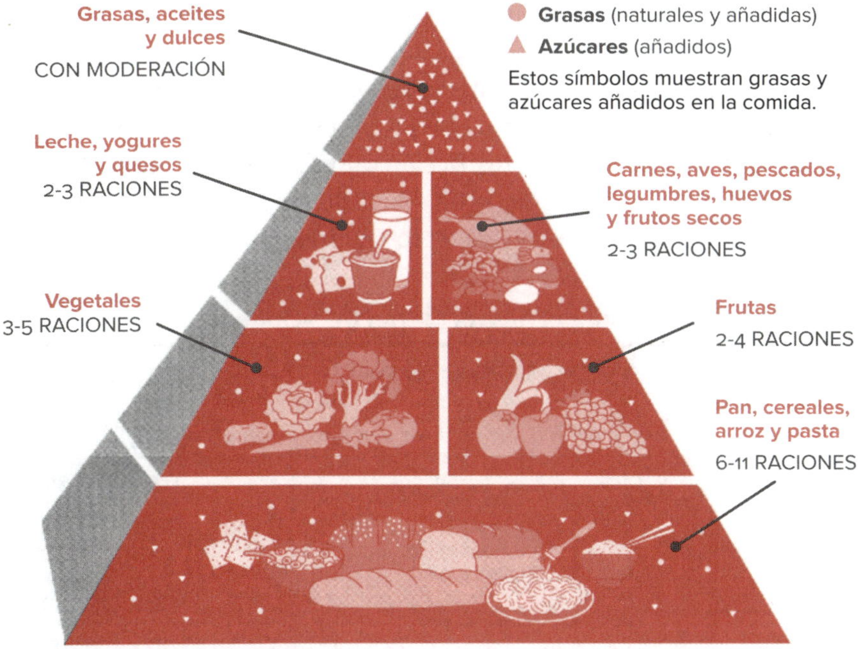
Grasas, aceites
y dulces
CON MODERACIÓN
Grasas (naturales y añadidas)
Azúcares (añadidos)
Estos símbolos muestran grasas y azúcares añadidos en la comida.
Leche, yogures
y quesos
2-3 RACIONES
Carnes, aves, pescados,
legumbres, huevos
y frutos secos
2-3 RACIONES
Vegetales
3-5 RACIONES
Frutas
2-4 RACIONES
Pan, cereales,
arroz y pasta
6-11 RACIONES

Todo esto coincidió con el punto álgido de la comercialización de dietas bajas en hidratos de carbono en Estados Unidos, una tendencia que se acabaría exportando a otros países del mundo y que provocaría la generalización de productos altamente procesados bajos en azúcares y carbohidratos, que rápidamente alcanzaron a millones de personas que buscaban productos para seguir las dietas de moda. Así, del mismo modo que la industria agroalimentaria estaba detrás de las recomendaciones oficiales, la industria del adelgazamiento proporcionaba alternativas, y el mercado quedaba completamente cubierto.

Este contexto dio lugar a la proliferación descontrolada de las dietas milagro o de moda, que son las que prometen resultados en un periodo corto de tiempo. Esta es su principal seña de identidad. Aunque es cierto que existen dietas peores que otras en cuanto a seguridad y salubridad, todas comparten una escasísima adherencia a largo plazo. De hecho, muchas de estas dietas se venden como un método para seguir durante un periodo de tiempo perfectamente delimitado (una semana, quince días o un mes). Es raro encontrar una dieta milagro que se venda como un plan para toda la vida, aunque hay excepciones. En todo caso, una vez que se cumpla el tiempo indicado, el efecto rebote será inmediato.

En cuanto a las dietas milagro que prometen mejoras más allá de la pérdida de peso, y centradas en la salud, acostumbran a ser regímenes con escasa o nula evidencia científica que los respalde y, cuando la tienen, esta no se basa en el mecanismo que propone la dieta, sino en la pérdida de peso que produce o en la restricción calórica común en todas las dietas. En casos muy aislados, iniciar una dieta de moda puede ser el primer paso hacia un mejor estilo de vida. Pero no es lo habitual.

ETAPAS DE LAS DIETAS DE MODA

SIGLO XIX	• Dieta del vinagre y el agua, de Lord Byron • Primeras dietas bajas en hidratos, de William Banting • Primeras dietas crudiveganas, de Sylvester Graham	
PRIMERA MITAD DEL SIGLO XX	• Dieta Hollywood o dieta del pomelo • Dieta alcalina • Nacen las dietas *detox*	• Nace el término «restricción calórica» • Se ponen de moda algunas dietas líquidas
SEGUNDA MITAD DEL SIGLO XX	• Dieta macrobiótica zen • Metrecal • Weight Watchers • Dieta de la bella durmiente • Fit for Life • Slim Fast • Dieta Atkins • Dieta Dukan	• Dietas de gimnasio • Dieta del grupo sanguíneo • Dietas disociadas • Dieta de la zona • Dieta Ornish • Dieta Pritikin • Dieta Beverly Hills • Dietas South Beach
SIGLO XXI	• Dieta paleolítica *mainstream* (The Whole30) • Dieta carnívora • Dietas basadas en batidos sustitutivos • Dieta militar • Dieta de la NASA	• Dieta SirtFood • Dieta Optavia • Dieta del sirope de arce • Isodieta • Dieta de calorías negativas • Dieta de la luna
Otras: dieta del plátano, del kiwi, de la alcachofa, de la piña, de la remolacha, de la sopa de col, del aguacate, del coco, del té verde, etcétera.		

El principal problema de estas dietas y protocolos es que muchos de ellos están respaldados por profesionales sanitarios (médicos e incluso nutricionistas), lo que les aporta un valor del que carecen. En lugar de fiarte de una dieta por quién la defiende, hazlo basándote en la evidencia científica que la respalda.

Para saber si estás ante una dieta de moda o milagro puedes comprobar si cumple una o más de estas reglas:

- → Promete resultados concretos en un tiempo determinado.
- → No hace ningún tipo de mención sobre los hábitos que debes instaurar.
- → Utiliza sustitutivos de comidas (batidos, barritas, etcétera) como base.
- → Los productos asociados a ella abusan de etiquetas como natural, artesanal, bío, eco, etcétera. Recuerda que la base de cualquier alimentación debe ser la comida real.
- → Es la misma fotocopia que tiene otra persona que conoces (las dietas fotocopiadas que te entregan en un centro de salud también pueden ser problemáticas).
- → Se presenta como una solución a todos los problemas que existen.
- → Presenta una lista de alimentos prohibidos o asegura que alguno tiene efectos mágicos e indispensables.
- → Presenta reglas rígidas que aumentan la percepción de fracaso en caso de incumplirse.
- → Presenta un estilo cerrado al que debes adaptarte (cuando debería ser al revés).
- → No menciona otros aspectos del estilo de vida, como el estrés, el ejercicio, el descanso, la vida social, etcétera. Muchas veces, incluso, va en contra de alguno de estos pilares.
- → No tiene evidencia científica que la respalde. Para distraer, este tipo de dietas acostumbran a recurrir a la falacia de autoridad, el *cherry picking*, etcétera.

Por otro lado, recuerda que si te encuentras ante una dieta con un nombre nuevo, seguramente también pertenezca a este modelo.

Básicamente, la industria de las dietas intentará venderte que el éxito está en tus manos, que lo podrás conseguir de una forma fácil y sin esfuerzo; que basta con evitar determinados alimentos malos, que están prohibidos; comer a horas concretas, alternar hidratos y grasas;

restringir los carbohidratos a ciertas horas, etcétera, sin que ninguna de estas indicaciones esté respaldada por evidencias científicas. Todo ello, además, sin mencionar lo que pasará cuando abandones esa dieta insostenible en el tiempo, los potenciales riesgos para la salud derivados de seguir dietas altamente restrictivas y potencialmente peligrosas, etcétera. Es más fácil jugar al reduccionismo, buscar el efecto pastilla («Tómate esto durante unas semanas») y meter miedo que explicar la pérdida de peso con toda su complejidad.

Desgraciadamente, y a pesar de todos los métodos y productos creados para satisfacer el deseo de perder peso, nos encontramos con que no solo las tasas de obesidad e insatisfacción corporal han crecido en todo el mundo, sino que también:

→ Al cabo de dos años se recupera más de la mitad del peso perdido y, al cabo de cinco, se recupera más del 80%.[11]

→ Aproximadamente ocho de cada diez personas que pierden una cantidad significativa de peso (superior al 10%) recuperarán una gran parte en menos de un año.[12]

→ La probabilidad de que una persona con un índice de masa corporal de entre 40 y 44,9 alcance un IMC de entre 20 y 25 es de solo una entre 1.290 personas que lo intentan.[13]

En otras palabras, nunca en la historia de la humanidad habían existido tantas soluciones para perder peso (dietas, fajas, cremas, máquinas vibratorias, suplementos, bebidas, etcétera), mientras que, paradójicamente, el peso medio de la población nunca había sido tan alto. La pregunta que genera esto es la siguiente: «¿Nos están vendiendo una solución que, en lugar de resolver el problema, lo está empeorando?».

Gracias a la evidencia científica disponible, sabemos que las dietas mal planificadas (y las dietas comerciales, de moda o milagro son el paradigma de dieta mal planificada) no son inocuas, sino que generan daños a distintos niveles, aunque el más problemático es el círculo vicioso que se expone en el gráfico de la página siguiente.

Por otro lado, las dietas mal planificadas no solo pueden presentar carencias de algún nutriente esencial o ser muy deficitarias en energía, sino que también pueden presentar exceso de algún nutriente o compuesto que puede desencadenar problemas en los riñones, la vesícula...[14]

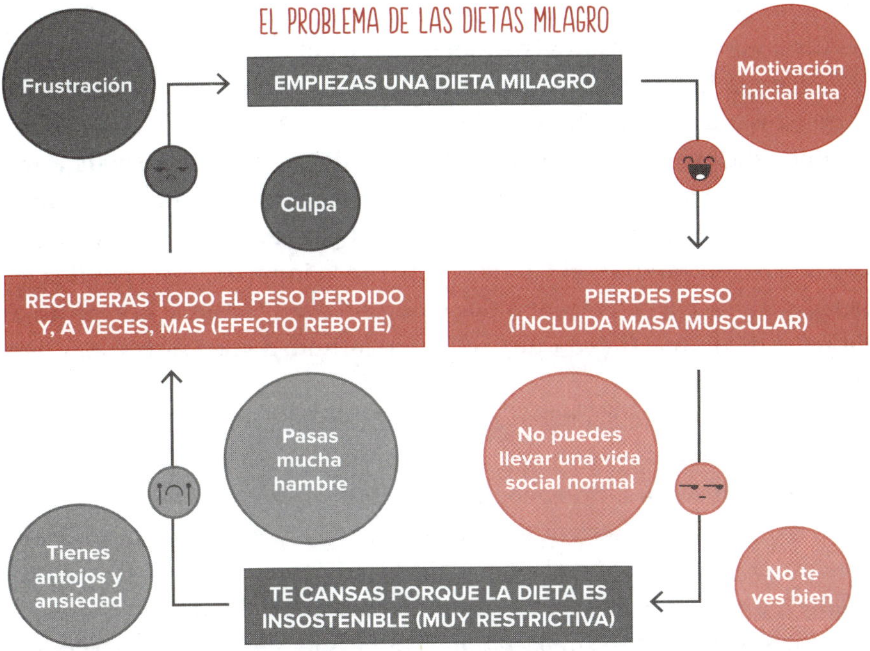
EL PROBLEMA DE LAS DIETAS MILAGRO
Frustración
EMPIEZAS UNA DIETA MILAGRO
Motivación inicial alta
Culpa
RECUPERAS TODO EL PESO PERDIDO Y, A VECES, MÁS (EFECTO REBOTE)
PIERDES PESO (INCLUIDA MASA MUSCULAR)
Pasas mucha hambre
No puedes llevar una vida social normal
Tienes antojos y ansiedad
TE CANSAS PORQUE LA DIETA ES INSOSTENIBLE (MUY RESTRICTIVA)
No te ves bien

RECUERDA:

Además, puedes desarrollar problemas y trastornos de salud como:

- Piedras en el riñón o en la vesícula, deshidratación, etcétera.
- Trastornos de la conducta alimentaria (atracones)
- Desajustes hormonales
- Adaptaciones fisiológicas irreversibles

Por ejemplo, los cólicos o piedras renales son una consecuencia relativamente frecuente de las dietas que abusan de los oxalatos (batidos vegetales ricos en oxalatos), las proteínas (dietas muy proteicas), etcétera, sobre todo cuando van unidas a sedentarismo y una baja ingesta de líquidos. Pero eso no es todo. Las dietas mal planificadas también perjudican gravemente la relación de los individuos con la comida, ya que interfieren en la vida social y, lo que es mucho más grave, a menudo favorecen la aparición de atracones, mediante ciclos de restricción-desinhibición.[15] Sin embargo, lo más interesante de estas dietas, y su faceta más dañina, es que generan un estado de culpa en quienes las siguen, que llegan a convencerse de su falta de voluntad y de que «solo tenían que seguir un poco más» para ver resultados favorables.

Para la industria de la pérdida de peso, lo más rentable es vender productos que prometan soluciones definitivas, pero que, al mismo tiempo, enganchen a los clientes de por vida. ¿Cómo se consigue esto? Con un efecto a corto plazo, una pérdida rápida de peso, seguido de otro a largo plazo, la recuperación de ese peso. Quienes solo se centren en el corto plazo entrarán en el círculo vicioso de la industria de la pérdida de peso, que procederá a explotar dos emociones muy básicas: la esperanza de haber dado por fin con una solución definitiva y la frustración ante un nuevo fracaso.

Otro factor que contribuye al éxito de estas dietas es la cantidad de dinero que gastan en promoción las empresas que las crean. De hecho, a menudo recurren a caras conocidas para que ejerzan como embajadoras de su marca. Un caso reciente es el de la cantante Adele y la dieta SirtFood. Esta estrategia se basa en el sesgo del superviviente, que consiste, básicamente, en explicar solo los casos de éxito y pasar por alto deliberadamente los fracasos. No es lo mismo decir que dos personas han logrado adelgazar mediante una dieta determinada que explicar que solo dos personas de las cien que empezaron dicha dieta han alcanzado sus objetivos. El sesgo del superviviente es una estrategia de venta muy habitual; por eso, antes de valorar la eficacia de un método de adelgazamiento, lo primero que hay que preguntarse es: «¿Cuántas personas lo han empleado? ¿Cuántas lo han abandonado antes de tiempo y por qué? ¿Cuántas han obtenido algún beneficio? ¿Cuántas se han quedado igual?». Y, aún más importante: «¿Cuántas se han visto perjudicadas?». Además, cuando hablamos de famosos no nos encontramos precisamente ante un grupo representativo de la población, sino más bien de personas con características muy concretas y exclusivas: buena posición socioeconómica, capacidad para contratar a un entrenador y mejores recursos para afrontar todo tipo de problemas.

Por otro lado, cuando hablamos de productos promocionados por famosos no hay que olvidar:

→ Que no podemos estar seguros de que esa persona consuma en realidad ese producto.

→ Que no podemos estar seguros de que el consumo de dicho producto sea la única estrategia que ha seguido esa persona para conseguir sus objetivos.

Por si todo lo expuesto fuera poco, añadiré un daño más que provocan las dietas de moda: desvían la atención de lo realmente importante a la hora de perder grasa y mantener un peso saludable: los hábitos. Porque, a menudo, las personas que recurren a estos productos buscan suplir una carencia importante (unos buenos hábitos) con un atajo (una dieta de moda, un suplemento, un *pack* de sustitutivos, etcétera).

Visto lo visto, queda claro que ha llegado el momento de salir del Matrix del adelgazamiento y empezar a ver las cosas desde otra perspectiva. Si, desgraciadamente, has caído alguna vez en las garras de una dieta de moda, el primer paso es liberarte del sentimiento de culpa que te habrán generado tus fracasos anteriores y centrarte en el presente, porque siempre estás a tiempo de mejorar. Tu fracaso no es culpa tuya, estaba escrito desde el momento en que compraste aquel manual de la dieta milagro de turno o aquel kit de productos para perder grasa.

Dietas hipocalóricas y pérdida de peso

A continuación quiero centrarme en determinadas dietas de pérdida de peso que algunos profesionales de la salud, como médicos de cabecera o endocrinos, ofrecen a los pacientes que acuden a ellos en busca de ayuda. Aunque es habitual que la comunidad médica alerte sobre los peligros de las dietas de moda o milagro, también es relativamente frecuente que desde sus consultas se recomienden dietas hipocalóricas o con listas de alimentos prohibidos y permitidos, que terminan por conducir irremediablemente al fracaso de los pacientes.

Aunque, afortunadamente, cada vez existe una mayor conciencia en el ámbito sanitario sobre la importancia de centrarse en aspectos como los hábitos saludables en lugar de utilizar este tipo de dietas, su recomendación sigue siendo una tónica bastante habitual, sobre todo para personas con obesidad. Es obvio que un sistema como el nuestro, que excluye a los dietistas-nutricionistas de la sanidad pública y limita las consultas a unos pocos minutos por persona, tampoco ayuda a mejorar las cosas. Muchos profesionales de la salud quieren hacerlo mejor, pero no cuentan con las herramientas ni los medios necesarios. Hacen lo que pueden con lo que saben y los recursos de los que disponen. Desgraciadamente, también hay médicos, profesionales sanitarios y, sobre todo, sociedades médicas que apoyan a la industria de los ultraprocesados[16] o que son actores activos en la industria del adelgazamiento; por ejemplo, contribuyendo a la difusión de dietas de moda (Atkins, entre otros).

Otro problema común en la sanidad es que muchos de sus profesionales siguen considerando que las personas con obesidad son culpables de su situación o estado. Esto se debe, sobre todo, a los problemas ya mencionados de falta de recursos, unidos al desconocimiento de las barreras a las que se enfrentan estos pacientes para mantener su peso, como la falta de tiempo (causada por responsabilidades familiares y laborales), la falta de recursos, el arraigo de determinadas actitudes y comportamientos, barreras psicológicas, falta de conocimiento o baja educación alimentaria.[17] Es obvio que resulta imposible abordar todos estos factores en una visita de cinco minutos. Curiosamente, el estigma funciona en ambas direcciones, pues los médicos con obesidad también se enfrentan a un mayor cuestionamiento y falta de credibilidad ante sus pacientes.[18] Algo similar sucede con otros profesionales, como, por ejemplo, los entrenadores personales, cuando la competencia profesional se relaciona con la imagen personal.[19]

Por otro lado, hay estudios que muestran que muchos pacientes perciben las pautas que reciben por parte de los profesionales sanitarios como demasiado restrictivas para seguir a largo plazo y, además, que dichos profesionales se muestran mucho más exigentes con sus pacientes que consigo mismos, lo que contribuye al fracaso de los primeros. Por otro lado, los profesionales que entienden y guían a sus pacientes facilitan su éxito.[20]

En las universidades se enseña que, para perder peso, el gasto energético debe ser mayor que la ingesta calórica. Esa explicación no es falsa sobre el papel, pero sí tiene grandísimas limitaciones cuando se pasa de la teoría a la vida real de las personas. De hecho, es el equivalente de decir que, para hacernos ricos, en nuestra cuenta corriente debe entrar más dinero del que sale. Es cierto, sin duda, pero también es muy difícil hacerse rico siguiendo únicamente esa máxima.

La realidad es mucho más compleja que esa sencilla afirmación que se repite en las aulas universitarias. De hecho, para generar un déficit calórico adecuado y trasladar lo que se aprende en los libros a la práctica es necesario entender que…

→ El déficit calórico debe ser la consecuencia de los hábitos de la persona, no algo que se paute como un objetivo desde fuera sin conocer estos hábitos ni las circunstancias personales. En otras palabras, el déficit debe ser la consecuencia final de las acciones que lleva a cabo la persona, reflejadas en sus hábitos diarios.

- → El déficit calórico no tiene los mismos efectos a corto que a largo plazo. Generalmente, la motivación inicial se ve contrarrestada a medida que avanza la pérdida de peso por las adaptaciones fisiológicas que aparecen durante la propia pérdida (conocidas como termogénesis adaptativa) y que se manifiestan a nivel bioenergético, cognitivo y conductual en forma de fatiga, antojos, hambre, etcétera. Aunque es verdad que la teoría dice que, para seguir perdiendo peso, habría que reajustar el déficit para seguir progresando, en la práctica acabamos luchando contra la biología. Más adelante mencionaremos alguna estrategia para minimizar esto, pero te adelanto que el secreto consiste en no estar siempre en déficit. A veces todo pasa por parar unas semanas, comer más y desconectar. Perderás más peso. Estos parones benefician tanto a personas con obesidad que llevan mucho tiempo en déficit calórico como a personas con un porcentaje de grasa bajo que buscan optimizar su composición corporal.
- → El déficit calórico es un estresor fisiológico que se une al estrés psicológico de tener que controlar lo que se come. Muchas veces, esto se pasa por alto, pero en personas que presentan un estrés elevado de partida, añadir un nuevo estresor puede ser una auténtica ruina. Si este es tu caso, no añadas más estrés a tu vida. Preocúpate por mantener buenos hábitos y elimina estresores en lugar de añadirlos.

Lo importante es recordar que tu cuerpo y tu metabolismo cambian en respuesta a lo que haces, de modo que si eliges una forma equivocada de perder peso, tu cuerpo activará una respuesta protectora. Recuerda que tu organismo no conoce los motivos por los que quieres perder peso, y que estos seguramente no son relevantes para tus genes, que han sido moldeados por millones de años de evolución, y que entienden la pérdida de peso como una amenaza para la supervivencia. Por ello, nuestro organismo hará todo lo posible por escapar e intentará doblegarnos mediante hambre, ansiedad, antojos intensos, fatiga, cansancio o haciéndonos soñar con comida si fuera necesario. Las personas con una genética más propensa a la ganancia de peso pueden experimentar estos síntomas con mayor intensidad. Pero ya sabes que, aunque los genes suman probabilidad para la ganancia de peso, no determinan tu destino.

El experimento de Minnesota: cómo puede una dieta cambiar a una persona

Si hay un experimento que refleja de una forma muy clara cómo responde el cuerpo humano ante una restricción energética extrema es el estudio de semiinanición de Minnesota (Minnesota Starvation Experiment), realizado entre octubre de 1944 y noviembre de 1945 con hombres jóvenes y sanos cuyo servicio a la ciencia fue consecuencia de su negativa a participar en la guerra.[21] Una de las características interesantes de este estudio fue el estricto grado de control sobre la dieta y el ejercicio realizado durante el transcurso del experimento, ya que sus treinta y seis participantes residieron durante todo ese tiempo en la universidad, aunque solo se emplearon los datos de treinta y dos de ellos para el análisis final.

La principal conclusión del experimento de Minnesota, y que aún es vigente, fue que no todo sirve para perder peso.

El estudio en cuestión constaba de distintas fases bien diferenciadas cuya duración total fue de un año y dos meses divididos de la siguiente manera:

- **Fase 1:** doce semanas. Fase de control durante la cual los participantes fueron examinados para conocer su estado de salud física y mental y recibieron una dieta normocalórica, es decir, la cantidad de comida que su cuerpo necesitaba para mantener su peso corporal, ni más ni menos.
- **Fase 2:** veinticuatro semanas. Durante esta fase, se marcó el objetivo de inducir una pérdida de peso promedio del 25 % en todos los participantes. Su ingesta de alimentos se redujo aproximadamente a la mitad y recibieron la recomendación de incrementar su actividad diaria (andar).
- **Fase 3:** doce semanas. Fase de realimentación controlada por parte de los investigadores. Los participantes recibieron una pauta para reestablecer la ingesta energética inicial, además de distintos suplementos de micronutrientes y proteínas.
- **Fase 4:** ocho semanas. Fase de realimentación libre. Los participantes comieron según sus sensaciones, sin control por parte de los investigadores, pero llevando un registro de todas las ingestas.

Durante los seis meses que duró la pérdida de peso inducida experimentalmente, los participantes llegaron a un punto en el que fueron incapaces de seguir perdiéndolo, debido a las fuertes adaptaciones que tuvieron lugar en sus organismos (las pérdidas oscilaron entre el 19% y el 28% del peso corporal). Durante esa fase se produjo una pérdida significativa de tejido libre de grasa, lo que explicaría la caída del metabolismo basal.

Durante el periodo de realimentación libre, los participantes consumieron grandes cantidades de comida y reportaron una elevada sensación de hambre, incluso después de comer, que se mantenía prácticamente durante todo el día. Esto persistió durante semanas, incluso después de haber recuperado su peso inicial. Como consecuencia, los participantes recuperaron más peso (y grasa) del que habían perdido, 3,3 kilos más de media, lo que se conoce como «ganancia colateral de grasa»[22] o «efecto rebote», algo típico de las dietas milagro.

Otro aspecto muy revelador del estudio fue el impacto de la pérdida de peso y la privación sobre el estado psicológico de los participantes. Para poder formar parte del experimento, los treinta y seis candidatos debían demostrar una buena salud física y mental. Sin embargo, durante los seis meses de pérdida de peso y las semanas de realimentación siguientes, su estado cambió de forma drástica. Aparte de lucir una apariencia demacrada, aquellos jóvenes perdieron buena parte de su fuerza y resistencia; su frecuencia cardíaca, deseo sexual y temperatura corporal descendieron (tenían frío incluso en verano); también se sentían doloridos y fatigados, se les caía el pelo, mostraban problemas para conciliar el sueño y alguno incluso se autolesionó. Por otro lado, el hambre hizo que se obsesionaran con la comida: soñaban con ella cuando dormían y fantaseaban con ella durante el día. Su estado de ánimo también empeoró: los participantes informaron de una mayor irritabilidad, depresión y apatía. Lógicamente, esta es una situación extrema provocada por un entorno experimental que hoy en día sería imposible replicar. En nuestro día a día, abandonaríamos una dieta tan restrictiva mucho antes de llegar a ese punto.

En cualquier caso, los participantes del experimento de Minnesota nunca volvieron a ser los mismos, y los datos extraídos del estudio demuestran que las dietas extremas no son inocuas.

La industria del *fitness*

Hoy en día, cuando hablamos de *fitness* es fácil que nos vengan a la mente estereotipos relacionados con anabolizantes, músculos enormes, suplementos, máquinas de gimnasio, etcétera. Sin embargo, todas esas imágenes son fruto del *marketing* moderno que Matrix utiliza hábilmente como reclamo para un público muy concreto. Es obvio que no todo el mundo se siente atraído por esos cuerpos con niveles de grasa muy bajos y músculos desarrollados, pero sí existe un *target* concreto, formado principalmente por jóvenes con un vínculo fuerte con el ejercicio, que aspiran a esos cuerpos inalcanzables para la mayoría de las personas, y llegan a frustrarse e incluso a involucrarse en prácticas peligrosas para alcanzarlos.

Por otro lado, también hay muchas personas que creen que si hacen ejercicio con pesas desarrollarán sus músculos hasta un tamaño exagerado. Esta falsa creencia afecta sobre todo a millones de chicas que, influidas por el *marketing* del *fitness*, desarrollan un miedo irracional a la sala de pesas de su gimnasio. Este aspecto es más dañino de lo que se podría imaginar, porque el entrenamiento de fuerza aporta muchos beneficios independientemente del sexo, la edad u otras variables,[23] y la realidad es que el desarrollo muscular natural se produce de una forma muy gradual que requiere meses o años de entrenamiento específico. A esto hay que sumar que las diferencias fisiológicas entre mujeres y hombres, entre las que destacan un nivel muy inferior de testosterona en ellas, limitan el crecimiento muscular.[24] En términos medios, la fisiología femenina complica que su ganancia de masa muscular sea equiparable en términos absolutos a la que podría tener un hombre, aunque si observamos la ganancia relativa, esta sí es parecida. ¿Qué quiere decir esto? Pues que una ganancia de entre un 5 % y un 10 % de masa muscular en un hombre de setenta y cinco kilos y en una mujer de cuarenta y cinco kilos se manifiesta de forma muy distinta.[25] Es obvio que existen mujeres más musculosas que otras, debido a características genéticas y hormonales (como sucede en las mujeres con hiperandrogenismo); sin embargo, los beneficios del entrenamiento de fuerza son evidentes para todo el público.[26]

Otro aspecto curioso es que muchas mujeres se sienten mejor cuando ganan masa muscular, incluso aunque esa no fuera su intención inicial, porque mejora su bienestar y autoimagen.[27] Esto sucede básicamente porque los músculos desarrollados tienen consecuencias estéticas, pero también sobre la salud física y psicológica. Millones de chicas se empeñan en querer perder grasa cuando lo que realmente necesitan es desarrollar su masa muscular. Desgraciadamente, su miedo al entrenamiento con pesas o a ganar peso dificulta que practiquen este tipo de ejercicios y, como consecuencia, no consiguen una mejora de su composición corporal, lo que genera un círculo vicioso difícil de romper.

Antes de convertirse en una industria global con un mercado que roza los 100.000 millones de dólares en la actualidad,[28] el *fitness* ha tenido una historia que merece la pena conocer.

Fitness y aptitud física van de la mano, y la aptitud física es algo que siempre ha sido ventajoso para nuestra supervivencia.[29] Cuando éramos cazadores-recolectores, tener una buena aptitud física o ser *fitness* era una obligación, algo natural que acompañaba al ser humano, porque lo contrario implicaba la muerte. No obstante, resulta interesante apuntar que, a pesar de sus largas caminatas, el gasto energético de las comunidades de cazadores-recolectores es similar al de cualquier occidental, lo que apoya la hipótesis de que los cambios modernos en la dieta y el auge de los ultraprocesados son el principal factor que impulsa la actual epidemia de obesidad.[30] Del mismo modo que la herencia genética ha programado de alguna forma la ingesta, también parece haber programado el gasto energético.[31] También se ha llegado a estudiar cómo la evolución ha podido moldear la preferencia generalizada por la delgadez en chicas (relación cintura-cadera) y por la musculatura en chicos (relación cintura-hombros). Aspecto que el entorno y sociedad hoy refuerzan.[32,33]

En la antigüedad, la necesidad de movimiento, manipulación de objetos pesados, defensa, etcétera, implicaba entrenar las habilidades prácticamente de forma diaria: saltar, correr, lanzar, trepar, cargar y luchar implicaba mantener una buena forma física y, a su vez, mantener esa forma física implicaba correr más, trepar más alto, cargar más peso, etcétera. Por tanto, el *fitness* en la naturaleza estaba muy alejado de lo que el *marketing* del *fitness* trata de vendernos. Esa aptitud física también fue claramente ventajosa en entornos más modernos, y no solo en el ámbito militar, sino también en las competiciones atléticas que se desarrollaron con el auge de ciertas civilizaciones, como los Juegos Olímpicos en la Antigua Grecia. Fuera de estos ámbitos, primero los griegos y después los romanos empezaron a valorar el estado físico, enmarcado en un ideal filosófico por el que mente y cuerpo debían mantenerse sanos para una vida plena *(mens sana in corpore sano)*. Hipócrates, el padre de la medicina moderna,[34] fue uno de los primeros en atender al estilo de vida como la principal causa de enfermedad, aun sin contar con la evidencia científica actual.

Sin embargo, con la llegada de la Edad Media, el cuerpo empezó a verse como algo sin importancia y el alma pasó a ser considerada la verdadera esencia. ¿No te parece que eso se parece un poco a la actual tendencia de quitar importancia a la obesidad con la llegada del movimiento *body positive*? Sin duda, por todo lo que hemos visto, es necesario un movimiento que luche contra el estigma que sufren las personas con obesidad; pero que gran parte de ese movimiento niegue las evidencias que apuntan al exceso de grasa (sobre todo abdominal) como un factor de riesgo para el desarrollo de enfermedades[35] o refuerce actitudes deterministas en cuanto a la propia obesidad (hemos visto que existen acciones que una persona puede realizar, pero otras solo las puede aceptar) también añade problemas para las personas que la padecen. Es obvio que estas personas necesitan ayuda, pero ese apoyo pasa a veces por decirles cosas que no quieren oír. El *body positive* puede ser beneficioso si ayuda a las personas a sanar emocionalmente (reduciendo la culpabilidad, por ejemplo), pero puede ser problemático si refuerza un locus externo que llevaría a estas mismas personas a creer que su obesidad es fruto del azar, el destino o la suerte, y que es la sociedad la única culpable de generar un estigma contra ellas. Esta forma de pensar bloquearía cualquier intento de tomar una actitud proactiva hacia el cambio, y podría llegar a reforzar la victimización.

Con la vuelta a los ideales clásicos durante el Renacimiento, regresó el interés por la anatomía, la biología y el estado físico. De hecho, durante esa época se publicó el *Libro del ejercicio corporal*, de Cristóbal Méndez, el primer libro que abordó la importancia del ejercicio físico y sus beneficios. Años después se publicó el que se considera el primer libro sobre medicina deportiva, *De arte gymnastica*, de Hyeronimus Mercurialis. La preocupación por el alma y por la vida después de la muerte daba paso al *carpe diem* y a la idea clásica de que el cuerpo es el templo del alma.

Sin embargo, si algo tuvo un impacto inmenso a nivel social, económico, cultural y, por supuesto, sobre la salud fue la Revolución industrial, especialmente la segunda, unos cambios que se expandieron de forma relativamente rápida y que cambiaron nuestra forma de vida: el trabajo, la alimentación, la actividad física, los horarios de descanso, el ocio, etcétera. Casi hasta el siglo XX, el entrenamiento tuvo una finalidad básicamente militar y utilitarista (estar en forma implicaba una mayor adaptabilidad a un entorno en el que la buena aptitud física era útil). Sin embargo, todo cambió durante la segunda mitad del siglo pasado, cuando el ejercicio pasó a convertirse en una forma de ocio porque empezó a dejar de ser necesario en el entorno laboral.

El *fitness* tal y como lo conocemos hoy en día es un invento reciente que surgió en la década de 1970. Sin embargo, mucho antes, en la década de 1930, un joven inmigrante italiano llamado Angelo Siciliano, más conocido como Charles Atlas, se convirtió en el primer culturista de la historia moderna a gran escala, un curioso personaje que se promocionaba como un debilucho reconvertido y vendía la idea de que todo el mundo podía transformarse como él lo había hecho. Es importante el matiz de «a gran escala» (*fitness de masas*) ya que mucho antes, el gran científico Santiago Ramón y Cajal —que más tarde recibiría el Novel de Medicina por sus descubrimientos en el campo de la neurología— sería uno de los primeros en mostrar interés por el físico y el culturismo. Sacando partido de su conocimiento de la fisiología humana, alcanzó un desarrollo muscular muy por encima de la media de la población de su época.

Volviendo al origen del *fitness* de masas, la construcción del «personaje» de Charles Atlas no habría podido existir sin el apoyo y la influencia de Bernarr Macfadden, fundador de la revista *Physical Culture* y uno de los primeros divulgadores sobre estilo de vida saludable de la modernidad (muy influido por Sylvester Graham, uno de los primeros impulsores de las dietas vegetarianas). Otro europeo considerado precursor del *fitness* moderno fue Edmond Desbonnet, quien hizo que cuidarse estuviese de moda durante la *belle époque* (finales del siglo XIX y principios del XX).

Estos fueron los inicios del actual negocio del *fitness*, que hoy influye y confunde a millones de personas que se preguntan: «¿Es real ese cuerpo?, ¿cómo puedo conseguirlo?, ¿cuál es el mejor método?, ¿por dónde empiezo?, ¿cuál es el mejor ejercicio?, ¿durante cuánto tiempo?, ¿cuántas series y repeticiones?, ¿gimnasio, *crossfit* o zumba?, ¿con qué suplementos?». Como comprenderás, los primeros humanos, con su buena aptitud física de serie, no se hacían estas preguntas, simplemente trepaban, corrían, levantaban cargas, etcétera, y, como consecuencia, mejoraban su aptitud. El actual Matrix, que solo persigue el beneficio económico, no hace más que generar preguntas que pocas veces se convierten en acciones concretas, sino que conducen a más preguntas, dudas y, en general, quebraderos de cabeza. Además, este particular Matrix se ha relacionado con el desarrollo de trastornos centrados en la dismorfia muscular, que, básicamente, constituyen una condición sustentada por la creencia de que se tiene una musculatura insuficiente.[36] En las revistas jamás va a aparecer alguien con más grasa corporal y menos masa muscular que tú. Por supuesto, los trastornos alimentarios y de la imagen corporal son elevados entre los competidores *fitness* (y deportistas en general), aunque en las redes sociales se venda otra idea.[37]

Volviendo a Charles Atlas, su imagen y su historia tuvieron un efecto brutal: vendió millones de productos de entrenamiento. En esa misma época, Jack LaLanne fundó el primer gimnasio comercial en Estados Unidos. Curiosamente, uno de los primeros y más importantes sectores en oponerse a esa apertura fue precisamente el de los profesionales médicos, que tildaron a LaLanne de charlatán y chiflado,[38] y argumentaban que hacer ejercicio con pesas y tan intenso provocaría una epidemia de ataques cardiacos e impotencia sexual. Cabe destacar que LaLanne fue, además, uno de los primeros en afirmar, en contra de la opinión general, que fumar era nocivo. Curiosamente, también fue uno de los primeros en mencionar los peligros de los alimentos procesados, a pesar de no contar con la evidencia de la que disponemos hoy en día. Respecto a esto resulta curioso comentar que, muchos años después, fue precisamente el entorno del *fitness* el que popularizó el concepto de *cheat meal* o «comida trampa», que tiene implicaciones más dañinas que positivas. Estas «comidas trampa», es decir, comidas que se salen de la pauta dietética habitual de quienes practican *fitness*, se materializan a menudo en un atracón de ultraprocesados tras un periodo de restricción.[39] Un análisis realizado en Instagram basado en la recopilación de fotografías con la etiqueta #cheatmeal mostró que en la mayoría de las publicaciones aparecían cantidades excesivas de ultraprocesados, se idealizaba el atracón y se valoraba la comida como una recompensa tras una semana de duro esfuerzo.[40] Sin embargo, estos atracones no son inocuos y tienen implicaciones tanto metabólicas[41] como psicológicas.

Otra de las creencias a las que tuvo que enfrentarse LaLanne fue que los niños y jóvenes no debían hacer ejercicio, y aún menos ejercicio de fuerza, porque eso les impediría crecer. En la actualidad, sabemos que el entrenamiento bien programado y adaptado a niños y adolescentes no solo no impide el crecimiento, sino que reduce el riesgo de lesiones, aumenta el índice de fuerza, mejora su autoestima y, por supuesto, mejora su salud.[42] Sin embargo, además de encontrarnos ante una epidemia de obesidad infantil preocupante, hoy en día nuestros niños tienen también una condición física bajo mínimos.[43]

En cualquier caso, y tal y como ha sucedido con la disponibilidad de dietas y productos *light* que inundaron e inundan el mercado, la disponibilidad de gimnasios, programas de entrenamiento, etcétera, tuvo un impacto limitado sobre la mejora de la aptitud física de la población. De hecho, a medida que la obesidad fue creciendo, la aptitud física fue disminuyendo: subir escaleras se convirtió en un reto para millones de personas, y hacer una flexión o una dominada en un imposible. Aunque es cierto que existe cierta conciencia sobre la importancia del ejercicio, una mayor disponibilidad de información no se traduce en una mejora de la aptitud física porque el entorno obesogénico compite continuamente con esa información. Tampoco ayudan, claro está, las expectativas irreales que arrojan las revistas y, actualmente, las redes sociales.

El problema es el de siempre: las expectativas exageradas[44] que genera la industria del *fitness* no tienen nada que ver con las necesidades de la población. Un ejemplo de esto son los deportistas profesionales, a quienes se les exigen espectáculo y marcas estratosféricas, fuera del alcance de cualquier humano normal. En este contexto, el fenómeno del dopaje requeriría un abordaje filosófico para evitar culpabilizar exclusivamente a quienes lo practican, que en realidad se ven tan perjudicados como el adolescente vulnerable que los mira y piensa que esos músculos son naturales. La visibilización de los problemas de salud mental entre deportistas de élite es una cuestión que hoy empieza a normalizarse.

Lo que de verdad necesita la población general es mucho más sencillo: en primer lugar, quererse y valorarse y, en segundo, llevar a cabo acciones muy concretas para alcanzar objetivos muy concretos.

Si te interesa conocer tu forma física, existen test en internet que pueden ayudarte,[45] y te recomiendo que no la descuides, porque es un factor importante para mantener una buena salud, independientemente de tu peso. Por ejemplo, hay estudios que muestran que presentar una baja aptitud física afecta a la mortalidad de forma más negativa incluso que fumar y otros marcadores de riesgo.[46] Busca mejorar manteniéndote lejos de protocolos universales. Mejora a tu ritmo. Márcate tus tiempos. Eso será lo verdaderamente *fitness* para ti.

La industria de los suplementos

La industria de los suplementos dietéticos está muy ligada a las de la pérdida de peso y el *fitness*. Su valor de mercado en Europa fue de 15.000 millones de dólares en 2019 y se prevé que crezca hasta los 34.000 millones en el año 2027.[47]

En la actualidad existen infinidad de suplementos dietéticos con todo tipo de indicaciones. Entre los más populares encontramos los conocidos como «quemagrasas», que prometen, como su nombre indica, contribuir a la reducción de grasa corporal. Desgraciadamente, los metaanálisis más recientes muestran que el efecto de estos productos es más bien limitado:[48] los más eficaces, sobre todo en personas con obesidad, pueden generar una pérdida máxima de dos kilos.[49] Otro aspecto que hay que tener en cuenta antes de emplear un suplemento es su seguridad, sobre todo si contiene ingredientes múltiples o ha sido adquirido en internet y su procedencia es desconocida.[50]

Sin embargo, a pesar de los peligros y de lo que dice la ciencia sobre su eficacia, la industria de los suplementos sigue incrementando su valor y alcance año tras año gracias a su capacidad para generar una opinión favorable a su uso.

En este contexto es importante tener en cuenta que:

- → Para alcanzar tu objetivo de pérdida de grasa y posterior mantenimiento es más importante la gestión de la alimentación, el ejercicio y el descanso que los suplementos que tomes.
- → Antes de tomar un suplemento debes valorar si hacerlo supone dejar algo más importante para alcanzar tu objetivo.
- → Si decides tomar suplementos para optimizar la pérdida de grasa, opta siempre por los que presentan una mayor evidencia de eficacia (la cafeína, por ejemplo) y cerciórate de su origen, dosis recomendada y seguridad.
- → Recuerda que los suplementos también tienen efecto placebo. De hecho, una parte importante del efecto ergogénico de cualquier compuesto no reside tanto en el ingrediente activo como en las expectativas que genera tomarlo.[51]
- → Por otro lado, si decides tomar suplementos, estos son los factores que debes tener en cuenta a la hora de elegirlos:

- → Que contengan más de un nutriente no siempre es mejor, ya que puede existir riesgo de intoxicación, interacción o déficit de otros nutrientes. Consulta siempre tus necesidades con un profesional.
- → Ten cuidado con los ingredientes, ya que muchos suplementos no solo presentan cantidades subóptimas de su principio activo, sino también ingredientes poco interesantes, como aditivos, azúcares o edulcorantes.
- → Valora sus certificaciones. Lo mejor es que tus suplementos hayan superado pruebas de certificación y calidad por parte de distintas organizaciones.
- → Que no te confunda la terminología. Palabras como «natural», «depurativo», «*detox*» u «orgánico» no implican necesariamente que el producto sea mejor o más adecuado. Por otro lado, etiquetas como «producto exclusivo», «remedio natural», «milagro» o «revolucionario» pueden estar enmascarando un fraude. Duda también de cualquier suplemento que se presente como sustitutivo de un fármaco o esté promocionado por una eminencia médica.
- → Ten en cuenta alergias y sensibilidades. Si tienes alergia, intolerancia o sensibilidad a algún alimento (gluten, frutos secos, proteína láctea, etcétera), comprueba cuidadosamente la etiqueta antes de adquirir cualquier suplemento.

¿TE MERECE LA PENA UTILIZAR SUPLEMENTOS PARA PERDER GRASA?

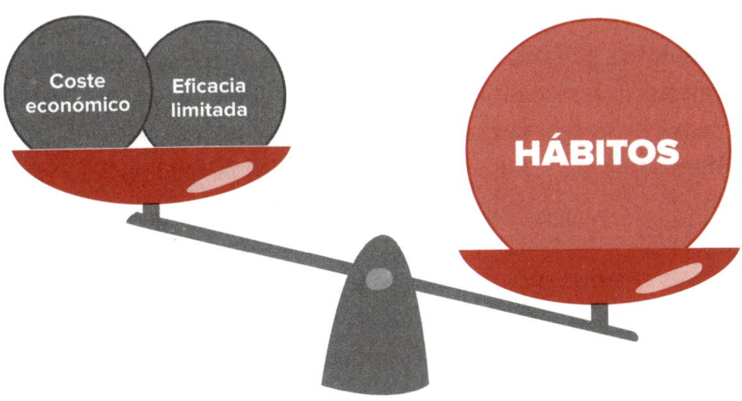

La industria de la cirugía estética

La primera abdominoplastia conocida se remonta a finales del siglo XIX y fue llevada a cabo en el hospital Johns Hopkins de Baltimore (Estados Unidos) para eliminar mediante cirugía quince libras (algo menos de siete kilos) de grasa del vientre de un paciente. Por aquel entonces, este tipo de cirugías eran extremadamente peligrosas, y quien se sometía a ellas se exponía a morir durante o después de la operación debido, sobre todo, al alto riesgo de infección. Es obvio que no eran tratamientos recomendados ni habituales.

Pero, con el paso de los años, las técnicas quirúrgicas mejoraron mucho, impulsadas sobre todo por las complicadas cirugías reparadoras requeridas por los soldados tras las dos guerras mundiales, y así, lo que empezó siendo una especialidad médica funcional, orientada a la mejora de la calidad de vida, acabó derivando poco a poco hacia fines estéticos dictados por una sociedad donde, paradójicamente, las tasas de obesidad no hacían más que aumentar.[52]

Los avances en cirugía estética generan interesantes dilemas éticos. ¿Cómo encaja esta especialidad médica en la finalidad última de la medicina, que es sanar? ¿Estamos ante una especialidad al servicio de la vanidad y con una finalidad meramente comercial?[53] Dilemas aparte, la búsqueda de la belleza perfecta previo paso por quirófano constituye en la actualidad un mercado valorado en unos 9.000 millones de euros a nivel mundial.[54]

Según estimaciones de la Sociedad Española de Cirugía Plástica, Reparadora y Estética, durante el periodo 2017-2018 se llevaron a cabo en nuestro país casi cuatrocientas mil intervenciones de cirugía estética. En Estados Unidos, y según la American Society of Plastic Surgeons, los procedimientos plásticos invasivos realizados en 2020 alcanzaron una cifra superior a los dos millones de intervenciones. Las más solicitadas fueron, en este orden, la rinoplastia o modificación de la forma de la nariz; la blefaroplastia o rejuvenecimiento de los párpados; la ritidectomía o estiramiento facial; la liposucción, que consiste en eliminar depósitos de grasa localizada, y la mamoplastia o modificación de los pechos.[55]

Vamos a centrarnos en la liposucción, que es la única intervención relacionada con la pérdida de grasa de esa lista.

Lo primero que cabe destacar es cómo varían los objetivos de quienes se someten a una liposucción en función de su género y, por lo tanto, de los estereotipos de belleza: las mujeres buscan que sus senos, cintura, caderas y nalgas luzcan contornos atractivos, mientras que los hombres solicitan la eliminación del tejido adiposo de los flancos (los famosos «michelines»).[56]

En cuanto a la intervención, consiste en la extirpación de la grasa corporal mediante métodos quirúrgicos, y es una operación relativamente frecuente. A diferencia de otros tejidos, el adiposo presenta una plasticidad única debido a la adaptabilidad que presentan sus células ante condiciones nutricionales y fisiológicas. Esta adaptabilidad hace que puedan disminuir de tamaño en respuesta a un déficit calórico o aumentar en respuesta a un superávit. Además, las células adiposas, o adipocitos, también pueden aumentar en número en determinadas circunstancias, por ejemplo, en el contexto de una ganancia de peso producida a lo largo de la niñez. Esta adaptabilidad hace que la extirpación quirúrgica de tejido adiposo no sea una acción definitiva y que, si tras la operación el paciente sigue manteniendo los hábitos y las condiciones que le hicieron ganar grasa, esta reaparezca al cabo de un tiempo. Una revisión[57] sugiere que la pérdida de peso tras una intervención de este tipo se corresponde exclusivamente con la cantidad de grasa eliminada, y que esta pérdida desaparece al cabo de tres meses y puede desencadenar un efecto rebote a largo plazo si la intervención no va acompañada de un cambio considerable en el estilo de vida.[58] La misma revisión sostiene que la cirugía activa la redistribución de la grasa corporal y su aumento como mecanismo de compensación.

Y tanto la redistribución de la grasa como su aumento pueden resultar muy dañinos. Al eliminar los adipocitos presentes en el tejido subcutáneo mediante cirugía, la grasa busca otros sitios donde almacenarse y acaba haciéndolo en lugares mucho más peligrosos, por ejemplo, alrededor de órganos (grasa visceral) o en el interior de otros tejidos (grasa ectópica). Así, si la grasa se termina acumulando en tejidos con una participación activa en el metabolismo de la glucosa, como el muscular o el hígado, el metabolismo general se verá perjudicado. Esta, de hecho, es una de las causas principales de la resistencia a la insulina tanto en sujetos delgados (pero con exceso de grasa) como en personas con obesidad.[59]

Por otro lado, el tejido adiposo tiene más funciones fisiológicas y participa en la regulación del apetito, la termogénesis, la respuesta inmune, etcétera. En definitiva, la grasa tiene una función adaptativa, y cualquier cambio sobre ella afecta al resto del sistema. Por otro lado, antes de someterse a una operación de este tipo hay que ser consciente de que estamos ante un método invasivo y que, aunque la seguridad de estas cirugías es muy alta, cualquier intervención quirúrgica conlleva unos riesgos que no deben ser pasados por alto.[60] En concreto, el porcentaje de complicaciones en intervenciones de liposucción es de un 2,4 %, que asciende hasta el 3,5 % cuando se combina con otros procedimientos. Y aunque la mayoría de estas complicaciones son leves, no se pueden descartar consecuencias graves como, por ejemplo, la embolia grasa, una complicación rara con una tasa de mortalidad del 10 % al 15 % que puede darse entre las doce y las setenta y dos horas siguientes a la cirugía.[61]

Lo que sucede es que a la hora de decidir sobre este tipo de intervenciones, las personas acostumbran a estar cegadas por las expectativas y a olvidar o minimizar los riesgos potenciales que conllevan, por ejemplo, infecciones, reacciones alérgicas a la anestesia, dolor o errores humanos que, en casos muy raros, pueden comportar la muerte.

De hecho, en 2021, una mujer de veintiocho años murió en Cádiz tras una intervención rutinaria de aumento de pecho,[62] lo que demuestra que, cuando hablamos de pasar por el quirófano, el riesgo cero no existe. Sin embargo, tampoco hay que olvidar que la liposucción es una intervención con aplicaciones médicas además de estéticas, que se emplea con finalidad reconstructiva en el tratamiento de lipomas y angiolipomas, lipedemas, linfedemas, síndromes de lipodistrofia, ginecomastia, etcétera.

A menudo, internet funciona como catalizador a la hora de decidir someterse a una operación de cirugía estética. Por un lado, constituye un escaparate que refuerza el deseo de cambio o mejora de la imagen; por otro, ofrece mucha información, aunque a veces no sea tan buena como debería.[63] No hay que olvidar que, en este caso, la cirugía es un negocio y, como tal, su objetivo es maximizar los beneficios y minimizar los costes y riesgos. Una motivación habitual para recurrir a este tipo de cirugías suele ser la baja autoestima e insatisfacción,[64] y también es típico en personas que solamente ven defectos en su apariencia.[65] Por supuesto, Matrix explota todas estas vulnerabilidades y se presenta como la solución a todos los problemas.

Lógicamente, la cirugía estética no puede ni debe compararse con intervenciones médicas como la manga gástrica, el *bypass* gástrico y la gastrectomía, que se emplean en el contexto de obesidades extremas

(IMC superior a 40) o con afecciones relacionadas que no responden a cambios en el estilo de vida, pero que se beneficiarían de una pérdida de peso relevante. Sin embargo, estas intervenciones también tienen inconvenientes que deben ser comunicados a los pacientes[66] y, en cualquier caso, deben ir acompañadas, entre otras cosas, de cambios considerables en el estilo de vida.

Por otro lado, las personas que pierden mucho peso tras haber sufrido obesidad pueden necesitar cirugía para eliminar el exceso de piel restante. Estas intervenciones tampoco pueden ser consideradas cirugías estéticas.

Redes sociales e ideales de belleza

En solo unas pocas décadas, internet, y las redes sociales, cuyo uso está especialmente extendido entre adolescentes y adultos jóvenes, han penetrado en la mayor parte de las esferas de nuestra sociedad. Una encuesta de 2018 apuntaba que el 45 % de los adolescentes dicen estar casi constantemente en línea.[67]

Existen múltiples investigaciones sobre los posibles daños que puede provocar el uso de redes sociales sobre el bienestar y la salud mental.[68] Se trata de un tema controvertido, pero hoy sabemos que existe una relación compleja, y posiblemente bidireccional, entre las redes sociales y los trastornos de la imagen corporal y alimentarios. Esto significa que es posible que las personas con determinadas vulnerabilidades (insatisfacción corporal, baja autoestima, mala autoimagen corporal y mayor tendencia a compararse a nivel social) utilicen las redes sociales de una forma poco saludable, lo que podría vincularse con una disminución de su autoestima y un aumento de su insatisfacción corporal.[69] Por otro lado, las personas satisfechas con su cuerpo podrían estar protegidas ante el impacto negativo de ver imágenes de cuerpos idealizados.[70] También se ha propuesto que las personas con buenas habilidades sociales podrían estar protegidas frente al desarrollo de trastornos vinculados al abuso de redes sociales, al contrario que aquellas cuyas habilidades sociales son malas.[71]

En cualquier caso, no existen dudas sobre el impacto que tienen hoy en día las redes sociales en la creación y expansión de unos ideales de belleza inalcanzables para la mayor parte de la población y de su contribución a la diseminación de mensajes potencialmente dañinos como los que promueven la anorexia o, incluso, el suicidio.[72] En la actualidad, las redes sociales son omnipresentes y posiblemente refuerzan la insatisfacción corporal de quienes ya la presentan de partida.[73] Sin embargo, también existen evidencias de que las redes sociales pueden ser beneficiosas para enriquecer la vida social, porque permiten conocer a personas que presentan intereses similares a los propios (y que en la vida real pueden resultar inaccesibles) e incluso pueden ayudar a mejorar la aceptación de quienes las usan. Un ejemplo de esto sería el movimiento *body positive*, con una gran presencia e influencia en las redes sociales. Como ya hemos dicho, la relación entre redes sociales y salud mental es compleja.[74]

Como sucede con cualquier herramienta, las redes sociales no son ni buenas ni malas, y en última instancia es el uso que se les dé lo que determina si sus consecuencias son positivas o negativas. Si lo que ves en redes sociales te produce malestar o ansiedad, si estas te roban el tiempo, si contribuyen a que procrastines o no prestes atención a tus tareas, si te roban horas de sueño o alimentan tu sedentarismo, deberás tomar medidas al respecto. Por el contrario, si te permiten socializar sin descuidar tus relaciones en la vida real, y mantenerte al día y pasártelo bien sin estar pendiente todo el tiempo de la pantalla, las redes sociales te estarán aportando cosas positivas.

Para intentar paliar el posible efecto negativo de las redes sociales sobre la satisfacción corporal, Noruega ha sentado un precedente recientemente: los *influencers* de este país están obligados por ley a informar de si las fotos que publican han sido manipuladas o retocadas.[75] Según el Gobierno noruego, el objetivo de esta ley es ayudar a reducir el bombardeo de imágenes y vídeos totalmente irreales que reciben los más jóvenes y ayudar a construir una percepción de la imagen corporal más cercana a la realidad. Distintos estudios realizados en mujeres y niñas adolescentes sugieren que el impacto de las redes sociales sobre la imagen corporal es principalmente perjudicial, porque existe una tendencia a compararse con cuerpos ideales.[76]

Percibir la realidad de forma genuina es clave en la prevención de trastornos de la conducta alimentaria en la adolescencia, una época en la que los cambios físicos van acompañados de una mayor conciencia del cuerpo tanto propio como ajeno.[77] Como ya comentamos en la primera parte, la comparación social está muy relacionada con el desarrollo de la identidad personal y fue un mecanismo adaptativo en el contexto de comunidades de unas pocas decenas o como mucho cientos de personas. Sin embargo, en el contexto actual, en el que el acceso a personas que consideramos «exitosas» es prácticamente ilimitado, se ha convertido en un mecanismo desadaptativo.

Las redes sociales son, en realidad, un fenómeno bastante nuevo, y en sus inicios no estaba claro cómo conviviría la población con ese nuevo entorno virtual. Sin embargo, hoy sabemos que existen personas vulnerables que necesitan entender que lo que ven en sus pantallas no es un reflejo fidedigno de la realidad, sino algo modificado y seleccionado para tener un impacto concreto en su receptor.

Una parte importante de estas personas vulnerables son los adolescentes, ya que es en esta etapa de la vida cuando las personas desarrollan distintas creencias o autoconceptos sobre sí mismas, que son la base de la autoestima. Algunas de estas creencias están relacionadas con el físico y se basan en la percepción de la propia imagen corporal y las habilidades físicas. Una mala autoimagen afecta a la autoestima, y esto está, a su vez, relacionado con un uso nocivo de las redes sociales. Curiosamente, se ha propuesto que hacer ejercicio físico a distintos niveles durante la adolescencia ayuda a generar un buen autoconcepto físico, otro aspecto claramente protector del ejercicio.[78]

Por otro lado, se sabe que cuanto mayor sea la tendencia de una persona a compararse, mayor será su autoevaluación negativa. Esto tiene consecuencias nefastas sobre el bienestar y provoca sensación de inferioridad e inutilidad.[79] Cuando la comparación que se lleva a cabo a través de las redes sociales gira en torno a las características físicas o el atractivo, lo que es muy habitual, esto tiene consecuencias negativas sobre la propia imagen corporal y alimenta la preocupación por la alimentación.[80]

Es por todo esto que, hoy en día, aprender a mantener una relación saludable con las redes sociales, mediante el autocontrol y la autolimitación de su uso, es una tarea de gran importancia.

Capítulo 6

DESPIERTA DE MATRIX, ROMPE EL CÍRCULO

Los diez perfiles más típicos de las personas que buscan perder peso

Una vez abordados los factores que contribuyen a la ganancia de peso y los motivos que llevan a fracasar en la pérdida, es interesante conocer los diez perfiles típicos de las personas que buscan perder peso, porque seguramente te reconocerás en alguno de ellos.

Conocer tu perfil, así como los factores que han contribuido a tu ganancia de peso y los posibles motivos que te han llevado a fracasar en la pérdida te ayudará a decidir cuál es el curso de acción que más te conviene a la hora de volver a intentarlo.

Por ejemplo, una persona que ha engordado por tener una mayor tendencia a usar la comida para regular sus emociones deberá buscar una solución distinta a otra que haya engordado por tener una vida social demasiado vinculada a las comidas ociosas.

Por otro lado, las personas que presentan obesidad (que son quienes presentan un IMC superior a 30 unido a un porcentaje de grasa superior al 33% en mujeres y al 25% en hombres) podrían beneficiarse de valorar su riesgo concreto mediante el Edmonton Obesity Staging System (EOSS), que es un sistema bastante innovador que clasifica el estado de las personas según parámetros metabólicos, físicos y psicológicos para determinar la intervención óptima. Este sistema clasifica la obesidad en cuatro estadios y sugiere una mayor urgencia en la pérdida de peso a medida que aumenta el número de estadio. De hecho, los beneficios de la pérdida de peso para personas con obesidad en los primeros estadios no están tan claros. Si tienes curiosidad, puedes consultar los estadios para adultos en este artículo: «Edmonton Obesity Staging System Prevalence and Association with Weight Loss in a Publicly Funded Referral-Based Obesity Clinic»,[1] y para adolescentes en este otro: «Edmonton Obesity Staging System for Pediatrics, quality of life and fitness in adolescents with obesity».[2] En todo caso, con los diez perfiles que se mostrarán a continuación será más que suficiente para evaluar tu situación.

El sistema EOSS proporciona algunos datos estadísticos interesantes:

- → La prevalencia de personas con obesidad en estadio 2 es la más elevada (84 %) y la más baja es la de personas en estadio 0 (1,7 %).
- → Las personas en estadio 0 tienden a ser más jóvenes, muchos son metabólicamente saludables y no presentan comorbilidades psicológicas.
- → La comorbilidad metabólica más frecuente en personas con obesidad en estadio 1 y 2 es la hipertensión (62 %).
- → Las personas con obesidad en estadios 0 y 1 responden mejor a las intervenciones sobre el estilo de vida, que solo incluyen cambios en la alimentación y el ejercicio. Las personas en los estadios 2 y 3 pueden requerir intervenciones multidisciplinares y prolongadas en el tiempo que incluyan tratamiento psicológico (si hay ansiedad, depresión, etcétera) e incluso farmacológico y quirúrgico, con un amplio seguimiento.
- → En el caso de los adolescentes, la calidad de vida varía significativamente entre aquellos situados en los estadios 0, 1, 2 y 3. En los estadios más severos, la obesidad presenta comorbilidades metabólicas y psicológicas que conducen a grandes problemas para la salud.

Perfil 1

Este perfil corresponde a las personas con exceso de grasa corporal que llevan toda la vida a dieta y que todavía no han aprendido a comer. Son individuos que encadenan numerosos periodos de pérdida y recuperación de peso (efecto yoyó), con una gran tendencia a probar y recomendar dietas de moda o milagro. Es un perfil que combina vulnerabilidades, malas elecciones y una elevada influencia del Matrix del adelgazamiento, que tendrá que corregir muchas cosas para encaminarse hacia una pérdida de peso eficaz. Si es un perfil con obesidad, deberá ajustarse a una pérdida de entre el 5 % y el 10 % de su peso.

Perfil 2

Este perfil corresponde a las personas con exceso de grasa corporal que jamás han estado a dieta ni se han interesado por la alimentación. Es un perfil que combina distintas vulnerabilidades, como una baja conciencia del impacto que tienen los hábitos saludables sobre la salud y una nula percepción del riesgo que implican los malos hábitos, unidas a malas decisiones, quizá influidas por el Matrix de los ultraprocesados. El hecho de no haber hecho nunca dieta deja entrever que es un perfil poco influido por el Matrix del adelgazamiento. Para perder peso deberá corregir muchas cosas, pero se beneficiará enseguida si añade pequeños cambios en su alimentación, que deberá incluir a su ritmo y sin agobios.

Perfil 3

Este perfil corresponde a las personas cuya composición corporal ha empeorado en los últimos años debido a alguna de las circunstancias descritas en la primera parte. Suelen ser personas que siempre habían estado delgadas, hasta que algo cambió. Tienen mucho a su favor para mejorar, sobre todo si siempre han tenido buenos hábitos, pero se han visto arrastrados por las circunstancias. Para perder peso deberán encontrar una forma mejor de enfrentarse a su nueva situación y asumir que los hábitos saludables deben ser también una prioridad.

Perfil 4

Este corresponde a las personas con exceso de grasa que han mejorado muchísimo su composición corporal tras empezar a practicar el *Realfooding* y a mejorar otros hábitos, pero que aún sienten que les quedan un par de pasos para alcanzar su objetivo y se notan estancadas y ligeramente insatisfechas. Enhorabuena si perteneces a este perfil, te beneficiarás mucho de todo lo que vas a aprender en la tercera parte del libro.

Perfil 5

Este perfil corresponde a las personas que se definirían como de peso normal con barriga. Suelen ser personas con hábitos muy mejorables, que seguramente no hacen ejercicio y tienen mucha grasa en la zona abdominal y poca masa muscular en general. Este perfil es bastante típico, sobre todo entre la población joven y adulta, y suele responder bien a un cambio en el estilo de vida, siempre y cuando tengan la actitud necesaria para ello.

Perfil 6

Este perfil corresponde a personas con bajo peso o peso normal que presentan buenos hábitos, pero que no se acaban de ver bien. En general, el objetivo de este perfil suele ser optimizar la composición corporal de cara a algún acontecimiento concreto (casi siempre la llegada del verano). Es un perfil típico entre la población adulta joven que cuenta con pocas o ninguna de las vulnerabilidades mencionadas en la primera parte. Para conseguir su objetivo deben mejorar algún hábito (casi siempre relacionado con el ejercicio, pero también con comidas sociales o incluso con el alcohol), buscar un déficit calórico y tener algo de paciencia.

Perfil 7

Este perfil corresponde a *realfooders* (personas con buenos hábitos alimentarios) que deben mejorar otros hábitos para afinar su pérdida de grasa. En general, su principal problema suele ser el sedentarismo, aunque también pueden adolecer de un exceso de estrés, un mal descanso o una nula planificación. En este caso, la alimentación no es un problema, pero hay que mejorar todos los demás aspectos.

Perfil 8

Este perfil corresponde a personas deportistas, con una buena masa muscular y niveles de grasa relativamente bajos, que buscan mejorar su composición corporal y mantener su rendimiento deportivo. Este perfil responde bien a una intervención de pérdida de grasa; sin embargo, debido a sus particulares características y a la necesidad de cuantificar su ingesta hasta límites que rozan la excelencia para alcanzar su objetivo, la información que proporcionaremos en la tercera parte puede resultar interesante para sus miembros, pero tal vez insuficiente. Lo que precisan es una intervención personalizada enfocada a atender los aspectos cuantitativos de la alimentación.

Perfil 9

> No se recomienda que las personas con este perfil empiecen a perder grasa por su cuenta.

Este perfil corresponde a personas muy preocupadas por su imagen corporal y que mantienen una relación tormentosa con la comida, incluidas aquellas con historial de trastornos de la conducta alimentaria. En este caso, la recomendación es priorizar la recuperación de una relación saludable con la comida y con la propia imagen corporal. Por lo tanto, no se recomienda la pérdida de grasa para este perfil.

Perfil 10

> No se recomienda que las personas con este perfil empiecen a perder grasa por su cuenta.

Este último perfil corresponde a las personas que presentan algún problema de salud o consumen fármacos que requieran monitorización o puedan interferir en la pérdida de peso. En todos estos casos es necesario un control sanitario de la pérdida de peso para evitar que esta afecte negativamente a la salud del paciente.

Ahora que ya conoces tu perfil, te será mucho más sencillo conocer qué aspectos debes tener en cuenta para embarcarte en tu proceso de pérdida de grasa corporal.

Parte III

Adelgaza con comida real

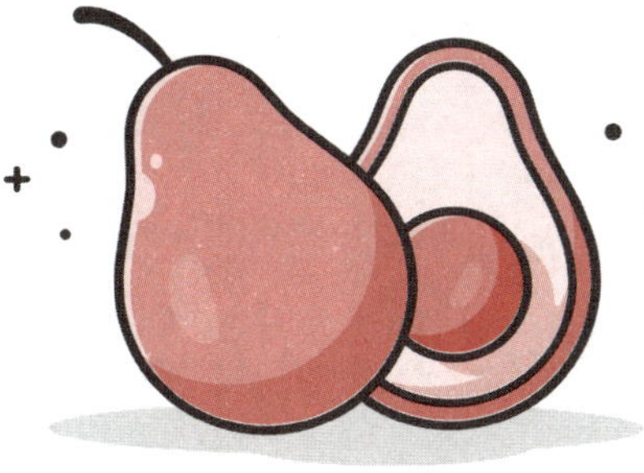

INTRODUCCIÓN

En la primera parte de este libro hemos hablado del experimento de Kevin Hall y su equipo, por el que se sometió a una parte de los participantes a una dieta basada en ultraprocesados y a la otra a una dieta basada en alimentos mínimamente procesados. Los resultados no dejaron lugar a dudas: el consumo de ultraprocesados está directamente relacionado con el aumento de peso y una peor composición corporal, mientras que una dieta basada en el consumo de alimentos mínimamente procesados se relaciona con una reducción de peso y una mejor composición corporal.

Por supuesto, las consecuencias de sustituir los ultraprocesados por comida real son mucho más llamativas cuanto mayor sea su consumo. Esto significa que las personas que consumen más del 10%-15% de su energía diaria en forma de ultraprocesados y los eliminan de su dieta poco a poco para sustituirlos por comida real obtienen beneficios más visibles en su composición corporal que las personas cuyo consumo de ultraprocesados es bajo.

Como también se explicó en la primera parte del libro, una de las principales características de los ultraprocesados es su elevada densidad energética (kilocalorías/gramo), directamente relacionada con su capacidad saciante. A diferencia del valor energético de un alimento o una dieta, que es un término absoluto, la densidad energética es un valor relativo que nos permite comparar la cantidad de energía por peso entre distintos alimentos, platos o dietas. Por ejemplo, una dieta rica en comida real tiene una menor densidad energética, ya que la conforman alimentos ricos en agua, fibra y proteínas, mientras que una dieta a base de ultraprocesados incluye productos muy densos en energía, como harinas, azúcares o aceites refinados, y esto se reflejará en su capacidad saciante. La primera lo será mucho más que la segunda.[1]

Además, es importante entender que aunque dos alimentos tengan el mismo número de calorías, sus efectos fisiológicos, es decir, sobre nuestro metabolismo, pueden ser muy distintos, lo cual no significa que las calorías no importen, sino que también hay que tener muy en cuenta su procedencia.

Como ya hemos comentado, muchas personas se sorprenden cuando empiezan a comer comida real porque pierden peso a pesar de ingerir una mayor cantidad de alimentos. Sin embargo, si nuestro objetivo es perder grasa y mejorar nuestra composición corporal, no bastará con abandonar los ultraprocesados, sino que también tendremos que conseguir un déficit calórico. Y de todo esto vamos a hablar en esta tercera parte.

Capítulo 7

¿POR QUÉ ES IMPORTANTE CONOCER EL VALOR NUTRICIONAL DE LA COMIDA REAL CUANDO QUEREMOS PERDER GRASA?

Según distintas fuentes, el consumo de ultraprocesados en España oscila entre el 20 % y el 40 % de la ingesta energética diaria.[1] Es decir, que en una dieta de unas dos mil kilocalorías, entre cuatrocientas y ochocientas proceden de ultraprocesados, una cifra excesiva tanto si hablamos de salud[2] como de composición corporal.

Si este es tu caso, lo primero que debes hacer para empezar a perder grasa es buscar alternativas a tu consumo de ultraprocesados para reducirlo poco a poco y situarlo por debajo de un 10 % del total diario.

Al llevar a cabo esta sustitución, es interesante tener en cuenta el concepto de densidad energética que hemos explicado anteriormente, y elegir alimentos menos densos en calorías, que acostumbran a resultar más saciantes.[3] Por ejemplo, sustituir productos con una altísima densidad energética, como la bollería o las galletas, por otros con una densidad mucho menor, como la fruta o las legumbres, genera la percepción de estar comiendo mucho más, en cuanto a volumen, cuando en realidad, seguramente, el consumo de calorías sea inferior. Por otro lado, tener el estómago lleno seguramente hará que la persona tenga un menor apetito en la siguiente comida, lo que puede traducirse en un déficit calórico que puede contribuir a una pérdida de peso.

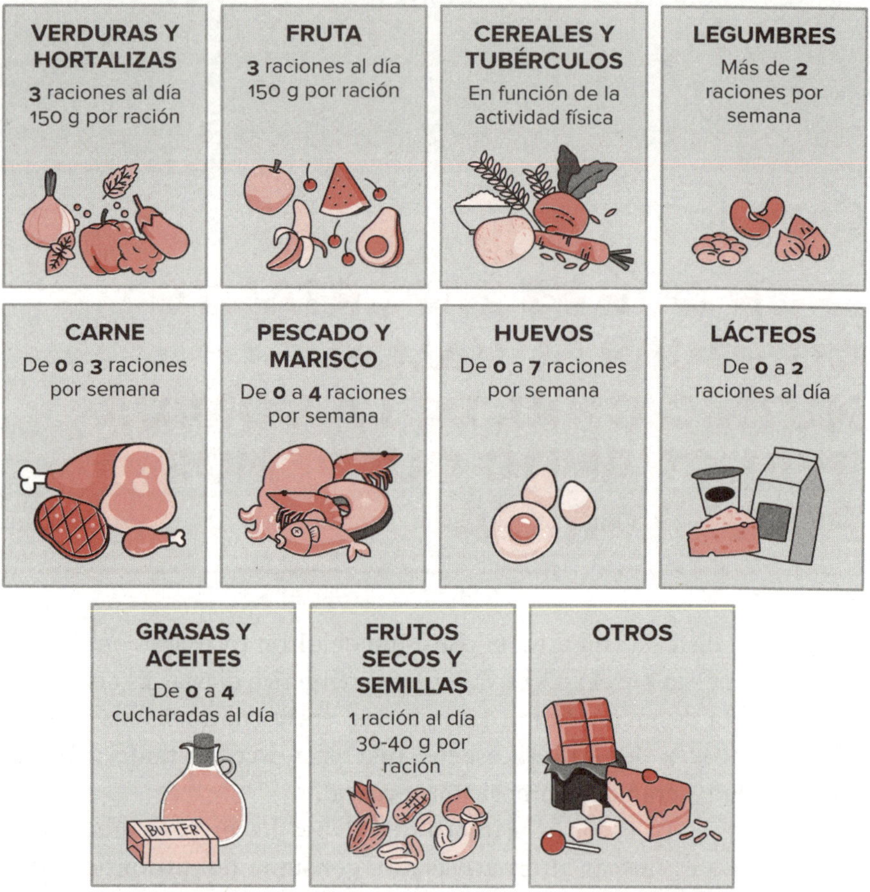
VERDURAS Y HORTALIZAS
3 raciones al día
150 g por ración
FRUTA
3 raciones al día
150 g por ración
CEREALES Y TUBÉRCULOS
En función de la actividad física
LEGUMBRES
Más de 2 raciones por semana
CARNE
De 0 a 3 raciones por semana
PESCADO Y MARISCO
De 0 a 4 raciones por semana
HUEVOS
De 0 a 7 raciones por semana
LÁCTEOS
De 0 a 2 raciones al día
GRASAS Y ACEITES
De 0 a 4 cucharadas al día
BUTTER
FRUTOS SECOS Y SEMILLAS
1 ración al día
30-40 g por ración
OTROS

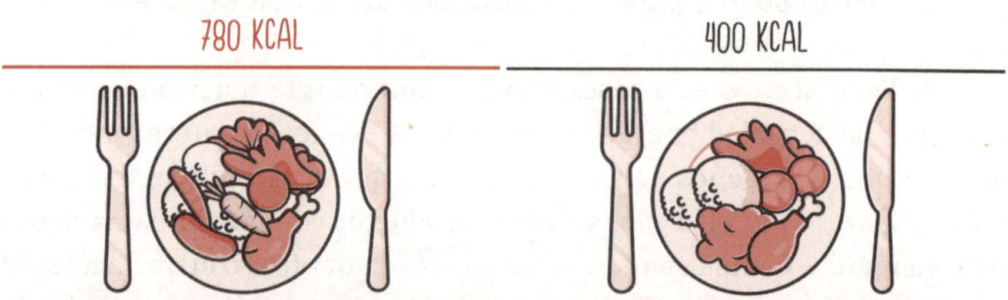
780 KCAL
400 KCAL

Sustituir una parte del arroz por verdura reduce inmediatamente y de forma sencilla el valor calórico del plato.

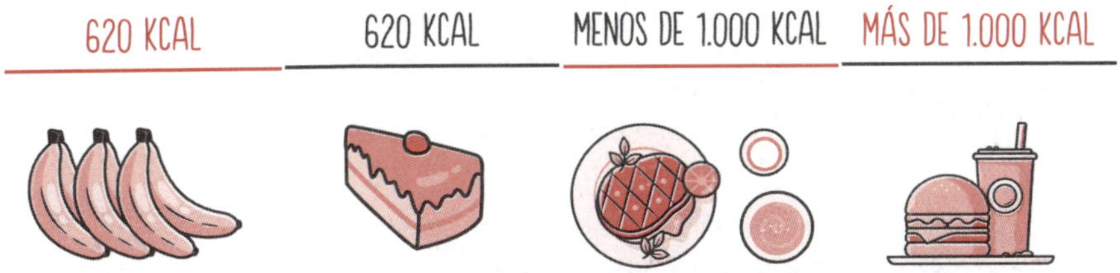

La densidad energética en la práctica: mismas calorías, distinto efecto.

El menú de la izquierda no solo es más saludable, sino también más saciante y menos calórico.

Otro factor que afecta a la densidad energética de un plato es el modo de preparación. Por ejemplo, freír los alimentos no solo supone un problema en sí mismo para la salud, sobre todo cuando no se emplea aceite de oliva virgen extra, sino que también incrementa la densidad energética del plato, porque la grasa es el nutriente más denso en energía.

Ahora bien, ¿qué sucede con las personas que ya consumen muy pocos ultraprocesados y quieren seguir mejorando su composición corporal? Llegados a este punto es el momento de aprender unas cuantas cosas sobre la comida real que pueden ayudarte en tu objetivo.

Al hablar de comida real, es importante tener en cuenta su valor nutricional, es decir, la cantidad y el tipo de nutrientes que contiene. Así, podemos clasificar la comida real según su riqueza nutricional en cuatro grandes grupos:

- Alimentos proteicos
- Alimentos grasos
- Alimentos ricos en almidón
- Alimentos ricos en fibra

Sin embargo, esta es una clasificación a grandes rasgos porque, como seguramente sabes, los alimentos presentan, en realidad, una combinación de nutrientes. Teniendo esto en cuenta, podemos dividir cada una de esas cuatro categorías en otras más concretas:

CLASIFICACIÓN DE LOS ALIMENTOS

ALIMENTOS PROTEICOS	• **Proteínas + grasas:** carnes rojas, aves, pescado, huevos • **Proteínas + carbohidratos simples + grasa:** lácteos desnatados, semidesnatados o enteros
ALIMENTOS GRASOS	• **Grasas:** aceites vírgenes • **Grasas + fibra:** frutos secos y semillas
ALIMENTOS RICOS EN ALMIDONES	• **Carbohidratos complejos:** cereales y derivados, tubérculos • **Carbohidratos complejos + proteínas:** legumbres
ALIMENTOS RICOS EN FIBRA	• **Fibra + agua:** verduras • **Fibra + carbohidratos simples + agua:** frutas
ALIMENTOS RICOS EN AZÚCARES	• **Carbohidratos simples:** fruta desecada, miel

Por supuesto, esta clasificación tiene matices, ya que existen frutas ricas en grasa, como el coco, las olivas o el aguacate, y legumbres con proporciones muy variadas de proteínas y carbohidratos. El siguiente esquema te puede servir para hacerte una mejor idea de esta clasificación:

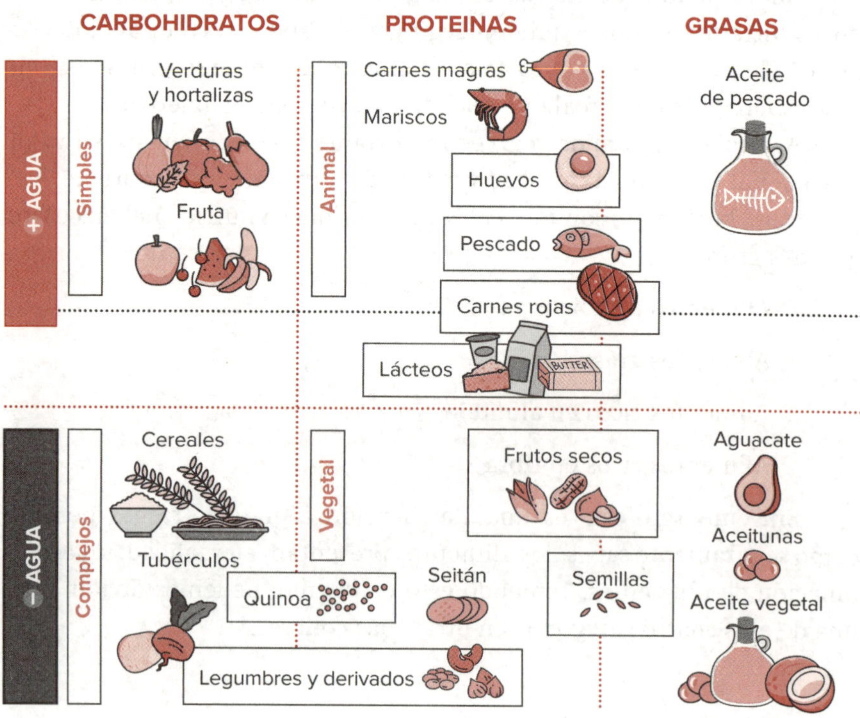

Conocer la composición nutricional de los alimentos resulta muy útil para construir nuestra dieta, ya que nos permite deducir otras características interesantes. Por ejemplo:

→ Los alimentos ricos en proteínas son los más saciantes y presentan una densidad energética moderada-baja.

→ Los alimentos ricos en agua y fibra son muy saciantes y presentan una densidad energética muy baja.

→ Los alimentos ricos en agua presentan una menor densidad energética.

→ Los alimentos deshidratados son más densos en energía que su versión fresca o no deshidratada.

→ Los alimentos con menos agua y más ricos en grasa presentan una mayor densidad energética.

→ Los alimentos ricos en grasa y carbohidratos son muy densos en energía.

Y además:

→ Los alimentos que ocupan un mayor volumen acostumbran a ser más saciantes.

→ Las bebidas que aportan calorías son poco saciantes.

Con toda esta información resulta mucho más fácil saber qué alimentos contribuyen más o menos al déficit calórico y la pérdida de grasa, lo que permite salir del estancamiento a aquellas personas que ya han abandonado el consumo de ultraprocesados pero aún no han alcanzado los resultados deseados. En este escenario y teniendo en cuenta lo anterior, con alguna sencilla modificación en nuestra alimentación podemos seguir perdiendo grasa sin tener que eliminar o restringir nada.

Otra forma relativamente sencilla de construir tu dieta es con la ayuda de una guía; por ejemplo, la de la Escuela de Salud Pública de Harvard, que utiliza las proporciones de un plato «ideal» sin incidir en aspectos como el control de las calorías.

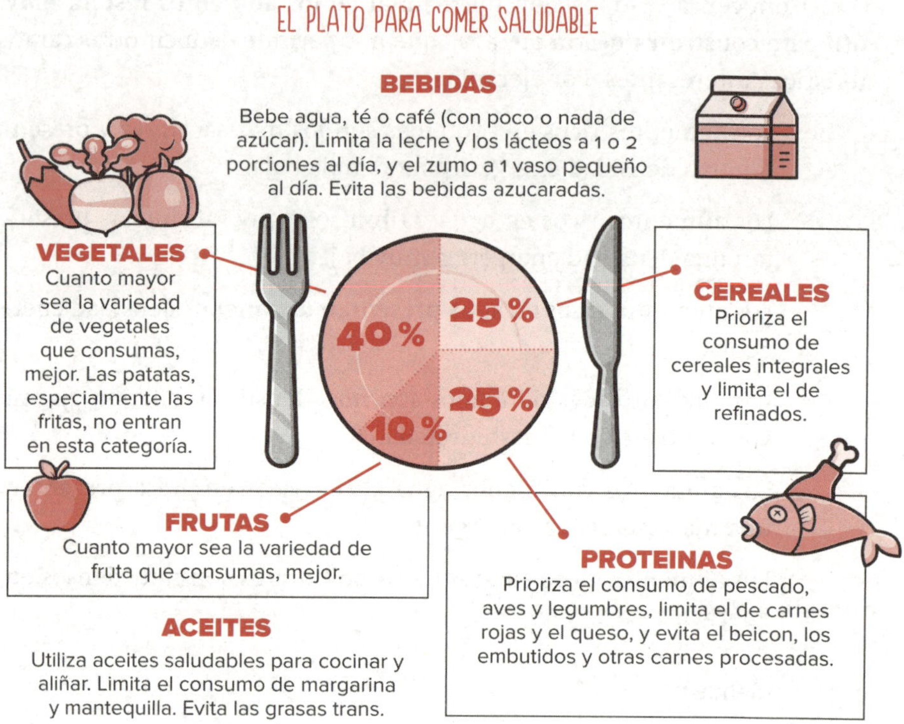

Sin embargo, este modelo tiene algunas limitaciones que pueden ser importantes:

- No está pensado para perder grasa, sino como guía para comer de forma saludable. Aunque, consecuentemente, muchas personas que se adhieren a esta guía terminan perdiendo grasa (al favorecer la creación de un déficit calórico en algunos casos), la finalidad de esta guía no es la pérdida de grasa.
- Las raciones deberían variar en función del tipo y cantidad de ejercicio que lleva a cabo la persona, es decir, para algunas personas, lo representado en este plato podría ser insuficiente y generar un déficit calórico muy grande.
- Da a entender que los platos deben construirse siempre de la misma manera, cuando no tiene que ser siempre así: la fruta puede consumirse en otro momento, fuera de las comidas; los cereales integrales pueden suprimirse, etcétera.

→ Este modelo es recomendable para las personas que pertenecen a los perfiles 1, 2, 3 y 5, y tal vez también para las del 4.

En cualquier caso, antes de empezar a elegir qué alimentos van a conformar nuestra dieta, y en qué cantidades, es recomendable hacer una estimación de nuestro gasto energético para obtener una información aproximada de nuestras necesidades reales. No te preocupes, ya que más adelante se te explicará cómo hacerlo.

En todo caso, avanzo que para calcular el gasto energético hay que tener en cuenta el metabolismo basal o en reposo, es decir, la cantidad de energía necesaria para llevar a cabo todos los procesos vitales del organismo, y la actividad física, es decir, el gasto de energía que conlleva realizar cualquier actividad.

Ninguno de los dos valores son algo fijo o inmutable, sino que varían en función de la persona y de la etapa vital, e incluso la propia actividad puede variar a lo largo de la semana, en función del contexto y el nivel de actividad. Conocer esto es muy importante para ajustar nuestro déficit calórico de forma semanal.

Una de las formas más sencillas de hacerlo es con la aplicación Myrealfood, que también permite conocer la necesidad de los distintos macronutrientes: proteínas, grasas y carbohidratos, para perder grasa. Sin embargo, como hemos dicho, se te proporcionará una herramienta para que tú mismo puedas hacerlo.

Capítulo 8

¿QUÉ ES EL DÉFICIT CALÓRICO Y POR QUÉ ES VITAL PARA PERDER GRASA?

Según la primera ley de la termodinámica, si la energía ingerida y disponible para el metabolismo celular es superior a la energía requerida para llevar a cabo los procesos metabólicos oportunos o si la oferta energética es superior a la demanda se producirá un aumento en las reservas energéticas, mientras que si la demanda energética es superior a la oferta energética se producirá una reducción de las reservas energéticas. Básicamente, el resumen simple de esta teoría es la siguiente: si entra más energía de la que sale, el resultado sería «engordar»; mientras que si sale más energía de la que entra, el resultado sería «adelgazar».

Fácil, ¿no?

Sin embargo, este modelo tiene enormes limitaciones. De hecho, la industria de los ultraprocesados siempre se ha apoyado en este marco para defender su modelo de negocio y sostener que la creciente epidemia de obesidad se debe a un consumo excesivo de calorías y a la falta de ejercicio. Por ejemplo, una conocida marca de refrescos financió y apoyó la Global Energy Balance Network para tener un arma «científica» con la que convencer a los responsables políticos de que las calorías (y no los ultraprocesados) debían ser el centro de la estrategia en la lucha contra la obesidad.[1] Por supuesto, y como ya hemos visto, esta ley también se aplica a menudo en entornos clínicos para buscar una pérdida de peso.

De hecho, lo que se define tradicionalmente como «hacer dieta» no es otra cosa que la expresión de esta ley en forma de una restricción calórica sin ningún tipo de contexto, sin cuidar la adherencia e incluso, en ocasiones, con dietas llenas de ultraprocesados y productos *light* o *zero* que son insanos, poco saciantes, etcétera.

Después de leer la primera y la segunda parte de este libro, ya habrás podido deducir que este modelo que propone «comer menos y moverse más» es excesivamente simplista, e ignora las adaptaciones fisiológicas y psicológicas o conductuales que aparecen a medida que una persona pierde peso y se acerca a sus límites genéticos.

Además, este modelo tampoco tiene en cuenta la interconexión que existe entre la ingesta y el gasto, y asume que el hecho de reducir el primer factor, es decir, comer menos, no tendrá ninguna repercusión sobre el otro. Sin embargo, esto no es así. Hoy sabemos que la ingesta influye sobre todas las variables que participan en el gasto (el metabolismo basal, el efecto térmico de los alimentos, la termogénesis inducida por la actividad y la termogénesis inducida por el ejercicio) debido al componente adaptativo de nuestro organismo.[2] En otras palabras, que comer menos te hará gastar menos y que hacer más ejercicio también puede provocar adaptaciones tanto en la ingesta como en otros componentes del gasto energético.

Por eso, para limitar la aparición y consecuencias de dichas adaptaciones, es muy importante la forma en que conseguimos el déficit calórico, la cantidad de peso que queremos perder y cuánto dura el déficit (a mayor duración, mayor cantidad de adaptaciones). Recuerda que tu biología no sabe por qué quieres perder peso y que la mayoría de los procesos que regulan el gasto energético no son voluntarios, sino que suceden de forma automática a nivel nervioso, endocrino, muscular, adiposo, etcétera.

Por eso, después de conocer la primera ley de la termodinámica, merece la pena hablar también de la segunda, que dicta que las reacciones producidas en nuestras células, y que generan adenosín trifosfato, principal fuente de energía para los procesos celulares, no son perfectamente eficientes, sino que una buena parte de la energía derivada de la oxidación de los distintos macronutrientes se pierde en forma de calor. Por ejemplo, hoy sabemos que el efecto térmico de los alimentos es diferente según la riqueza nutricional. Es decir, la energía necesaria para digerir la comida y absorbe; metabolizar los nutrientes es distinto. De aquí nace esa ventaja de las dietas ligeramente más ricas en proteínas para perder grasa y mantener esa pérdida en el tiempo. La ineficiencia también varía en función de aspectos genéticos y epigenéticos de las personas[3] y constituye otro mecanismo genético que puede ejercer como barrera a la hora de perder peso.

Un error derivado de todo lo anterior es la conocida como regla de las tres mil quinientas kilocalorías, que dicta que para perder medio kilo de grasa hay que generar un déficit semanal de unas tres mil quinientas kilocalorías.

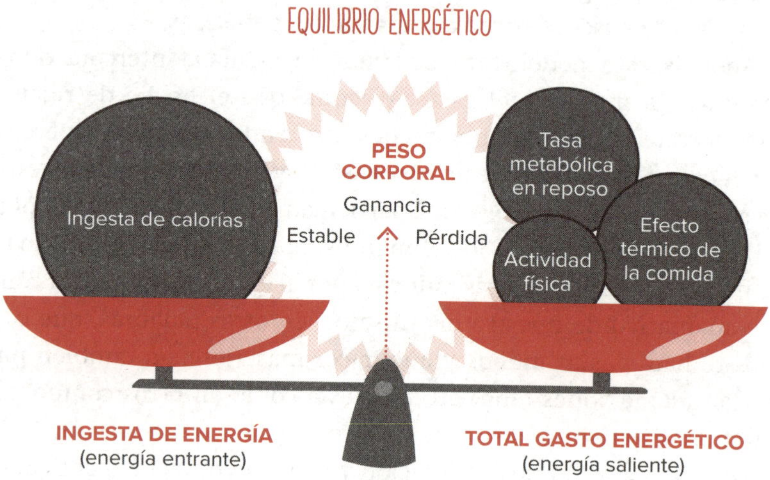

Siguiendo esta máxima, para perder un kilo de grasa bastaría con generar un déficit diario de unas mil kilocalorías durante una semana o de quinientas durante dos. Sin embargo, en la práctica, la pérdida no es un fenómeno lineal y, con el paso del tiempo, puede reducirse o incluso revertirse (efecto rebote). Así, esta regla sobreestima las pérdidas a largo plazo, y ofrece una visión exageradamente optimista de la pérdida de peso.

Sabiendo todo esto, podemos definir la pérdida de peso como el resultado no continuo ni lineal de un balance calórico negativo, que es sensible a las adaptaciones fisiológicas y a la adherencia del sujeto y que no solo afecta al tejido adiposo, sino también al agua corporal, el glucógeno y la masa muscular. Así, podríamos dividir la pérdida de peso en tres etapas o fases bien definidas:[4]

→ **Fase 1:** se produce una pérdida rápida que dura entre unos pocos días y un mes, y que coincide con la pérdida de glucógeno hepático y el agua asociada. Para minimizar la pérdida de masa muscular en esta fase hay que practicar ejercicio, sobre todo, de fuerza, y llevar una dieta con un aporte correcto de proteínas. Durante esta etapa es cuando más se moviliza el tejido visceral, lo que resulta muy interesante para las personas que tienen un nivel elevado de grasa visceral (cuyos peligros ya hemos comentado). También es importante apuntar que las personas con niveles más elevados de grasa tienen cierta ventaja respecto a la pérdida de tejido libre de grasa. De ahí que puedan tolerar un déficit algo mayor que quienes tienen niveles más bajos.[5]

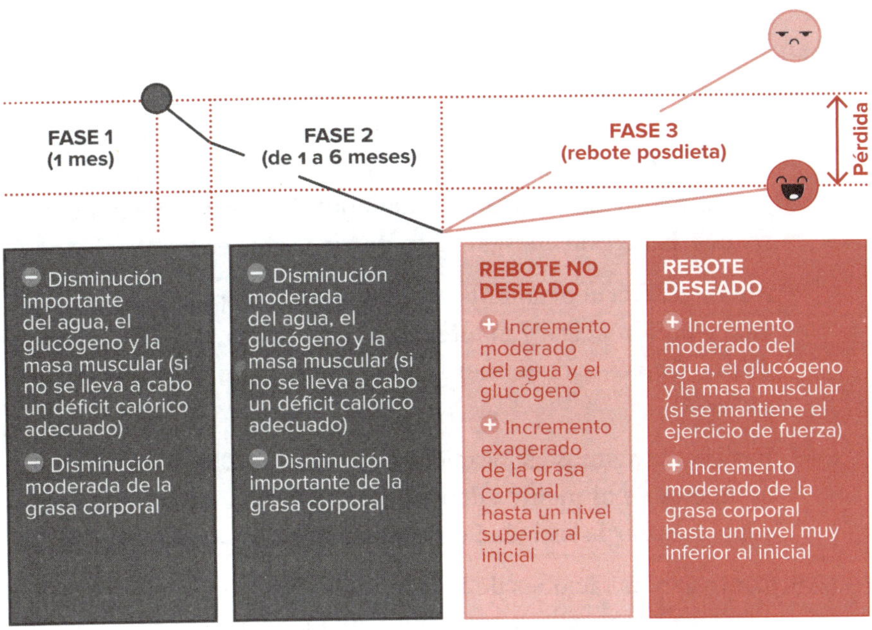

→ **Fase 2:** se empiezan a desarrollar distintas adaptaciones fisiológicas, lo que contribuye al estancamiento. Se reduce el gasto energético mediante la disminución del metabolismo basal y la termogénesis inducida por la dieta y por la actividad y el ejercicio. Estas adaptaciones están influidas por la cantidad de peso perdido y la duración del déficit calórico, y afectan también a la ingesta; por ejemplo, aumentan el apetito y los antojos. A modo de ejemplo, durante el experimento de Minnesota, mencionado en la segunda parte, una pérdida de peso de seis meses provocó una reducción del gasto energético de casi el 45 % y un incremento de la ingesta del 160 % de las necesidades energéticas.[6]

→ **Fase 3:** se recupera peso. Esta fase, conocida como «efecto rebote», es inevitable, ya que después de un periodo de déficit calórico debemos volver a incrementar la ingesta de calorías, aunque existen formas de minimizarlo.

Estrategias para instaurar un déficit calórico

Mediante la alteración de la ingesta

→ Reducir la ingesta de alimentos con mayor densidad energética e incrementar la de alimentos con menor densidad energética. **Objetivo:** platos más saciantes que contribuyan indirectamente a reducir la ingesta energética y controlar el apetito.

→ Alterar la frecuencia de las comidas para adaptarlas al estilo de vida y preferencias, y mantener así una buena saciedad entre comidas. **Objetivo:** mantener la adherencia a la dieta y gestionar la saciedad.

→ Incorporar ayunos esporádicos o habituales. **Objetivo:** mantener la ingesta de alimentos dentro del objetivo calórico. Puede ayudar a mejorar la saciedad en algunas personas.

→ Controlar las raciones de los alimentos más densos en energía y adaptar el consumo de estos a la actividad física diaria. **Objetivo:** mantener la ingesta de alimentos dentro del objetivo calórico.

→ Añadir más verduras en las comidas principales e introducir algún primero en forma de ensalada, sopa o cremas de verduras. **Objetivo:** incrementar la saciedad antes de comer.

→ Controlar el aceite que se utiliza para cocinar y aliñar. **Objetivo:** mantener la ingesta dentro del objetivo calórico.

- → Controlar la ingesta de calorías líquidas priorizando siempre el consumo de agua. **Objetivo:** mantener la ingesta dentro del objetivo calórico.
- → Controlar la ingesta entre horas y priorizar en este caso los alimentos con baja densidad energética y mayor capacidad saciante. **Objetivo:** ayudar a mantener la ingesta dentro del objetivo calórico y controlar la saciedad.
- → Incrementar el consumo de alimentos proteicos (huevos, carne, pescado, legumbre, queso, etcétera) en las comidas principales. **Objetivo:** mejorar la saciedad, incrementar la termogénesis y contribuir al mantenimiento de la masa muscular.
- → Intentar adaptar las comidas sociales a nuestros objetivos. **Objetivo:** controlar la ingesta para evitar picos que limiten o anulen completamente el déficit semanal.

Mediante la alteración del gasto energético

- → Establecer un objetivo realista de pasos diarios. **Objetivo:** incrementar la actividad y mejorar la salud.
- → Priorizar el desplazamiento a pie o en bici. **Objetivo:** incrementar la actividad y mejorar la salud.
- → Priorizar el uso de las escaleras frente al ascensor y las escaleras mecánicas. **Objetivo:** incrementar la actividad y mejorar la salud.
- → Al usar el transporte público, bajarse una o dos paradas antes de llegar al destino y completar el trayecto a pie. **Objetivo:** incrementar la actividad y mejorar la salud.
- → Bailar. **Objetivo:** incrementar la actividad y mejorar la adherencia a la actividad física (si se disfruta con este tipo de actividad).
- → Incorporar ejercicios de fuerza a la planificación de ejercicio físico. Se recomienda empezar con dos días e ir aumentando la frecuencia en función de horarios y preferencias. **Objetivo:** incrementar la actividad y, sobre todo, contribuir al mantenimiento de la masa muscular y a mejorar la composición corporal.

- → Hacer senderismo los fines de semana. **Objetivo:** incrementar la actividad y mejorar la adherencia a la actividad física (si se disfruta con este tipo de actividad).
- → Practicar cualquier deporte. **Objetivo:** incrementar la actividad y mejorar la adherencia a la actividad física (si se disfruta con este tipo de actividad).

Mi recomendación es no intentar hacerlo todo al mismo tiempo. De hecho, la mayoría de las personas pueden mejorar su composición corporal implementando solo algunas de estas estrategias. Eso sí, lo mejor es incorporar cambios tanto en la ingesta como en el gasto, ya que si solo se altera uno de los dos factores es más sencillo que aparezcan los mecanismos fisiológicos de compensación.

En muchos casos (me atrevería a decir que en la mayoría), no es necesario tener un conocimiento exacto sobre las calorías que se necesitan para generar un déficit calórico. Con herramientas vistas anteriormente, como el plato saludable, cuidando medianamente las proporciones, eligiendo los alimentos más saciantes y siendo consciente de aspectos como la densidad energética es más que suficiente para generar un déficit calórico de una forma más o menos intuitiva. Sin embargo, en otros casos (en los que sea necesario «hilar más fino») será necesario conocer el gasto energético y calcular el déficit calórico a partir de este dato. También esto puede llegar a ser importante en caso de estancamiento. En todo caso, para esto será necesario primero conocer el estado de nuestra composición corporal, dato que será relevante también para conocer nuestro punto de partida.

¿Cómo evaluar nuestra composición corporal?

Conocer el estado de tu composición corporal es sumamente importante para dos cuestiones:

1. Para poder saber en qué punto estás y descubrir si progresas o no, y utilizar esto a tu favor (motivarte, por ejemplo).
2. Para poder hallar tu metabolismo basal y tu gasto energético.

Lo primero es intuitivo: si no sabes cuál es tu composición corporal inicial, no sabrás hasta qué punto debes y puedes llegar. Tampoco podrás estimar el tiempo (realista) necesario para lograr tu objetivo, ni nada relacionado. Por ello, conocer esto es vital.

Por otro lado, de las medidas concretas que tomes, podrás hallar tu masa libre de grasa que es un componente con alta actividad metabólica. De hecho, este compartimento será un indicador clave de tus necesidades calóricas y, por ende, nutricionales. Más músculo indicará que necesitas más energía. De ahí, una de las claves de cuidar tu masa muscular.

Para facilitar el conocimiento del estado de tu composición corporal, encontrarás una herramienta en formato Excel que podrás descargar a través del código QR que encontrarás en la página 185. Con esta herramienta, de forma automatizada y a partir de una serie de datos de fácil registro, podrás calcular una serie de parámetros como:

- Índice de masa corporal
- Índice cintura/cadera
- Índice cintura/altura
- Índice de redondez corporal
- Índice de masa libre de grasa
- Porcentaje de grasa corporal (a partir de la media de siete fórmulas diferentes)

Podemos considerar el último de estos parámetros (porcentaje de grasa corporal) como el más importante para conocer el estado de la composición corporal. En la primera hoja de la herramienta que podrás descargar, titulada «Instrucciones», se te explicará cómo medir cada perímetro y en la segunda hoja, «Análisis», deberás incluir esas medidas en los respectivos recuadros. Solo deberás completar:

- Edad
- Altura (m)
- Cintura (cm)
- Cadera (cm)
- Cuello (cm)
- Peso (kg)

Una vez rellenados estos datos, automáticamente la plantilla calculará entre otras cosas:

- Masa libre de grasa (en kg) conformada por tejidos como el músculo, masa ósea, glucógeno, etcétera
- Masa grasa o grasa corporal (en kg)
- Total (en kg), que sería el número que marca la báscula de tu baño

Además de esto, la herramienta te proporcionará otros parámetros para que puedas tener una visión más global de tu estado corporal y que podrás encontrar en la hoja «Análisis». Es decir, estos datos te ayudarán a generar una mejor valoración de tu realidad física. Recuerda que son solo números y «categorías» que no deben evaluarse de una forma estrictamente emocional. No caigas en el error de pensar que esos números te definen y encasillan. Distánciate emocionalmente de las cifras si observas que te hacen sentir mal.

Una vez conozcas el estado de tu composición corporal, podrás dar los siguientes pasos:

- Calcular tu gasto energético
- Establecer un límite temporal para conseguir tu objetivo (la presencia de más grasa requerirá algo más de tiempo que unos menores niveles de grasa)

¿Cómo calcular el gasto energético?

Para esto es importante conocer primero el estado de nuestra composición corporal, ya que nuestra masa libre de grasa será el principal predictor de nuestro metabolismo basal, tal como hemos comentado. Una vez conocido el metabolismo basal solo hará falta hallar un factor de actividad adecuado para conocer las calorías aproximadas que necesitamos al día. A diferencia de lo que sucede con el metabolismo basal –que se mantiene bastante estable–, salvo que estemos en déficit calórico o perdiendo peso, el factor de actividad sí puede sufrir variaciones bastante significativas a lo largo de una semana y esto influir en el gasto energético. Por ejemplo, un domingo de senderismo puede disparar nuestra actividad (factor de actividad), mientras que mantenernos sedentarios durante la semana puede hacer que nuestro factor de actividad se mantenga más bajo de lo que creemos. Muchos estancamientos a la hora de perder grasa vienen precisamente por una mala estimación de nuestra actividad: solemos creer que nos movemos más de lo que realmente nos movemos y solemos creer que comemos menos de lo que realmente comemos. Mantenernos lo más cerca posible de la realidad es fundamental para lograr el objetivo deseado.

Como ya hemos comentado, en la página 185 encontrarás un código QR para descargar la herramienta en formato Excel y automatizar el cálculo del gasto energético a partir de datos que fácilmente puedes tomar en tu casa con una báscula y una cinta métrica. Recuerda que en la primera hoja del Excel se te facilitarán las instrucciones para hacer una correcta medición. Puede que necesites ayuda para alguna en concreto.

A partir de aquí, en la tercera hoja de la herramienta, titulada «Gasto energético», se calculará, a partir de la media de distintas fórmulas, primero, tu metabolismo basal (más correctamente, tasa metabólica en reposo) al que deberás incluir un factor de actividad para conocer tu gasto energético total:

→ Persona extremadamente sedentaria
→ Persona sedentaria
→ Persona ligeramente activa
→ Persona moderadamente activa
→ Persona activa
→ Persona muy activa

En esta hoja, lo más importante será encontrar el factor de actividad y ejercicio que más se adapta a tu realidad. ¿Cómo puedes saber a cuál de las categorías perteneces? En la misma hoja de Excel se te proporcionará información para que puedas aproximarte lo más cerca posible a tus requerimientos. Para una mayor exactitud, a ese factor de actividad deberás sumar un factor de ejercicio en caso de que hagas algún tipo de ejercicio concreto. Básicamente, una buena aproximación de la actividad son los pasos que das al día para desplazarte, mientras que el ejercicio hace referencia a las actividades que haces a mayor intensidad y que de alguna forma están planificadas para mejorar alguna aptitud física (entrenar fuerza, nadar, correr, etcétera).

Un apunte importante a la hora de conocer la tasa metabólica basal y el gasto energético es el de la necesidad de utilizar el «peso corregido» en caso de la presencia de obesidad y/o un porcentaje de grasa que indique la presencia de exceso de grasa (ver segunda hoja de la herramienta). Esto es relativamente importante aquí, ya que el peso corregido permite no sobreestimar el gasto energético. Aplicando este cálculo ya automatizado en la hoja te ayudará a ajustarte mejor a tus necesidades calóricas diarias.

Una vez conocido tu gasto energético:

- En primer lugar, podrás aplicar un déficit calórico «ligero», «moderado», «elevado» o «muy elevado» según los conocimientos que ya tienes. En el siguiente apartado se profundizará sobre la cuestión del déficit calórico. También podrás optar por elegir otro objetivo distinto, como construir músculo o elegir unas calorías más próximas al mantenimiento.
- En segundo lugar, elegir una distribución de macronutrientes ideal para ti. En la propia hoja de Excel se proponen distintos intervalos para los diferentes nutrientes.

    - **Proteína:** de 1,2 a 2 gramos por kg de peso.
    - **Grasas:** de 0,8 a 1,2 gramos por kg de peso.
    - **Carbohidratos:** la diferencia hasta completar las calorías para el objetivo. Este recuadro se completa automáticamente, por lo que no necesitas añadir o tocar nada.

En la tabla se proporcionarán los siguientes datos:

- Gramos de cada nutriente (proteínas, carbohidratos y grasas)
- Calorías de cada nutriente y el total calórico diario

Básicamente, esto nos permite transformar las calorías en nutrientes, los nutrientes en alimentos y los alimentos en un «plan» dirigido a perder grasa. Esto lo puedes hacer de forma manual, ayudándote de guías o tablas de composición de alimentos como la de la BEDCA (<https://www.bedca.net/bdpub/>), o de forma automatizada a través de aplicaciones como la nuestra (Myrealfood).

Si el «modelo del plato» es recomendable para las personas que pertenecen a los perfiles 1, 2, 3 y 5, y tal vez también para las del 4, conocer de esta forma tan minuciosa los requerimientos energéticos solo puede ser recomendable para una minoría de perfiles que ya hacen las cosas medianamente bien o para personas que se han estancado y desconocen el motivo. De esta herramienta se podrían beneficiar mucho más los perfiles 6, 8 y quizá también el perfil 7. Por supuesto, como se mencionó en su respectivo apartado, los perfiles 9 y 10 no deberían buscar en primer lugar «perder grasa» por sí mismos y, en concreto, el perfil 9 no debería atender a esta forma de control más estricta.

A través del siguiente código QR podrás acceder a la web Realfooding y descargar la herramienta para hacer tus propios cálculos:

¿Cómo calcular el déficit calórico?

Existen dos métodos para calcular el déficit calórico necesario, que pueden ser complementarios.

Método 1

Consiste en estimar nuestro gasto energético total y restar entre un 20 % y un 30 % de las calorías, según la magnitud del déficit que busquemos. Esta magnitud es importante, ya que de ella depende que la pérdida semanal sea suave, moderada o agresiva. Las personas con un mayor gasto energético (por ejemplo, una persona con obesidad) pueden permitirse un mayor déficit que quienes tienen un gasto energético menor. No te preocupes si lo ves muy abstracto o teórico, en la herramienta en formato Excel se te aportará una forma automática de generar un déficit calórico «ligero», «moderado», «elevado» o «muy elevado».

Veamos un ejemplo en forma de cuadro para entender que, a mayor gasto energético, mayor podría ser el déficit calórico:

GASTO ENERGÉTICO (KCAL)	DÉFICIT SUAVE (−20 %)	DÉFICIT MODERADO (−25 %)	DÉFICIT AGRESIVO (−30 %)
2.200	1.760	1.650	1.540
2.300	1.840	1.725	1.610
2.400	1.920	1.800	1.680
2.500	2.000	1.875	1.750

GASTO ENERGÉTICO (KCAL)	DÉFICIT SUAVE (−20 %)	DÉFICIT MODERADO (−25 %)	DÉFICIT AGRESIVO (−30 %)
2.600	2.080	1.950	1.820
2.700	2.160	2.025	1.890
2.800	2.240	2.100	1.960
2.900	2.320	2.175	2.030
3.000	2.400	2.250	2.100

Método 2

Consiste en llevar un diario de los alimentos ingeridos que registre la mayor cantidad posible de información sobre el tipo de producto consumido, su valor nutricional y energético, el tamaño de la porción e incluso aspectos como el momento del día, el lugar, etcétera. Veamos un ejemplo:

DÍA 1	DESCRIPCIÓN	MACRONUTRIENTES Y CALORÍAS
COMIDA 1	• Café con un poco de leche. • 1 pieza de fruta. • 1 rebanada de 50 g de pan con 50 g de queso fresco, tomate, 1 cucharada de aceite de oliva virgen extra (10-15 g) y un puñado (30 g) de frutos secos.	• Proteínas: • Grasas: • Carbohidratos: • Kilocalorías:
COMIDA 2	• 1 yogur natural con 2 dátiles. • 1 manzana.	• Proteínas: • Grasas: • Carbohidratos: • Kilocalorías:
COMIDA 3	• Una ensalada de verduras y hortalizas con 2 cucharadas de aceite de oliva virgen extra (20-25 g). • Filete de salmón (125 g) a la plancha con espárragos trigueros. • Pasta (60 g en crudo).	• Proteínas: • Grasas: • Carbohidratos: • Kilocalorías:
COMIDA 4	• Berenjena al horno rellena con queso (40 g), 2 huevos, cebolla y tomate. • 1 pieza de fruta.	• Proteínas: • Grasas: • Carbohidratos: • Kilocalorías:
		TOTAL:

Este registro es importante por varios motivos:

- → Permite valorar de forma objetiva lo que se come sin caer en sesgos (muy probables cuando no existe un registro).
- → Permite conocer el punto de partida y dónde se está en cada momento. A medida que perdamos peso, el gasto energético se irá reduciendo y, en consecuencia, habrá que reducir la ingesta para mantener el déficit. Esta reducción no se da en la mayor parte de las intervenciones, y es la principal causa de estancamiento y abandono.[7] En este punto, puede ser útil sustituir en alguna comida alguna ración de alimentos con mayor densidad energética (cereales, tubérculos o frutos secos) por alimentos con una menor densidad energética (frutas, verduras u hortalizas).
- → Permite comprobar que, a menudo, comemos más de lo que creemos, y lo cierto es que existen alimentos saludables muy densos en energía, que pueden sabotear la pérdida de peso porque nos alejan del déficit calórico.

Cada uno de estos dos métodos tiene ventajas e inconvenientes. Vamos a verlos.

	MÉTODO 1	MÉTODO 2
VENTAJAS	Proporciona una visión global del gasto energético, aunque solo sea una estimación.	Proporciona una visión global de la ingesta, lo que nos permite tomar decisiones en caso de estancamiento.
INCONVENIENTES	Debe ir acompañado de algún tipo de registro, ya sea mediante un diario físico o una *app* (por ejemplo, Myrealfood).	. Llevar un registro puede resultar muy tedioso para muchas personas. De hecho, no todo el mundo se beneficia de este grado de control.

¿Cómo controlar el déficit calórico?

La forma más sencilla y práctica de gestionar el déficit calórico es mediante la tasa semanal de pérdida de peso. Es decir, conocer cuánto peso hemos perdido en una semana nos ofrece pistas sobre la magnitud del déficit que estamos generando. Es útil recordar que podemos estar en déficit calórico y que esto no se refleje en una pérdida de peso debido a distintos factores, como los cambios que se producen en los compartimentos de líquidos corporales de las mujeres durante la menstruación, o por el consumo de determinados fármacos. En estos casos, y para obtener resultados más fiables, es recomendable medir el peso cada dos semanas, en lugar de semanalmente. Es importante que sepas que se puede perder grasa, pero no peso, por esto mismo.

¿Cuánto peso es recomendable perder cada semana?

En personas sin obesidad, la pérdida debería ajustarse a lo que se indica en el recuadro siguiente. Es preferible que las personas con niveles bajos de grasa corporal (inferior al 15 %-18 % en hombres y al 23 %-25 % en mujeres) que deciden perder grasa lo hagan de forma lenta (pérdidas inferiores o iguales al 0,5 % de su peso cada semana) para atenuar las posibles adaptaciones y minimizar la pérdida de masa libre de grasa.[8] En cualquier caso, es muy posible que la tasa de pérdida se reduzca a medida que avancen las semanas siguiendo el modelo de tres fases que hemos visto anteriormente.

PESO	DÉFICIT MODERADO		DÉFICIT AGRESIVO		OBJETIVO
Menos de 60 kg	Entre el 0,5 % y el 1 %	Entre 300 y 600 g cada semana	1,5 %	900 g cada semana	No suele haber motivos clínicos para este tipo de pérdida de peso, solo estéticos.
Menos de 70 kg	Entre el 1 % y el 1,5 %	Entre 350 y 700 g cada semana	1,5 %	1 kg cada semana	

En cuanto a las personas con obesidad, aunque suele decirse que no es recomendable perder peso rápidamente al principio, hay metaanálisis que indican que, en su caso, la pérdida rápida no es problemática.[9] También sabemos que una persona con obesidad obtiene muchos beneficios tras perder entre un 5 % y un 10 % de su peso inicial (que equivale a entre 4,5 y 9 kilos en una persona de 100 kilos). A partir de ahí, y teniendo en cuenta que el 80 % de las personas que pierden peso lo recuperan al cabo de un año, el 85 %, al cabo de dos y el 95 % al cabo de tres, hay que evaluar cualquier pérdida con cautela y sin excesivo optimismo, sobre todo si no va acompañada de un cambio de hábitos que protejan del efecto rebote no deseado.[10]

Cabe recordar que cuando una persona con obesidad pierde peso no solo disminuyen significativamente los factores de riesgo de enfermedades graves (hipertensión, diabetes, cáncer, etcétera), sino que también mejora su capacidad para llevar a cabo tareas que antes no podía realizar a causa de su peso, como, por ejemplo, subir escaleras. El aumento de la movilidad es uno de los factores más interesantes de la pérdida de peso en personas con obesidad, ya que sirve como incentivo para aumentar la actividad y el ejercicio.

En cualquier caso, hay que evitar marcar objetivos poco realistas, tanto en lo relativo a la cantidad de peso que se quiere perder como al tiempo en que vaya a hacerse, y hay que tener siempre en cuenta las condiciones y circunstancias personales. Lo mejor es que la pérdida tenga lugar a un ritmo cómodo para la persona y que normalice la ingesta, es decir, que haga un parón, al alcanzar un objetivo «clínicamente relevante», antes de acometer un nuevo periodo de pérdida. Para facilitar cualquier acercamiento a un objetivo realista, se presenta en la última hoja del Excel una herramienta que tiene como objetivo ayudarte a estimar cuánto tiempo podrías tardar en alcanzar un porcentaje de grasa determinado. Por ejemplo, si presentas un porcentaje de grasa del 30, esta hoja te ayudaría a generar una estimación del tiempo (en semanas) para alcanzar un porcentaje del 25 asumiendo aspectos como el tamaño del déficit calórico aplicado. En esta hoja, tú solo deberás rellenar el cuadrado del «porcentaje de grasa objetivo». En todo caso, lo expuesto no es algo totalmente exacto, ya que la pérdida, al fin y al cabo, depende de muchos factores, como hemos visto, pero puede ayudarte de alguna forma a valorar los tiempos.

De hecho, como ya hemos explicado en la primera parte del libro, las personas con obesidad son mucho más sensibles a las adaptaciones producidas tras una pérdida de peso y a las recompensas alimentarias, y tienden a presentar más barreras para hacer ejercicio. Por lo tanto, en su caso, cualquier déficit calórico debe llevarse a cabo con mucho cuidado. En realidad, en este contexto, lo más sencillo es centrarse en mejorar los hábitos, el autoconcepto (dejar atrás el «yo gordo»), las estrategias de afrontamiento, la salud emocional, el entorno, etcétera.

En todo caso, cualquier mejora de hábitos será mucho más eficaz, sobre todo a largo plazo, que centrar la intervención en cálculos que podrían llegar a ser superficiales e incluso dañinos en este contexto.

PESO	DÉFICIT MODERADO		DÉFICIT AGRESIVO		PÉRDIDA CLÍNICAMENTE RELEVANTE (ENTRE EL 5 % Y EL 10 % DEL PESO INICIAL)
Más de 90 kg	1,5 %	1,4 kg cada semana	2 %	1,8 kg cada semana	Entre 4,5 y 9 kg
Más de 100 kg	2 %	2 kg cada semana	2,5 %	2,5 kg cada semana	Entre 5 y 10 kg
Más de 110 kg	2 %	2,2 kg cada semana	2,5 %	2,8 kg cada semana	Entre 5,5 y 11 kg
Más de 120 kg	2,5 %	3 kg cada semana	3 %	3,6 kg cada semana	Entre 6 y 12 kg

Capítulo 9

¿QUÉ ES LA ADHERENCIA Y POR QUÉ ES FUNDAMENTAL PARA PERDER GRASA?

Como se apuntó en la primera parte del libro, la Organización Mundial de la Salud define la adherencia como el grado de cumplimiento con una intervención propuesta. Siempre se ha dicho que la mejor dieta es la que se hace, aunque la adherencia no se aplica solo a la dieta, sino a cualquier intervención, sea del tipo que sea, también relacionada con el ejercicio, intervención farmacológica, etcétera. Por otro lado, se sabe que la baja adherencia es el principal factor que contribuye al abandono de los planes de pérdida de grasa y, en consecuencia, a la recuperación del peso perdido.

Algunas estrategias para mejorar la adherencia ya han sido comentadas anteriormente, como por ejemplo planificar, incorporar alimentos saciantes a nuestra dieta o ser flexibles (recuerda que puedes incluir hasta un 10% de comidas libres en tu planificación). Sin embargo, una de las formas más eficaces de hacerlo es establecer objetivos de pérdida de peso realistas.

Cómo establecer objetivos de pérdida de peso realistas

Existen distintos tipos de objetivos, que se clasifican en función de su factor determinante. Elegir el más adecuado pasa por determinar qué factor o factores te resultan más fáciles de monitorizar o cuáles te motivan más.

Debes tener en cuenta que elegir un objetivo u otro tiene un coste de oportunidad –el tiempo que le dediques no se lo podrás dedicar a otra cosa– y un coste en forma de esfuerzo, sacrificio, cambio de hábitos, etcétera. Por otro lado, debes tener claro que hay objetivos ligados a factores externos, como podría ser «perder peso», mientras que otros solo dependen de tareas o acciones concretas, como, por ejemplo, «beber dos litros de agua diarios».

Objetivos centrados en el factor tiempo

Objetivos a largo plazo

Se trata de objetivos poco concretos, como, por ejemplo, perder grasa, ganar músculo, optimizar la salud, descansar mejor, etcétera, que acostumbran a centrarse en el resultado. Tienen el inconveniente de que, a menudo, compiten entre sí, por lo que hay que priorizarlos de alguna manera. Por ejemplo, es difícil querer perder grasa y ganar músculo de forma relevante al mismo tiempo. Deberás priorizar una cosa por encima de la otra.

Objetivos a corto plazo

Son objetivos concretos, medibles, alcanzables, relevantes, limitados en el tiempo y con recompensas inmediatas. A menudo, un objetivo a largo plazo puede desglosarse en objetivos a corto plazo.

CONCRETO	¿Qué?	Perder 5 kg
MEDIBLE	¿Cómo voy a monitorizar mi progreso?	Voy a pesarme todas las semanas en las mismas circunstancias (momento del día, ropa, etcétera).
ALCANZABLE	¿Se trata de un objetivo realista teniendo en cuenta mis circunstancias?	En estos momentos no estoy sometido a mucho estrés y tengo un buen control sobre mi vida.
RELEVANTE	¿Se trata de un objetivo coherente con mis objetivos a largo plazo? ¿Me atrae de alguna manera?	Estoy suficientemente motivado para llevarlo a cabo. Me parece un reto interesante que puede proporcionarme conocimientos nuevos.
LIMITADO EN EL TIEMPO	¿En cuánto tiempo voy a llevarlo a cabo?	Dos meses.
CON RECOMPENSA INMEDIATA	¿Qué recompensas obtendré al cumplir el objetivo?	Obtendré una mejora estética (algo importante para mí), y la mejora de hábitos que conlleva me ayudará a estar más saludable.

Objetivos centrados en el factor exigencia

Objetivos que suponen un desafío

Son objetivos con un nivel de exigencia alto y que suponen un grado de compromiso elevado, como podría ser incorporar nuevas recetas a tu repertorio si no sabes y no te gusta cocinar o decidir levantarte media hora antes dos días por semana para hacer ejercicio.

Objetivos de conciliación

Son objetivos que resultan sencillos de mantener porque no suponen un gran esfuerzo; por ejemplo, buscar nuevas alternativas para el desayuno si esa es tu comida preferida del día; tener siempre a mano verdura refrigerada, congelada o en conserva si es un alimento que te gusta, o buscar a alguien con quien ir al gimnasio si te gusta hacer ejercicio pero te aburre hacerlo solo.

Objetivos centrados en el factor orientación

Objetivos de resultado

Son objetivos que se alcanzan cuando se logra algo. Por ejemplo, perder la grasa deseada. Logro sería el sinónimo de eficacia.

Objetivos de habilidades

Son objetivos más basados en la acción y el aprendizaje que en el resultado obtenido. Por ejemplo, un objetivo de habilidad sería hacer una tarea que sabes que es positiva para alcanzar un objetivo de resultado o en aprender a hacer algo nuevo que también esperas que sea positivo. Son tareas que puedes apuntar y tachar de una lista una vez cumplidas. La acumulación de estas pequeñas tareas es la que te acerca a tus objetivos.

A diferencia de los objetivos resultado, los objetivos de habilidad están más ligados con el medio que con el fin en sí mismo. Son, por tanto, objetivos más ligados a la eficiencia (al desarrollo de un método o herramienta para lograr algo). Por ejemplo, en lo que se refiere a perder grasa, ahora sabes que no sirve de nada lograr ese objetivo si los medios empleados para alcanzar esa meta no son saludables ni tampoco sostenibles. Básicamente, el fin no justifica los medios.

Serían objetivos de acción o habilidad:

- Incluir una fruta en el desayuno (tarea/acción)
- Comprar verdura en conserva o congelada (tarea/acción)
- Planificar las comidas de la semana el domingo por la tarde (tarea/acción)
- Aprender una receta nueva todas las semanas (tarea/acción)

Por tanto, ante lo expuesto respecto a los objetivos, podemos concluir que a la hora de plantear objetivos debes tener en cuenta aspectos como la temporalidad (objetivos a largo plazo vs. corto plazo), la exigencia (objetivos más difíciles vs. más fáciles) o la orientación (objetivos de resultado vs. de habilidad).

Identifica los principales determinantes personales de tu aumento de peso

Saber qué propició tu aumento de peso te permitirá establecer una intervención más eficaz. Para ello, te propongo un cuestionario basado en la información que hemos abordado en las dos primeras partes del libro y que te ayudará a reflexionar sobre este tema. Recuerda también que tu aumento de peso puede tener distintas causas y que, aunque tenga un componente genético importante, esto no significa que no tenga solución.

- ¿Has tenido sobrepeso/obesidad desde la niñez?
- ¿Tienes familiares que tienen o han tenido obesidad?
- ¿Tu alimentación es, en general, poco saciante y rica en ultraprocesados?
- ¿Vives en un entorno laboral o familiar obesogénico?
- ¿Tienes tendencia a seguir comiendo aunque ya estés saciado? Por ejemplo, ¿pides postre aunque ya no puedas más?
- ¿Tienes tendencia a picar entre horas?
- ¿Tu ocio suele desarrollarse en torno a la comida? ¿Acudes a muchas comidas sociales?

- ¿Sueles ingerir refrescos o alcohol?
- ¿Tienes comorbilidades psicológicas, como depresión, ansiedad, tendencia a los atracones, etcétera?
- ¿Puedes relacionar tu ganancia con algún cambio vital: por ejemplo, consumo de fármacos o enfermedad, embarazo, divorcio, matrimonio, cambio de trabajo, etcétera?
- ¿Tienes un patrón cíclico de aumento de peso que coincide, por ejemplo, con periodos de vacaciones, de desempleo, de estrés, etcétera?
- ¿Tu aumento de peso ha sido gradual a lo largo de los años?
- ¿Has intentado perder peso sin éxito más de una vez?
- ¿Disminuyeron tus niveles de ejercicio o actividad antes de empezar a subir de peso?
- ¿Crees que la ansiedad, el estrés o los cambios en el estado de ánimo influyen desfavorablemente en tus hábitos?

Identifica los principales determinantes personales de tu fracaso en los intentos anteriores de perder peso

Identificar los errores anteriores es clave para no volver a caer en ellos. Una vez más, te propongo un cuestionario para que reflexiones sobre cómo han ido las cosas hasta ahora y cómo puedes cambiarlas en adelante.

- ¿Tu dieta era demasiado restrictiva?
- ¿Tu dieta era poco saciante?
- ¿Tu dieta era poco apetitosa?
- ¿Abusaste de los suplementos y dejaste de lado lo importante?
- ¿Anulabas los avances que hacías durante la semana con los excesos de los fines de semana?
- ¿Tus objetivos no estaban adaptados a tu vida laboral y social?
- ¿Tenías unas expectativas exageradas?

- → ¿Consumías alcohol y refrescos?
- → ¿Caías en el aburrimiento y la monotonía?
- → ¿Tenías mucha hambre en determinados momentos del día?
- → ¿No dedicabas suficiente tiempo a los autocuidados?
- → ¿Perder peso te suponía demasiado esfuerzo?
- → ¿Te daba pereza cocinar o hacer ejercicio?
- → ¿Era el momento idóneo para perder peso?

Cómo abordar las barreras típicas a la hora de perder peso

Existen seis tipos de barreras típicas a la hora de perder peso, que clasifican la totalidad de los problemas a los que puedes enfrentarte cuando decides iniciar una pérdida de grasa y una mejora de la composición corporal. Vamos a verlos.

TIPO DE BARRERA	EJEMPLOS	
BARRERAS RELACIONADAS CON LA PLANIFICACIÓN	• No saber planificar, lo que afecta a los horarios de las comidas, al entrenamiento, a la compra, a la cocina, etcétera.	• No saber priorizar. • Llegar a casa y comer cualquier cosa porque no hay nada preparado.
BARRERAS RELACIONADAS CON LOS HÁBITOS DIETÉTICOS	• Desayunar mal. • No comer verdura en comidas principales. • No comer fruta como opción prioritaria en postres y *snacks*. • Consumir precocinados y *snacks* ultraprocesados a menudo.	• No saber medir las porciones. • Picotear a menudo. • Beber refrescos. • No controlar bien el hambre ni identificar qué alimentos resultan más saciantes. • Comer demasiado rápido. • No beber suficiente agua.
BARRERAS RELACIONADAS CON LAS CIRCUNSTANCIAS	• Comer por ansiedad. • Comer por estrés.	• Comer por aburrimiento. • Dormir mal.

BARRERAS RELACIONADAS CON FACTORES AMBIENTALES DIRECTOS	• Tener ultraprocesados habitualmente en casa. • Recibir presión social para comer determinados alimentos o beber alcohol. • Vivir en un entorno que sigue en Matrix.	• Asistir a muchos eventos sociales relacionados con la comida, que impiden mantener una cierta adherencia al plan.
BARRERAS RELACIONADAS CON LA CAPACIDAD PARA LA RESOLUCIÓN DE PROBLEMAS	• No saber cocinar ni conocer las alternativas adecuadas. • No saber qué ejercicio hacer o cómo hacerlo.	• No tener capacidad de improvisación.
BARRERAS RELACIONADAS CON EL COSTE PERCIBIDO	• No tener tiempo. • Creer que cuidarse es muy caro. • Creer que comer sano es aburrido.	• Creer que el esfuerzo no compensa por no haber alcanzado el objetivo en otras ocasiones.

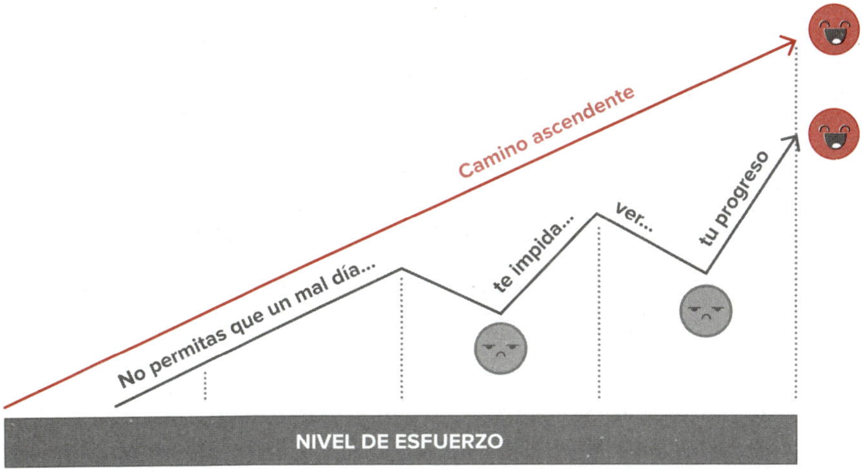

Ser capaz de enfrentarse y superar todas estas barreras a medida que se presenten es imprescindible para garantizar la adherencia al plan. También es interesante asumir que los errores, las equivocaciones, el estancamiento y las circunstancias ajenas a nosotros no son fracasos, sino que forman parte del proceso. Todos tropezamos en algún momento, sobre todo si estamos instaurando nuevos hábitos, pero el secreto consiste en no rendirse e, igual que te levantabas del suelo una y otra vez al caerte cuando estabas aprendiendo a andar, no debes permitir que las distintas caídas te lleven a abandonar tu objetivo.

Por otro lado, entrenar las habilidades implicadas en la resolución de problemas es una forma interesante de abordar estas barreras típicas durante un proceso de instauración de hábitos o de pérdida de grasa. Se trata de un aprendizaje en cinco etapas:[1]

- **Enfocar el problema de forma constructiva:** los problemas forman parte de la normalidad y pueden manejarse. No hay prácticamente nada que no tenga solución, solo hay que mostrar una buena actitud.
- **Identificar y definir el problema:** reconocerlo, detallar objetivamente los factores que contribuyen a él y pedir ayuda si es necesario.
- **Generar soluciones:** buscar activamente distintas soluciones.
- **Tomar decisiones:** valorar los costes y los beneficios de cada una de las soluciones propuestas. Seleccionar la mejor alternativa teniendo en cuenta ese balance.
- **Implementar y evaluar la solución:** poner en práctica la solución elegida durante un plazo determinado de tiempo antes de evaluar su eficacia.

Dime cómo eres y te diré lo que necesitas

- **Amante de lo previsible:** te resulta cómodo planificar y llevar a rajatabla esa planificación; sin embargo, no te gusta lo desconocido ni los cambios bruscos. Tenlo en cuenta a la hora de diseñar tu plan.
- **Amante de la novedad:** tienes una mayor receptividad a probar cosas nuevas, pero también eres más vulnerable ante el aburrimiento y la rutina. Tenlo en cuenta a la hora de diseñar tu plan.
- **No me gusta cocinar:** apuesta por preparaciones sencillas y métodos como el *batch cooking*. Ten siempre en casa buenos procesados que te faciliten la tarea.
- **Me encanta cocinar:** incorpora nuevas recetas a tu repertorio para aumentar la variedad y no caer en la monotonía.

- → **No me gusta el ejercicio:** prueba deportes o actividades que despierten tu curiosidad. Infórmate bien sobre las consecuencias del sedentarismo y la falta de actividad como factores de riesgo de distintas enfermedades. No intentes abarcar demasiado y comprométete con un mínimo asumible.
- → **Me encanta el ejercicio:** prueba distintos deportes y actividades para no caer en la monotonía. Márcate retos para fortalecer tu adherencia y motivación.
- → **Tengo mucha hambre al despertar:** descarta el ayuno como estrategia para perder grasa (al menos al principio), incluye alimentos saciantes (proteínas) y evita los ultraprocesados en esta comida.
- → **No tengo nada de hambre al despertar:** puedes tomar únicamente un café o infusión por la mañana y retrasar el desayuno hasta media mañana, o esperar directamente hasta la hora de comer.
- → **Me resulta cómodo hacer pocas comidas a lo largo del día:** reparte tu ingesta diaria de calorías en dos o tres grandes comidas a lo largo del día (comida y cena más desayuno o merienda). Esto permite que las ingestas sean mayores.
- → **Necesito comer varias veces al día:** reparte tu ingesta diaria de calorías en dos o tres grandes comidas y dos o tres pequeños *snacks* (fruta fresca o proteína) a lo largo del día. Tus ingestas serán más pequeñas, pero también más habituales.
- → **Tengo mucha hambre por la noche:** hay dos motivos muy distintos para tener hambre por las noches; por un lado, puede ser que estés llevando a cabo una restricción muy alta durante el día, y, por otro, que sea una tendencia natural de tu organismo. En el primer caso, debes reducir la restricción e incorporar más alimentos saciantes a lo largo del día. En el segundo, debes procurar desplazar tu ingesta hacia la segunda mitad del día. También puede ser interesante hacer un ayuno durante la mañana.
- → **No tengo hambre por la noche:** si no sueles tener hambre por las noches puedes plantearte eliminar la cena y llevar a cabo un ayuno nocturno. Sin embargo, este ayuno no es recomendable

si hace que te despiertes con mucha hambre por las mañanas o interfiere de algún modo con tu descanso.

- → **Llevo una vida desordenada:** si tus horarios y rutinas cambian con frecuencia, debes aprender a priorizar lo realmente importante y comprometerte con unos mínimos. Recuerda que hacer algo siempre es mejor que no hacer nada.
- → **Llevo una vida ordenada:** la rutina ayuda a mantener la adherencia, pero no es garantía de nada. Recuerda que tu esfuerzo y tu compromiso siguen siendo necesarios.
- → **Mi ocio es principalmente sedentario:** busca alternativas de ocio activo que se adapten a tus gustos y preferencias que puedas alternar con tu ocio habitual.
- → **Mi ocio es principalmente activo:** recuerda que un buen descanso es el complemento imprescindible de la actividad física y la dieta.
- → **Tengo un bajo poder adquisitivo:** dedica tiempo a comparar precios entre supermercados, prioriza las frutas y verduras de temporada y el consumo de legumbres, huevos y lácteos como fuente de proteínas, prescinde de los alimentos exóticos, prioriza el aceite de oliva virgen como grasa principal, evita los ultraprocesados y busca actividades físicas gratuitas o grupales (que acostumbran a ser más económicas).
- → **Como por aburrimiento:** busca otras estrategias de regulación emocional. Si es necesario, pide ayuda a un profesional.
- → **Mi casa es un entorno obesogénico:** lidiar con la disponibilidad permanente de ultraprocesados fuera de casa ya es suficientemente complicado. Mi consejo es que te deshagas de cualquier ultraprocesado que tengas en tu hogar.
- → **Tengo vulnerabilidades psicológicas:** si tienes alguna de las vulnerabilidades psicológicas que hemos comentado en la primera parte, mi consejo es que busques ayuda profesional para hacer un cambio desde el autocuidado.

Capítulo 10

ESTRATEGIAS DE AUTOMONITORIZACIÓN SALUDABLES

Existen cuatro formas de medir nuestro progreso. Vamos a verlas.

Medir los resultados

Tomar medidas concretas de los cambios en nuestro cuerpo de forma semanal (o siguiendo alguna otra periodicidad) nos ayudará a valorar nuestros avances. Las medidas de la primera semana serán nuestra referencia. En la primera hoja de la herramienta en Excel, llamada «Instrucciones», se mostrará cómo tomar las medidas adecuadamente y, con esta tabla (o alguna similar que tú mismo puedas elaborar) podrás recopilar las medidas de forma semanal, quincenal o mensual según tus preferencias. Los datos referidos a la «Grasa» (porcentaje y kg) y a la «Masa libre de grasa» (kg) se calculan automáticamente en la hoja de Excel «Análisis». Solo deberás copiar los datos resultantes en la tabla.

¿Cómo tomar las medidas correctamente?

Todas las medidas deben tomarse siempre con la menor cantidad posible de ropa.

- **Cintura:** es el menor contorno del abdomen (en el caso de personas con obesidad, es el mayor contorno). Para medirla, junta los pies y expulsa el aire.
- **Cadera:** es el mayor contorno a la altura de los glúteos. Para medirla, junta los pies y asegúrate de mantener la cinta totalmente horizontal.
- **Cuello:** siéntate y mide el perímetro por encima de la nuez y sin apretar. Asegúrate de que la cinta esté horizontal

	CINTURA (cm)	CADERA (cm)	CUELLO (cm)	GRASA		MASA LIBRE DE GRASA
				%	Kg	Kg
SEMANA 1						
SEMANA 2						
SEMANA 3						
SEMANA 4						

Llevar una lista de aprendizajes y hábitos adquiridos

OBJETIVOS SEMANALES	COMPLETADOS	NOTAS
Consumir verdura en las comidas principales durante una semana.	✓	Probar una nueva receta de Myrealfood.
Ir al gimnasio al menos dos veces a la semana.	✓	Ir al gimnasio después de trabajar o antes de ir a la playa.
Alcanzar una media semanal de, al menos, 10.000 pasos.	✓	El jueves y el viernes he sido bastante sedentario, pero he cumplido con la media semanal establecida.

Llevar un control de las mejoras físicas

Una de las formas más sencillas de observar tus mejoras físicas es fijarte en cómo te queda la ropa. Hacerte fotos regularmente también te ayudará a ver los cambios que irán teniendo lugar en tu cuerpo. Mi recomendación es que te las hagas en ropa interior, de frente y de perfil, y en las condiciones más naturales posibles.

Pesarse también es una estrategia válida, siempre que tengas una buena relación con la báscula y entiendas cómo usarla a tu favor (hemos hablado de ello en la primera parte). Por otro lado, para que las medidas de peso sean lo más ajustadas posible, te recomiendo pesarte con poca o ninguna ropa, en ayunas, preferiblemente a primera hora de la mañana (después de ir al baño) y siempre en las mismas circunstancias.

Por otro lado, tal y como se ha comentado anteriormente, se ha decido proporcionarte una herramienta (en formato Excel) para que tú mismo puedas valorar el estado de tu composición corporal desde tu propia casa. Para tomar algunas medidas como la cintura la cadera o el cuello sería conveniente que pidieras la ayuda de alguien. Todas estas medidas puedes utilizarlas a tu favor para valorar el progreso. A partir de estas medidas podrás obtener índices con un valor superior al índice de masa corporal (IMC), del que ya se han comentado las limitaciones.

Las medidas más prácticas son las siguientes:

- **Índice cintura/cadera:** este parámetro se obtiene midiendo el perímetro de la cintura (cm) y el perímetro de la cadera (cm). Es por tanto un parámetro bastante sencillo de medir y bastante valioso, ya que sirve para determinar la distribución de la grasa corporal. En la práctica clínica se utiliza como uno de los distintos indicadores de riesgo cardiovascular.[1]
- **Índice cintura/altura:** otro parámetro interesante utilizado en la práctica clínica para hallar un posible factor de riesgo cardiovascular.[2]

Las medidas más precisas:

- **Índice de grasa corporal:** existen distintas fórmulas que utilizan datos como sexo, edad y ciertas medidas corporales.

Como se ha comentado, todos estos índices se calculan automáticamente en la respectiva hoja de Excel incluyendo distintas medidas que se solicitan en la misma hoja.

Registrar las mejoras en el bienestar

Ser consciente de las mejoras que genera el proceso de pérdida de grasa en la calidad de vida ayuda considerablemente a mantener la adherencia. Algunas de ellas son perceptibles a los pocos días, mientras que otras necesitan más tiempo para manifestarse.

Lo mejor es llevar un registro periódico para ver la evolución.

	Empeoramiento		Ninguna mejoría		Alguna mejoría		Buena mejoría		Excelente mejoría		
	0	**1**	**2**	**3**	**4**	**5**	**6**	**7**	**8**	**9**	**10**
Ansiedad											
Hambre antes de comer											
Saciedad después de comer											
Fatiga y cansancio											
Hábitos intestinales											
Calidad de los entrenamientos											
Hinchazón											
Calidad de vida percibida*											
Relación con la comida**											
Descanso											
Esfuerzo para seguir el plan***											
Estrés****											
Otros											

* **Marcadores de calidad de vida:** funcionalidad diaria (capacidad para desarrollar eficaz y eficientemente tareas domésticas y laborales, movilidad), percepción de dolores, sensación de agotamiento, desánimo, etcétera.

** **Para evaluar tu relación con la comida pregúntate:** «¿La báscula es capaz de cambiar mi estado de ánimo? ¿Tengo antojos intensos y frecuentes? ¿Tengo problemas para controlar las cantidades? ¿Como por estrés, enfado o aburrimiento? ¿Me cuesta parar de comer algunos alimentos? ¿Como más de lo que me gusta cuando estoy a solas? ¿Me siento culpable tras una transgresión? ¿Tiendo a perder el control cuando llego a casa? ¿Siento que la comida ejerce más control sobre mí que yo sobre ella?».

*** En esta escala, el 0 equivale a que te resulta muy difícil seguir el plan, mientras que el 10 significa que no solo no te cuesta, sino que lo disfrutas.

**** **Esto incluye cualquier tipo de estrés:** laboral, familiar o social.

Capítulo 11

ESTRATEGIAS AVANZADAS PARA MEJORAR LA MOTIVACIÓN Y REDUCIR LA MONOTONÍA

Si buscas resultados distintos, no hagas siempre lo mismo.
ALBERT EINSTEIN

Ayuno intermitente

Más allá de definiciones o conceptos complejos, la mayoría de las veces practicar el ayuno consiste en algo tan sencillo como retrasar la primera comida del día y, tal vez, adelantar la última. Es decir, que un buen punto de partida consiste en asegurarse de cenar un poco antes y desayunar un par de horas más tarde. No te obsesiones con pasar doce, dieciséis o veinte horas exactas ayunando, ni pienses que, si no cumples estrictamente con esas horas, el ayuno no servirá para nada. Al parecer, el principal mecanismo de acción del ayuno es la restricción calórica que suele acompañarlo,[1] por lo que debe entenderse como una herramienta, y no como un fin.

De hecho, el ayuno intermitente puede resultar muy interesante para algunas personas y totalmente ineficaz para otras. Se trata de probarlo y valorar su utilidad en tu caso concreto. Si te permite generar un déficit calórico manteniendo un buen control del hambre y sin interferir demasiado con tu vida, incorpóralo sin problema. También puedes combinar días de ayuno intermitente con otros en los que mantengas otra distribución de comidas. Por ejemplo, si los fines de semana te gusta desayunar nada más levantarte, puedes mantener el ayuno intermitente de lunes a viernes y cambiar de rutina los sábados y domingos. Recuerda que es tu forma de comer lo que debe adaptarse a tus hábitos, preferencias, circunstancias y contexto, nunca al revés. Si hay una temporada en la que te va bien ayunar, hazlo, pero si llega otra en la que no te va bien, déjalo. No pasa nada.

Dietas bajas en carbohidratos

Las dietas bajas en carbohidratos o *low-carb* pueden ser interesantes para determinados perfiles que buscan probar cosas nuevas y salirse de lo convencional como forma de motivación.

Suelen ser muy saciantes, pero también muy restrictivas, ya que requieren reducir o prescindir completamente de grupos de alimentos como los cereales y sus derivados o los tubérculos. El enfoque más extremo de esto sería la dieta *keto*, que elimina prácticamente todos los alimentos que presentan cualquier cantidad de carbohidrato, ya sea simple o complejo, lo que puede llegar a comprometer la ingesta de fibra y algunos micronutrientes si no está bien planificada (es decir, si no cubre la ingesta de nutrientes esenciales, aporta la energía adecuada y está conformada por alimentos de elevada densidad nutricional). Además, la dieta *keto* está contraindicada (si no es bajo supervisión de un especialista) en caso de diferentes condiciones médicas,[2] en personas con un alto gasto energético (como deportistas de resistencia) y en personas con alto riesgo de desnutrición o falta de apetito crónico.

Sin embargo, bien planificadas, las dietas bajas en carbohidratos son completamente seguras y válidas a corto plazo, aunque aún faltan ensayos que evalúen la seguridad a largo plazo.

Por otro lado, es complicado establecer la adherencia a este tipo de dietas tan restrictivas,[3] ya que las personas que las eligen suelen estar muy motivadas. Sucede algo similar con las dietas veganas, que a pesar de ser saludables si están bien planificadas también son bastante restrictivas. Sin embargo, cuentan con una adherencia bastante aceptable, básicamente porque las personas que las siguen se sienten a gusto con ellas.[4] Por ello, será la persona que decida probar este tipo de dietas quien deberá tantear el grado de adherencia.

En todo caso, en lo que se refiere a pérdida de peso, esta estrategia no es mejor ni peor que otras, y genera una adherencia similar.[5] Recuerda siempre que la mejor estrategia es la que te permita estar en déficit calórico hasta alcanzar tu objetivo de una forma coherente con tus hábitos y preferencias. No descartes la opción de utilizar o probar varias estrategias para perder peso.[6] Asume que si la base de cualquier dieta es la comida real, no hay problema.

Déficit calórico intermitente

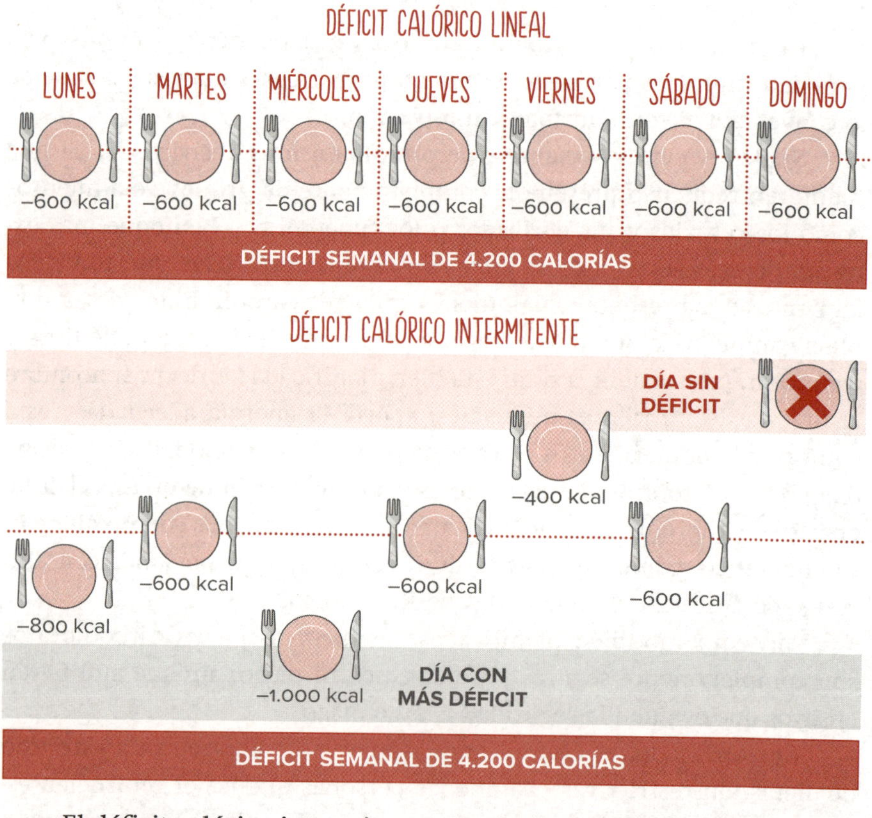

El déficit calórico intermitente consiste en cambiar el déficit calórico convencional, basado en aplicar una restricción calórica diaria y lineal, por uno más flexible que permita perder peso igualmente al lograr un déficit calórico semanal.

Esta estrategia es especialmente interesante para personas con sobrepeso u obesidad, que es en las que más se ha investigado. Veamos otro ejemplo.

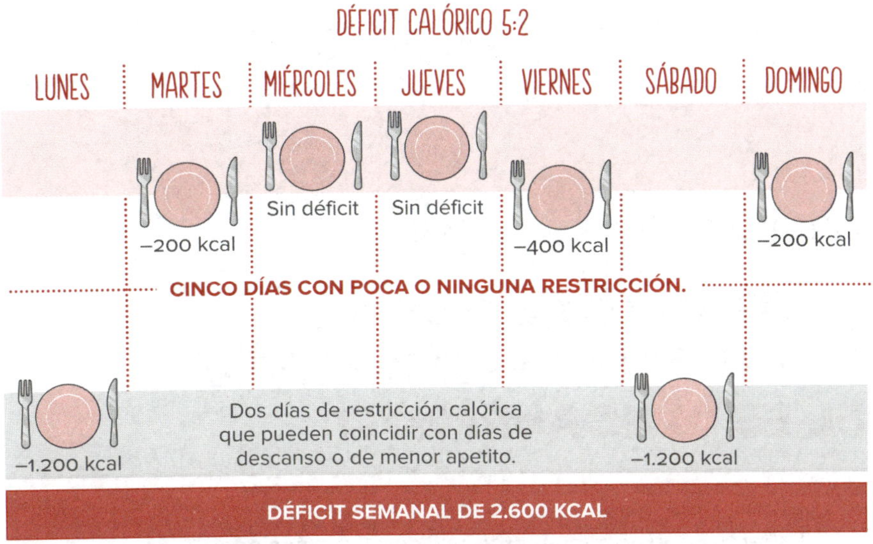

Siempre y cuando el déficit semanal sea similar, no habrá diferencia en la cantidad de peso perdido siguiendo una estrategia lineal o intermitente. Por otro lado, tras estudiar la seguridad de esta forma de perder peso y, como curiosidad, hay que decir que la prevalencia de efectos adversos (mareos, dolor de cabeza, sensación de frío, cansancio y falta de concentración) fue menor en las estrategias de déficit intermitente.[7]

Algo muy interesante del método intermitente es que no existe una compensación en los cinco días de ingesta libre, a pesar del mayor déficit existente en los días de más restricción. De hecho, hay días en los que somos menos activos o tenemos menos hambre de forma natural, y que podemos aprovechar para generar ese mayor déficit calórico. Como siempre, se trata de probar y ver si esta estrategia nos conviene.

Capítulo 12

ESTRATEGIAS PARA COMBATIR EFICAZMENTE EL ESTANCAMIENTO

Podemos definir estancamiento como un periodo de tiempo durante el cual la pérdida de peso se ralentiza o queda muy limitada.

A pesar de las adaptaciones fisiológicas comentadas, debes tener claro que si hay estancamiento es porque no hay déficit, y esto se debe casi siempre a un fallo en la adherencia. Si te has estancado, tu prioridad es volver a generar un déficit calórico.

¿Existe la tumba metabólica?

Recurrir a la «tumba metabólica», un concepto que hace referencia a la ralentización de los procesos metabólicos, es una excusa habitual para justificar el fracaso de una dieta o una pérdida de peso. «Mi metabolismo me impide seguir perdiendo peso.» Sin embargo, aunque al seguir una dieta es habitual alcanzar un punto en el que la pérdida de peso se ralentice o se estanque, aun comiendo menos de lo que se comía al principio, el metabolismo rara vez es el culpable del fracaso. De hecho, la causa más probable es estar consumiendo más energía de la necesaria.[1] Y es que subestimar la ingesta es un fenómeno muy típico durante una pérdida de peso, sobre todo entre personas con sobrepeso u obesidad. Por ejemplo, hay estudios que demuestran que se tiende a sobreestimar el gasto inducido por la actividad entre un 300% y un 400% y a subestimar la ingesta entre un 200% y un 300%[2] y, de hecho, hay muchas personas que creen que están realizando una dieta hipocalórica cuando en realidad no están en déficit calórico.[3] Por otro lado, el experimento de Minnesota ya mencionado demostró que, a pesar de las fortísimas adaptaciones fisiológicas y psicológicas que desarrollaron sus participantes, todos alcanzaron una pérdida de peso media del 25%, sin presentar obesidad en el inicio, lo que desmonta cualquier argumento sobre la supuesta «tumba metabólica».

Ahora bien, sí es cierto que las dietas muy bajas en calorías generan un peor entorno hormonal, en el que prevalecen las hormonas del estrés, catabólicas y orexígenas, que incentivan el apetito, aún más en presencia de obesidad. También es importante hablar de la duración de los periodos de déficit calórico y de la cantidad de peso perdido. En un conocido programa de televisión, titulado *The Biggest Loser*, una competición de pérdida de peso entre personas con sobrepeso y obesidad, los participantes con obesidad llevaban a cabo una intervención bastante dura que combinaba una ingesta de calorías minúscula y un programa diario de ejercicios intensos durante tres meses. En la trigésima semana de la intervención (fase 2 de la pérdida de peso), se evaluó tanto la composición corporal como los distintos componentes del gasto energético de todos los participantes y, a pesar de que todos conservaban una buena parte de la masa libre de grasa gracias al ejercicio, su metabolismo basal se había reducido, lo que demuestra que ni el ejercicio puede evitar la desaceleración del metabolismo cuando la ingesta es muy baja. Sin embargo, esta adaptación metabólica puede considerarse un reflejo de la magnitud de la pérdida de peso y sigue siendo muy cuestionable que predispusiera a los concursantes a una recuperación de su peso.[4] Nuevamente, el problema fue la falta de adherencia, ya que, para poder seguir perdiendo peso, la ingesta debía ser cada vez más baja.

Por otro lado, una reciente revisión parece confirmar que se puede atenuar o incluso hacer desaparecer la adaptación metabólica tras un periodo de estabilización del peso.[5] Queda claro, pues, que el metabolismo no se «daña», sino que se adapta a lo que se le ofrece: se ralentiza cuando perdemos peso y vuelve a valores normales cuando lo ganamos. Los participantes del concurso que recuperaron su peso eran víctimas de un entorno obesogénico que limitaba las pérdidas y maximizaba las ganancias de peso.

Así, muchos de los efectos indeseables de la adaptación metabólica durante la pérdida de peso pueden combatirse mediante tres estrategias:

- Limitar la duración del déficit calórico.
- Limitar la magnitud del déficit calórico.
- Evitar la pérdida de masa muscular mediante la práctica de ejercicios de fuerza y un consumo adecuado de proteínas y de alimentos saciantes y con una elevada densidad nutricional.

Cargas de carbohidratos (o *refeed*)

La carga de carbohidratos, es decir, el incremento de forma ocasional del consumo de carbohidratos para aliviar el déficit calórico, es una estrategia interesante en dos contextos:

- Cuando se lleva mucho tiempo en déficit calórico y ya se ha perdido mucho peso.
- Cuando la persona que pierde peso tiene un nivel de grasa bajo.

En ambos casos, volver a una dieta normocalórica o incluso generar un pequeño superávit permite mitigar en parte las adaptaciones fisiológicas, elevar de forma transitoria el gasto energético y, sobre todo, proporcionar cierto alivio psicológico muy bienvenido tras un periodo largo de déficit calórico.[6] Estas son las pautas generales para establecer una carga satisfactoria:

% DE GRASA ACTUAL	DÍAS DE RECARGA	INGESTA DE CALORÍAS	ALIMENTOS PARA UNA CARGA SATISFACTORIA
Inferior al 10 % en hombres e inferior al 17 % en mujeres	1 o 2 por semana	Ligero superávit	Alimentos ricos en carbohidratos complejos y simples, en general. Por ejemplo: patata, pan, pasta, arroz, copos de maíz, miel, frutas deshidratadas (por ejemplo, dátiles), etcétera.
Entre el 10 % y el 15 % en hombres	1 cada 15 días	Ligero superávit	
Entre el 18 % y el 24 % en mujeres	1 o 2 cada 15 días	Ligero superávit	
Entre el 16 % y el 18 % en hombres y entre el 25 % y el 27 % en mujeres	1 cada 15 o 20 días	Ligero superávit o dieta normocalórica	
Superior al 18 % en hombres y superior al 27 % en mujeres	1 cada 15 o 20 días	Dieta normocalórica	

Es importante saber que los periodos de carga de carbohidratos pueden comportar una ganancia de peso atribuible a un aumento del glucógeno y el agua, pero no a un aumento de grasa.

Por otro lado, es muy importante no confundir las cargas de carbohidratos con el 10 % de comidas libres que puede contener la planificación.

COMIDAS LIBRES	CARGAS DE CARBOHIDRATOS
Constituyen, como máximo, un 10 % de la planificación.	Forma parte del global de la planificación dietética (es decir, del 90 %).
En ellas se consumen alimentos que apetezcan (incluidos ultraprocesados), casi siempre en un entorno social.	En ellas se consumen solo alimentos saludables ricos en carbohidratos, como patatas, boniatos, arroz, pan y otros cereales, al tiempo que se reducen ligeramente los alimentos ricos en grasas, como frutos secos, aguacate, etcétera.
El aporte proteico debería mantenerse elevado durante el resto del día.	El consumo de alimentos ricos en carbohidratos complejos gana importancia durante el día de *refeed*.
Suponen solo una comida o algún pequeño postre o *snack* en el contexto de una semana.	Dura todo un día.
Su consumo no debe generar culpa. Esta comida sirve para socializar, mantener adherencia, etcétera.	Puede ayudar, entre otras cosas, a reducir la desinhibición y a mejorar la adherencia.

Para facilitar las cosas, se ha decidido incluir una automatización en la hoja de Excel para llevar a cabo un *refeed* en caso de necesitarlo.

La distribución de macronutrientes quedaría de la siguiente forma:

- → **Proteínas:** de 1,1 a 1,6 gramos por kg de peso.
- → **Carbohidratos:** de 4 a 12 gramos por kg de peso.
- → **Grasas:** la diferencia hasta completar las calorías para el objetivo. Este recuadro se completa automáticamente, por lo que no necesitas añadir o tocar nada.

Como se menciona más arriba, el uso de la recarga es variable. Revísalo con atención.

Descanso en la dieta

El descanso en la dieta es, como su propio nombre indica, un periodo de, como mínimo, una semana durante el cual se interrumpe el déficit calórico o la dieta,[7] y, aunque pueda parecer ilógico, estos descansos pueden ayudar a perder peso.

Un ejemplo de esto es un estudio en el que dos grupos siguieron estrategias muy distintas de pérdida de peso: el primero siguió un programa de déficit calórico durante dieciséis semanas, mientras que el segundo alternó dos semanas de déficit con dos semanas de descanso. La pérdida de peso fue similar en los dos grupos, pero el segundo perdió más grasa corporal y experimentó menos adaptaciones metabólicas. Es cierto que el segundo grupo tardó casi el doble de tiempo en alcanzar su pérdida de peso, pero quizá merezca la pena esa demora si ayuda a minimizar las adaptaciones.

Otros estudios con pausas de menor duración también ofrecen datos interesantes. Por ejemplo, se ha observado que alternar periodos de déficit calórico de diez-doce días con tres días de descanso durante tres o cuatro ciclos conlleva una pérdida de peso y grasa similar a hacerlo sin descansos, pero atenuando las reducciones del gasto energético.

La pausa de la dieta también puede servir para replantearse el objetivo. «¿Debo seguir perdiendo peso y grasa?» «¿Quizá deba cambiar de objetivo?» La pausa de la dieta puede servir como punto de reflexión. Igual, llegados a este punto, ahora debas involucrarte en un periodo de relajar la restricción y volver a comer comida real sin el control que exige un periodo de pérdida de grasa sobre las cantidades. Por ejemplo, si buscas relajar el control sin descuidarte en exceso, puedes elegir por la opción del Plato Saludable para ayudarte a regular las proporciones durante esta etapa. También puede suceder que ahora desees ganar algo de masa muscular y debas reorientar tu alimentación hacia ello. Por todo esto, el descanso de la dieta puede servir para dos cosas:

- Salir de un estancamiento si has dejado de perder peso y grasa.
- Reflexionar sobre si es necesario cambiar de objetivo o mantenerlo.

Esta podría ser una pauta general aproximada para establecer descansos.

% DE GRASA ACTUAL	DESCANSOS
Inferior al 10 % en hombres y al 17 % en mujeres	1 o 2 semanas cada 4 semanas
Entre el 10 % y el 14 % en hombres y entre el 17 % y el 23 % en mujeres	1 o 2 semanas cada 6 u 8 semanas
Entre el 15 % y el 18 % en hombres y entre el 23 % y el 26 % en mujeres	1 semana cada 8 semanas
Superior al 18 % en hombres y al 26 % en mujeres	1 o 2 semanas cada 10 o 12 semanas

Aumento de la actividad física

Debido al gasto energético reducido, el estancamiento es mucho más habitual en personas que se mantienen sedentarias durante la pérdida de grasa. Sin embargo, es muy habitual que, en lugar de incrementar su actividad, las personas que se encuentran en esta situación decidan restringir aún más su ingesta, lo que resulta contraproducente. Por ejemplo, vamos a imaginar a una persona que está consumiendo 1.800 kilocalorías diarias en el momento de su estancamiento. Para salir de ahí tiene dos opciones: puede restringir aún más su ingesta de calorías, lo que seguramente hará que tenga más hambre, empeore su adherencia y afecte negativamente a su salud psicológica; o incrementar su actividad física, por ejemplo, aumentando ligeramente la cantidad de pasos diarios o añadiendo algún día de ejercicio. Resulta obvio cuál es la mejor opción.

Por otro lado, recuerda que tanto en términos de salud como de pérdida de peso, alimentación y ejercicio van siempre de la mano. No basta con hacer una cosa o la otra.

Capítulo 13

PREGUNTAS FRECUENTES

¿Se puede perder grasa de forma localizada?

Sí, aunque no de forma relevante como muchas personas pueden llegar a pensar. Por un lado, la ciencia ha demostrado que gran parte de la distribución y deposición de la grasa, y por tanto también de su pérdida, está en manos de la genética[1] mediante la expresión enzimática y hormonal, lo que también ayuda a explicar las diferencias en la localización de grasa entre hombres y mujeres. Ahora bien, existen aspectos que podemos utilizar a nuestro favor. Por ejemplo, hay estudios que muestran que el entrenamiento de fuerza seguido de ejercicio cardiovascular produce pérdidas de grasa localizada en la zona involucrada en el entrenamiento de fuerza. Sin embargo, la mayoría de estos estudios se han realizado en personas que no entrenan habitualmente, con muestras pequeñas, y sus efectos sobre la pérdida de grasa son más bien pequeños.[2] La realidad es que matarse a hacer abdominales para perder la grasa de la cintura es una mala estrategia. Lo mejor es generar un déficit calórico, entrenar fuerza y hacer un ejercicio cardiovascular que te guste. La grasa desaparecerá paulatinamente, pero será tu genética y entorno hormonal la que decida dónde se acumula y dónde se pierde más o menos.

¿Los hombres tienen más facilidad para perder grasa que las mujeres?

Por motivos fisiológicos, las mujeres tienen más difícil alcanzar niveles muy bajos de grasa, pero, en cuanto a pérdida se refiere, no existen grandes diferencias entre sexos (asumiendo un déficit ajustado según el gasto energético y una adherencia similar). Lo mismo sucede con la ganancia de masa muscular.

¿Qué consecuencias tiene mantener una baja ingesta calórica crónica?

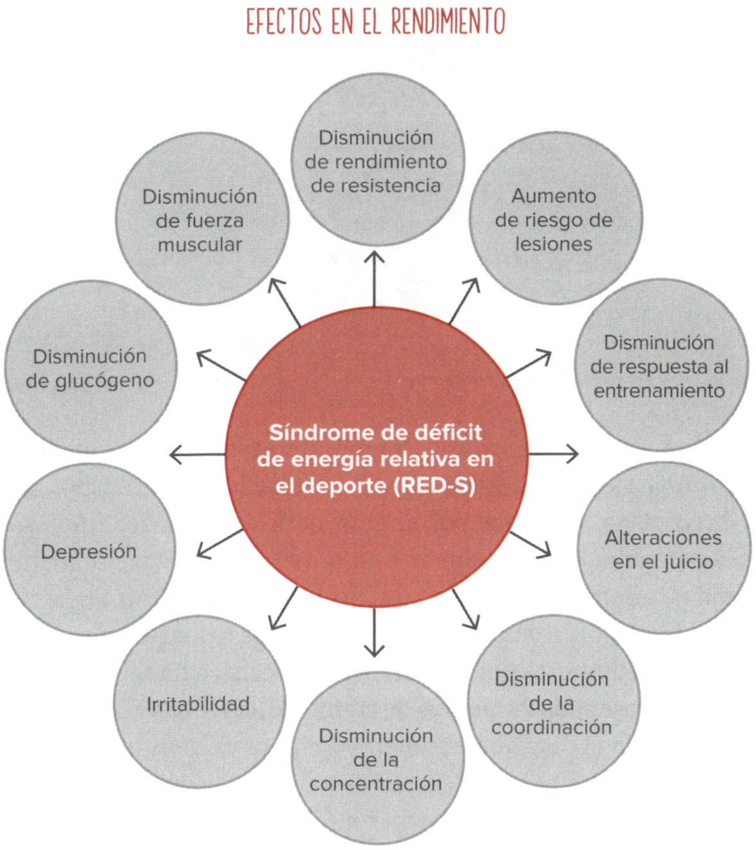

EFECTOS EN EL RENDIMIENTO
Síndrome de déficit de energía relativa en el deporte (RED-S)
Disminución de rendimiento de resistencia
Aumento de riesgo de lesiones
Disminución de respuesta al entrenamiento
Alteraciones en el juicio
Disminución de la coordinación
Disminución de la concentración
Irritabilidad
Depresión
Disminución de glucógeno
Disminución de fuerza muscular

EFECTOS EN LA SALUD

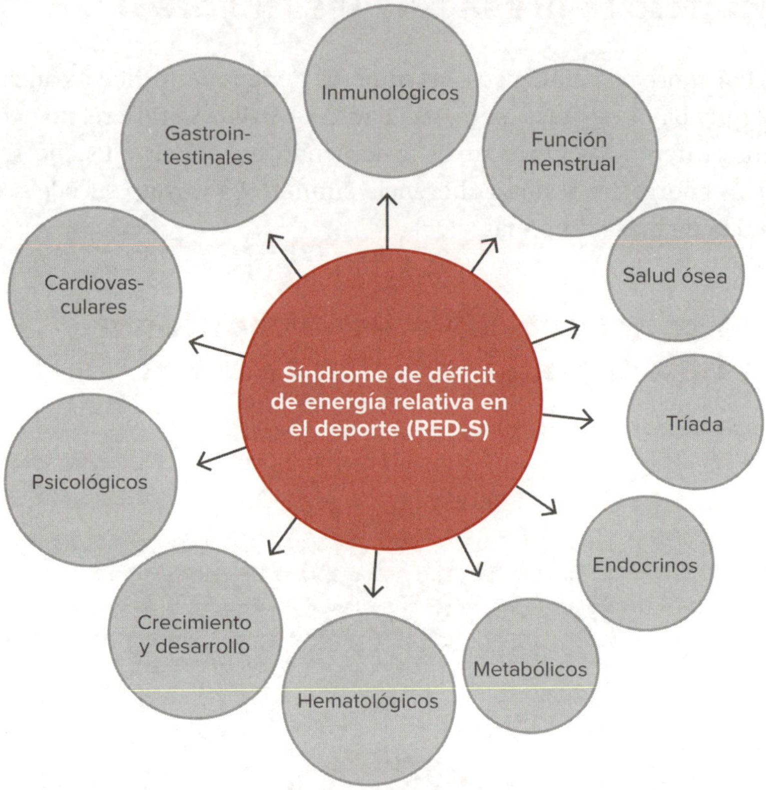

Fuente: diagramas adaptados a partir de Montjoy *et al.*, *Br J Sports Med*, 2014, 48, págs. 491-497.

Mantener una baja ingesta energética, especialmente en combinación con una elevada actividad física, se relaciona con efectos nocivos en el largo plazo, causados por el gran déficit energético que provoca. Esto se ha estudiado especialmente en mujeres, en las que se manifiesta en forma de anomalías menstruales, problemas óseos, cardiovasculares, supresión inmune, etcétera,[3] aunque los efectos negativos son extrapolables también a hombres que recurren a una restricción severa y crónica.[4] En cualquier caso, ingerir menos de treinta kilocalorías por kilo de masa libre de grasa en el caso de las mujeres y menos de veinticinco en el caso de los hombres durante un tiempo prolongado repercute negativamente en la salud y el bienestar. Esto es lo que se conoce como «síndrome de baja disponibilidad energética» y afecta de una forma relativamente frecuente a personas muy deportistas: personas que comen poco para la actividad física diaria que realizan.

¿Es necesario controlar las calorías para perder grasa?

No siempre. A lo largo de este libro se ha expuesto cómo existen distintos perfiles de personas y cómo a cada perfil puede resultarle más útil distintos métodos para perder grasa. Por ejemplo, cuando hablábamos del Método del Plato Saludable en la tercera parte del libro se comentó que, a pesar de no ser una guía cuyo fin sea el adelgazamiento, podía ayudar a este objetivo al enseñar de una forma aproximada a estructurar el plato mediante un sistema de proporciones visuales. De esta forma, los perfiles 1, 2, 3 y 5 podrían salir ampliamente beneficiados sin tener que ejercer un excesivo control sobre la alimentación.

Sin embargo, para otros perfiles (6 y 8), esto podría no ser suficiente e incluso podría ser ineficaz. Estos últimos perfiles sí pueden necesitar de métodos algo más cuantitativos (sin olvidar la parte cualitativa de la alimentación) para perder grasa.

En todos los casos, si se produce una pérdida de grasa es porque existe un déficit calórico que puede alcanzarse de múltiples formas como las expuestas en el capítulo 11, «Estrategias avanzadas para mejorar la motivación y reducir la monotonía». No obstante, en algunas personas con determinadas características, sí puede ser necesario algo más de control para conseguir tal déficit calórico que puede apoyarse perfectamente en tales estrategias avanzadas. ¿Cómo? Pues básicamente mediante algunos cálculos que permitan hallar el gasto energético, aplicar un tamaño del déficit calórico adecuado para la persona y, al final, traducir esto en una planificación que se mantenga a largo plazo.

Aplicaciones como la nuestra (MyRealFood) permiten la fácil planificación, ahorrándote los cálculos y generando un plan adaptado. Por supuesto, todo esto también puede hacerse manualmente con los datos aportados en el Excel y la información exhibida en tablas de composición de alimentos de acceso libre como el de la BEDCA (<https://www.bedca.net/bdpub/>).

Tanto si pierdes grasa con el primer método (menos control) como con el segundo método (más control), deberás también tener en cuenta las distintas estrategias mencionadas en el capítulo 12 para combatir eficazmente el estancamiento, ya que tal estancamiento se producirá en algún momento independientemente de la forma que utilices para perder grasa. Llegado el momento, en ambos casos también se deberán recurrir a estrategias óptimas para mantener el peso en un entorno lleno de ultraprocesados (capítulo 15).

¿Se puede perder grasa sin déficit calórico?

No. Es importante no confundir la oxidación de grasa con la pérdida, ya que lo primero se produce con independencia del estado energético, mientras que lo segundo solo en presencia de un déficit calórico inducido, preferiblemente, por una combinación de dieta, actividad y ejercicio. Básicamente, la oxidación sucede siempre que los ácidos grasos llegan a la zona de oxidación de las células (las mitocondrias), pero, para que haya una pérdida de grasa, la tasa de oxidación debe ser superior a la tasa de almacenamiento de grasa en los adipocitos.

Una de las grandes ventajas del ejercicio es que, entre otras cosas, hace que nuestro organismo se convierta en un especialista en oxidar ácidos grasos en distintos rangos de intensidad. Por el contrario, las personas sedentarias y desentrenadas tienen una baja capacidad para oxidar grasa y una mayor tendencia a almacenarla.[5]

¿El ejercicio sin dieta basta para perder peso?

Claramente, no. Las revisiones muestran que cualquier ejercicio realizado sin un control de la alimentación conduce a compensaciones que limitan la pérdida de peso,[6] como, por ejemplo, tener comportamientos más sedentarios durante el resto del día o comer más (picoteando o sirviéndose raciones más grandes, etcétera).[7] Por otro lado, el propio ejercicio también genera adaptaciones. Por ejemplo, hay estudios que indican que una mayor eficiencia muscular limita la eficacia del ejercicio a la hora de perder peso. En otras palabras, que los músculos entrenados consumen menos energía que antes de empezar a entrenar.[8] Así, todo apunta a que lo óptimo es combinar alimentación y ejercicio, especialmente cuando el ejercicio elegido es el de fuerza.[9] Con el ejercicio debes interiorizar lo siguiente: si nada es lo peor, más no siempre es mejor.

SOLO DIETA	• Disminución de la masa muscular. • Disminución del gasto energético. • Reducción de la adherencia debido a los altos niveles de restricción necesarios para alcanzar resultados.
SOLO EJERCICIO O SOLO EJERCICIO DE FUERZA	• Dificultades para conseguir un déficit calórico. • Facilidad para compensar el gasto inducido por el ejercicio.
AMBOS	• Mantenimiento o aumento de la masa muscular. • Disminución de la masa grasa. • Facilidad para crear un déficit calórico sostenible. • Mayor adherencia.

¿Son útiles para perder peso las pulseras de actividad que miden las calorías consumidas?

Las pulseras de actividad pueden ser herramientas interesantes si se utilizan bien. Entre otras funcionalidades, estas pulseras permiten llevar a cabo una monitorización diaria de los pasos realizados, calorías gastadas, distancia recorrida, el tiempo que se permanece activo, la calidad y duración del descanso, la frecuencia cardiaca, etcétera. Los metaanálisis muestran resultados interesantes sobre su uso, sobre todo, para fomentar la actividad física, ya que permiten conocer el nivel real de actividad y establecer objetivos realistas y medibles.[10] En cuanto a la pérdida de peso, los estudios muestran que estas pulseras pueden contribuir a ella por su papel en el incremento de la actividad.

Otro aspecto interesante es si este tipo de pulseras miden de forma precisa las calorías gastadas. Un estudio que comparaba siete dispositivos de pulsera distintos determinó que todos cometían errores en la estimación de calorías gastadas, con un margen que en ningún caso fue inferior al 20 % y una pronunciada tendencia a la sobreestimación.[11] A efectos prácticos, esto significa que, si tu pulsera te dice que has gastado cuatrocientas kilocalorías en una actividad, el escenario más optimista será que hayas gastado unas trescientas veinte, y seguramente el número real sea incluso inferior.

¿Qué factores pueden contribuir a subestimar la ingesta?

- Baja motivación a la hora de registrar las comidas.
- Métodos de cocción inadecuados (por ejemplo, freír).
- Consumo de refrescos, alcohol o zumos (que aportan calorías).
- Comidas fuera de casa que no permiten estimar bien las cantidades consumidas.
- Comer con mucha hambre, ansiedad o tras una noche de descanso insuficiente.
- Consumir ultraprocesados (que son muy densos en energía).
- El efecto halo, es decir, pensar que, porque algo es saludable, no engorda y, por lo tanto, no registrar su consumo o consumirlo sin moderación.
- Tanto perder peso como el déficit calórico facilitan por sí mismos la subestimación de la ingesta.

¿Qué factores pueden contribuir a sobreestimar el gasto?

- El uso de pulseras de actividad o máquinas de gimnasio que «informan» de las calorías consumidas.
- Tener en cuenta los efectos del ejercicio, por ejemplo, el sudor, el cansancio o la intensidad percibida, sin valorar aspectos como la duración de la actividad.
- Hacer ejercicio, pero no tener en cuenta la actividad diaria (las veintitrés horas restantes).
- Tanto perder peso como el déficit calórico facilitan por sí mismos la sobreestimación del gasto.

¿Cómo sé cuándo tengo que cambiar de objetivo?

Una vez alcanzado el objetivo de pérdida de grasa que te hayas propuesto, tienes dos opciones: o bien reiniciar el objetivo o bien pasar a un nuevo objetivo, que sería de mantenimiento. El siguiente esquema puede ayudarte a decidir cuál es la opción que más te conviene:

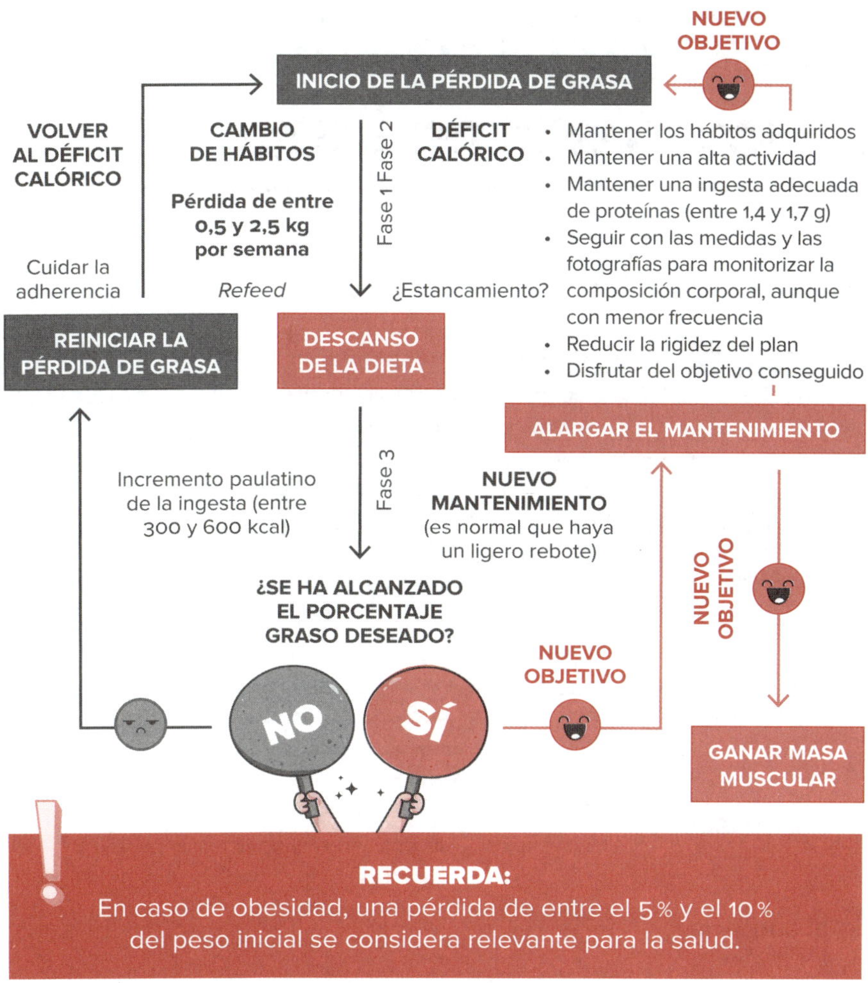

RECUERDA:
En caso de obesidad, una pérdida de entre el 5 % y el 10 % del peso inicial se considera relevante para la salud.

Capítulo 14

PREDICTORES DE ÉXITO

ELECCIONES DIETÉTICAS	• Mayor consumo de vegetales. • Regularidad en las comidas. • Mayor consumo de alimentos proteicos. • Mayor consumo de alimentos altos en fibra. • Menor consumo de ultraprocesados.
ESTRATEGIAS FRENTE A LA ACTIVIDAD FÍSICA Y EL EJERCICIO	• Retomar una actividad o comenzar una nueva. • Usar las escaleras en vez del ascensor. • Caminar en lugar de usar cualquier tipo de transporte. • Aparcar lejos del destino.
ESTABLECIMIENTO DE OBJETIVOS	• Establecer metas concretas y bien definidas. • Establecer objetivos alcanzables con autonomía y que sean personalmente significativos. • Establecer objetivos alineados con los valores personales.
IMITACIÓN	• Tener como referentes a personas que se cuidan. • Sentir envidia «saludable» ante el éxito de los demás.
BÚSQUEDA DE INFORMACIÓN	• Conciencia sobre el etiquetado. • Escepticismo frente a la información dada. • Lectura sobre temas de salud.

MOTIVACIÓN	• Pequeños refuerzos (premios) al superar metas. • Encontrar motivos relevantes desde un punto de vista personal.
PLANIFICACIÓN	• Disponibilidad elevada de opciones saludables en el hogar o donde se pase más tiempo y limitación de las opciones no saludables.
REGULACIÓN Y RESTRICCIÓN FLEXIBLE	• Reducción de las porciones o limitación de algún nutriente (dietas bajas en grasas o en carbohidratos). • Reducción del consumo de alcohol y bebidas azucaradas. • Reducción del consumo de postres y picoteos.
RITUALIZACIÓN	• Establecer un horario para las comidas y el ejercicio.
AUTOMONITO-RIZACIÓN	• Medirse. • Valorar el seguimiento de la dieta (tanto en cantidad como en calidad). • Usar recordatorios y alarmas para entrenar, hacer la lista de la compra, etcétera.
SOPORTE MOTIVACIONAL	• Apoyo por parte de familia y amigos. • Formar parte de una comunidad con los mismos objetivos.
SOPORTE PRO-FESIONAL	• Contar con la guía de un dietista nutricionista. • Tener a una persona a quien rendir cuentas.

Parte IV

¿Y ahora qué?

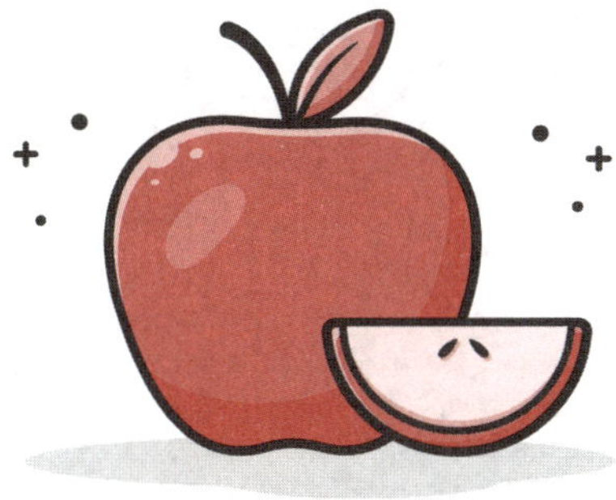

INTRODUCCIÓN

Como has aprendido en la primera parte de este libro, la pérdida de grasa tiene más de aprendizaje personal que de proceso fisiológico, porque es, sobre todo, la consecuencia de una serie de acciones rutinarias que incorporamos a nuestras vidas en forma de buenos hábitos.

Esto implica que la recompensa de la pérdida de grasa no es solo la pérdida en sí, sino también todo lo que aprendes y desaprendes en el proceso: estrategias que te funcionan, mecanismos de autocontrol, formas de gestionar la ansiedad, de elegir buenos objetivos y manejar expectativas saludables, de manejar situaciones sociales, etcétera. Todo esto también implica un aprendizaje sobre aspectos genéticos, epigenéticos y psicológicos. Y, por supuesto, el abandono de toda culpabilidad por anteriores procesos fallidos. Solo el presente te pertenece.

Acabamos de ver las acciones y características que mejor predicen el éxito a la hora de mantener una pérdida de peso a lo largo del tiempo.[1] Estos predictores se pueden dividir en dos grandes grupos. Por un lado, tenemos los predictores psicológicos, como la flexibilidad cognitiva, que permite dejar de ver los pequeños contratiempos como grandes fracasos; el desarrollo de una autoimagen positiva; el desarrollo de estrategias de autocontrol y autorregulación que permitan priorizar los hábitos saludables; el desarrollo de estrategias de resolución de problemas que permitan buscar alternativas eficaces ante la aparición de contratiempos; el desarrollo de habilidades sociales como la asertividad, que nos permite priorizar nuestros objetivos en el contexto social; el desarrollo de estrategias de regulación emocional y manejo del estrés, o la gestión deexpectativas sobre los resultados, así como sobre nuestras habilidades o capacidades. Esta última habilidad es interesante porque, cuando una persona no cree que sea capaz de lograr una cosa (por ejemplo, perder peso), esta creencia puede acabar haciéndose realidad en forma de profecía autocumplida, cuando el principal obstáculo es, precisamente, esa certeza de no ser capaz.

El otro gran grupo de predictores de éxito es el relacionado con los hábitos adquiridos, ya que no sirve de nada tener una buena flexibilidad cognitiva o unas buenas habilidades sociales si se vuelve a comer mal o al sedentarismo. Entre los hábitos alimentarios que predicen el éxito en el mantenimiento de la pérdida de peso, el más importante es mantener un consumo diario muy bajo de ultraprocesados, pero también mantener un consumo de proteínas de entre 1,2 y 1,6 gramos por kilo (que seguramente es más alto del que solías tener); tener en cuenta la densidad energética de los alimentos consumidos, aunque sean comida real, y mantenerse activo más tiempo o priorizar los alimentos menos densos en energía (frutas frescas, verduras, hortalizas). De hecho, hay estudios que demuestran que intercambiar alimentos de mayor densidad energética por alimentos con una menor densidad energética otorga beneficios sobre la saciedad y reduce al mismo tiempo la ingesta energética.[2]

Llegados a este punto hay que recordar que los alimentos reales vegetales (ricos en agua y fibra) aumentan la distensión gástrica y ralentizan el vaciado gástrico, lo que incrementa la saciedad. Por otro lado, el consumo de alimentos reales altos en proteínas, tanto de origen vegetal (legumbres) como animal (huevos, lácteos, carne o pescado), presenta efectos beneficiosos sobre el mantenimiento del peso corporal tras una pérdida. De hecho, la proteína es el macronutriente más saciante, y hay numerosos estudios que indican que incluir más alimentos ricos en proteínas en comidas clave, como el desayuno, genera una mayor saciedad que, posiblemente, se alargue en el tiempo al resto del día.[3] En otras palabras, que iniciar el día con una comida densa en nutrientes (fibra, vitaminas, minerales, ácidos grasos, etcétera) y rica en proteínas puede contribuir al mantenimiento del peso tras una pérdida.

Por otro lado, las dietas que son ligeramente altas en proteínas provocan una mayor termogénesis inducida por la alimentación, que influye sobre el gasto energético, lo que constituye otra ventaja. Como ya hemos comentado anteriormente, la termogénesis inducida por la dieta es el proceso que lleva a cabo nuestro organismo para digerir los alimentos y absorber, metabolizar y almacenar sus nutrientes. Este proceso, por supuesto, tiene un coste en forma de energía, que es más o menos elevado en función de la composición de la comida y de la ingesta energética total. De ahí que el número de comidas realizadas no influya en esta termogénesis, siempre y cuando la ingesta calórica y la ingesta de proteínas total sea similar. Es decir, que ni hacer más comidas a lo largo del día acelera el metabolismo, ni hacer menos lo ralentiza. Se trata de un mito sin ninguna base.

Además de sus efectos sobre la termogénesis, las proteínas son la variable nutricional más interesante que podemos manejar para mantener nuestra pérdida de peso, ya que una ingesta suficiente de proteínas ayuda por un lado a prevenir la pérdida de masa muscular, y por otro, a generar una dieta más saciante.[4]

Sabiendo esto, ¿vale la pena incorporar suplementos de proteína en nuestra dieta? Los suplementos de proteína tienen un origen heterogéneo, ya que podemos encontrar proteínas en polvo tanto de origen animal (leche, huevo, carne) como vegetal (soja, arroz, guisante, cáñamo, avena, etcétera). No obstante, las más habituales son las procedentes de la leche, en concreto las de suero lácteo o *whey protein*, que se encuentran en cualquier tienda de suplementación en forma de concentrado, aislado o hidrolizado. La diferencia básica entre ambos tipos es la concentración de proteínas en relación con la presencia de otros macronutrientes, y que la proteína hidrolizada tiene una mejor digestión y absorción.

Aunque hay mucha gente que recela sin razón de estos suplementos, también es importante mencionar que una reciente revisión expuso el fraude frecuente que afecta a estos productos en forma de errores de etiquetado, tanto por omisión como por errores en el análisis.[5]

Así las cosas, lo que hay que plantearse es si realmente necesitas un suplemento de proteínas.

Los suplementos de proteínas pueden ser interesantes cuando existe una necesidad proteica elevada, por ejemplo, en personas muy activas. Al decir esto, la primera imagen que nos vendrá a la cabeza será, seguramente, la de las personas que entrenan fuerza, ya que el consumo de suplementos de proteínas está muy vinculado al mundo del *fitness*, pero no tiene por qué ser así necesariamente. Cualquier actividad practicada de forma asidua puede hacer que aumente nuestra necesidad de consumo de proteínas. En este contexto, los suplementos procedentes de comida real pueden considerarse un buen procesado que puede resultar útil para consumirlos como *snack* rico en proteínas (mucho mejor que un ultraprocesado) o, incluso, como ingrediente en determinadas recetas.

Ahora bien, elegir un buen suplemento de proteínas puede ser una tarea complicada a causa de la abrumadora oferta de productos que inundan el mercado y sus agresivas estrategias de *marketing*. Aquí van algunas pistas:

- Determina tus preferencias y necesidades: ¿eres intolerante a la lactosa?, ¿prefieres una proteína vegana? Esto te permitirá acotar tu búsqueda según origen (animal o vegetal) y componentes (lactosa, otros alérgenos, etcétera).
- No asumas que más caro o nuevo es siempre mejor. Tampoco caigas en el error de confiar en productos muy por debajo del precio de mercado o de fijarte únicamente en la marca.
- Busca marcas que se sometan a controles periódicos por parte de laboratorios externos y que presenten algún certificado o sello de calidad.
- No te fíes de los suplementos de proteínas que no incluyan su aminograma (desglose de cantidades de aminoácidos), y elige aquellos que presenten una mayor cantidad de leucina (esto suele ser más sencillo en las proteínas de origen animal).
- Evita los suplementos de proteínas que tengan ingredientes añadidos (ni siquiera aminoácidos).

No obstante, ceñirte a estos consejos no es, por desgracia, garantía de nada. Cuando hablamos de suplementos no existe el riesgo cero porque, al encontrarnos ante un mercado relativamente nuevo, la legislación que lo regula es tremendamente laxa, algo que se supone que cambiará en los próximos años. Mientras tanto, toca ser muy cuidadosos en nuestras elecciones.

Para finalizar, me gustaría dejar claro que los alimentos quemagrasas no existen. Es cierto que hay investigaciones concretas sobre el papel individual de algunos alimentos, como el café o la pimienta negra, sobre el gasto energético, pero los resultados indican que sus efectos son pequeños y transitorios.[6] Por ejemplo, se ha observado que el efecto térmico de la cafeína dura aproximadamente ciento cincuenta minutos, durante los cuales aumenta el gasto energético entre un 6% y un 7%, lo que corresponde a un gasto «extra» de unas pocas calorías en el mejor de los casos. Puedes beber café si lo deseas. De hecho, puede ser el mejor preentreno que exista; pero no esperes nada milagroso tras tomar ese café más allá de algún efecto positivo sobre el rendimiento físico y mental.

Capítulo 15

CÓMO MANTENER EL PESO EN UN ENTORNO OBESOGÉNICO

Mantener el peso comiendo poco es posible en teoría, pero es muy improbable que suceda cuando se vive en un entorno obesogénico como el nuestro, con fácil acceso a ultraprocesados y abundancia de comidas sociales, va un trecho. En este contexto, la actividad física tiene un papel fundamental para, en primer lugar, minimizar el efecto rebote al cesar el déficit calórico y, en segundo, mantenernos en un nuevo peso con un porcentaje de grasa más reducido. Por otro lado, y como ya hemos comentado, ese mantenimiento satisfactorio pasa también por una mejora general en nuestros hábitos. De hecho, algunos estudios apuntan a que el mantenimiento del peso no es un proceso estático, sino dinámico,[1] ya que mantener la pérdida supone también combatir las adaptaciones que se han producido durante la pérdida de peso, que son mayores cuanto más tiempo haya durado el déficit y más peso se haya perdido, y a mayor adaptación, más probabilidad también de recuperar el peso perdido. Por eso es tan importante recurrir a estrategias como la carga de carbohidratos o los descansos durante todo el proceso, sobre todo en pérdidas largas. Por otro lado, el déficit calórico intermitente también puede aliviar el estrés psicológico que implica mantenerse diariamente en un déficit calórico.

En cualquier caso, al abandonar el déficit calórico y entrar en la fase de mantenimiento, será la actividad física la que te proteja frente a la recuperación total del peso. Ahora bien, es importante evitar pensar que más ejercicio es siempre mejor, ya que es un error, también en lo relativo al control del peso.

Se sabe que la actividad física aumenta el gasto energético total solo cuando se parte desde niveles bajos; por ejemplo, una persona sedentaria que empieza a moverse más. Sin embargo, en las personas que siempre han sido activas, el gasto energético permanece más o menos estable independientemente del incremento de la actividad. Así, investigadores como Pontzer y su equipo han planteado la hipótesis de que existen compensaciones fisiológicas y conductuales cuando se incrementa la actividad física por encima de determinado nivel, que implicarían una reducción de la termogénesis de otros componentes del gasto energético, lo que mantendría el gasto energético total más o menos estable.[2] De ahí lo de que más no es mejor. Por otro lado, igual que la genética influye sobre nuestro peso e ingesta, también es de esperar que lo haga sobre el gasto. No es cuestión de voluntad, es biología.

Teniendo en cuenta todo esto, ¿qué podemos hacer para mantener nuestra pérdida de peso una vez alcanzada la fase de mantenimiento?

- → Buscar una ganancia de peso, sobre todo en forma de músculo, lo que implica, además, aumentar nuestro tiempo de ejercicio.
- → Mantener una actividad física elevada, en un intervalo de entre diez mil y veinte mil pasos diarios. Esto nos permite, entre otras cosas, mantener un cierto control del apetito, un factor que se incentiva tras la pérdida de peso y que puede persistir durante el mantenimiento.

Algunos autores[3] hablan de «flujo energético» para describir el nivel absoluto del balance energético entre ingesta y gasto, que es elevado si ambos factores se igualan en niveles altos, o reducido si lo hacen en niveles bajos.

Se ha propuesto que un alto flujo energético inducido por una mayor actividad protege contra la recuperación del peso corporal. Como es obvio, no es lo mismo comer en un contexto de alta actividad física, es decir, comer para satisfacer una demanda elevada de energía, que comer en un contexto de sedentarismo.

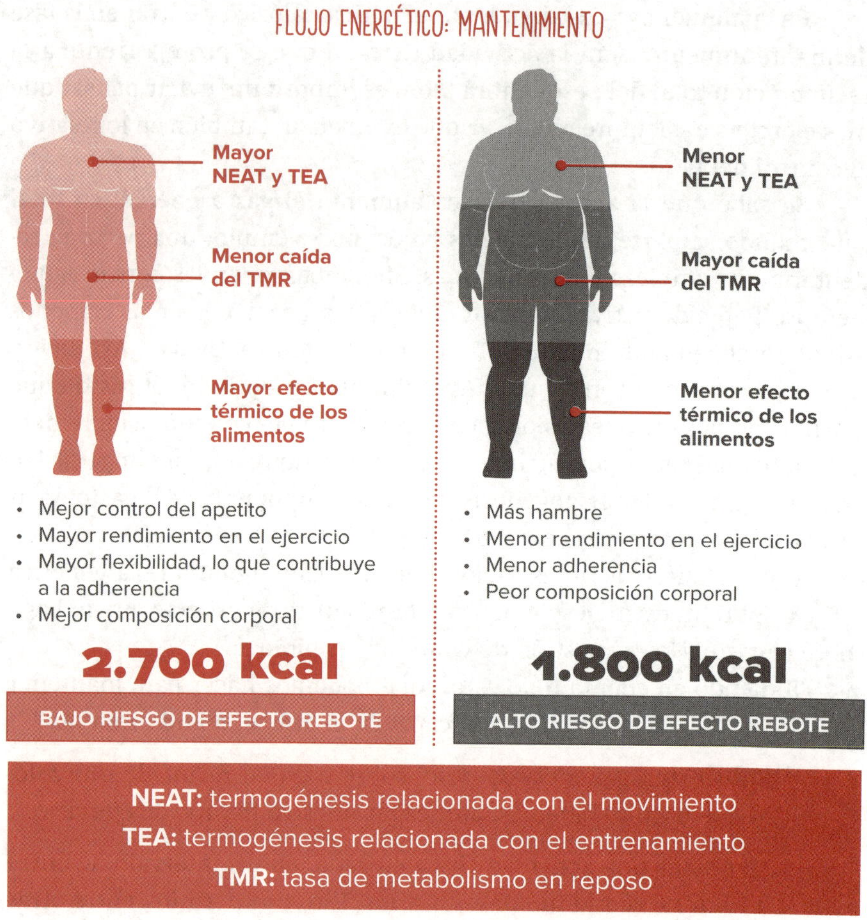

Por otro lado, es interesante ver la relación entre niveles más elevados de actividad y una regulación más precisa de la ingesta en condiciones reales (no de laboratorio). Por ejemplo, existen estudios sobre trabajadores indios en la década de 1950[4] que muestran que, en un mismo entorno laboral, los trabajadores más sedentarios comían tanto como los que realizaban trabajos más activos o pesados, lo que condujo a un mayor aumento de peso entre los primeros. Está claro que los niveles de actividad ejercieron un efecto diferencial sobre el peso de los trabajadores. Por eso, incrementar hasta cierto punto la actividad después de la pérdida de peso te permitirá mantener el nuevo peso con mucha menos dificultad.

Capítulo 16

LA REVERSIÓN DE LAS ADAPTACIONES FISIOLÓGICAS PRODUCIDAS DURANTE LA PÉRDIDA DE PESO

Ya hemos hablado de las adaptaciones fisiológicas que tienen lugar durante la pérdida de peso, relacionadas con los cambios en los compartimentos corporales y la termogénesis adaptativa. Este segundo aspecto presenta una gran variabilidad individual, aunque, afortunadamente, su magnitud en términos absolutos es muy pequeña (apenas unas pocas calorías). Sin embargo, el primero sí que tiene consecuencias importantes, ya que afecta tanto al metabolismo basal como a la termogénesis inducida por la dieta y por la actividad y el ejercicio.

No obstante, todas estas adaptaciones se revierten en parte cuando se abandona el déficit calórico y se normaliza la ingesta siguiendo las pautas de la fase de mantenimiento. La reversión de las adaptaciones no es total, porque para eso sería necesario recuperar toda la masa libre de grasa perdida, algo que, *a priori*, no debería suceder si se hacen bien las cosas. Por ello, evitar las mermas de este tejido durante la pérdida de peso se vuelve imprescindible para minimizar las adaptaciones. En este contexto, el ejercicio de fuerza se vuelve indispensable tanto durante la pérdida, ya que permite minimizar la disminución del tejido muscular, como durante las etapas posteriores, ya que permite maximizar la ganancia de masa muscular al abandonar el déficit calórico y normalizar la alimentación.

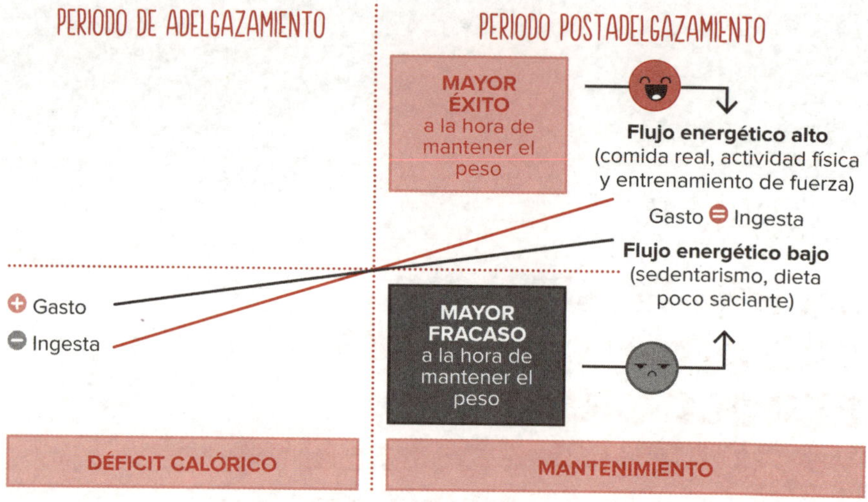

Capítulo 17

OTROS HÁBITOS QUE HAY QUE CUIDAR PARA UNA PÉRDIDA DE PESO Y UN MANTENIMIENTO EXITOSOS

Aprender a priorizar

Priorizar consiste en valorar todas las actividades que llevamos a cabo en el día a día desde dos ángulos: urgencia/importancia e impacto/esfuerzo.

En cuanto a lo primero, algunos autores, como Stephen R. Covey, popularizaron la matriz de gestión del tiempo de Eisenhower, que se basa precisamente en ordenar las tareas según su urgencia e importancia. Según esta clasificación, todo cuanto hacemos a lo largo del día entra en una de estas cuatro categorías:

- Urgente e importante.
- Urgente pero no importante.
- Importante pero no urgente.
- Ni urgente ni importante.

En términos generales, las tareas importantes son las que te acercan a tus objetivos a largo plazo, mientras que las urgentes son aquellas limitadas en el tiempo. Es obvio que si algo es urgente e importante, hay que hacerlo enseguida; pero no es conveniente permitir que las tareas urgentes ocupen todo tu tiempo, porque no tienen por qué ofrecer beneficios a largo plazo. Así, siempre que puedas delega o busca formas de anticiparte a las tareas urgentes, ya que suelen estar relacionadas con problemas a menudo evitables.

MATRIZ DE EISENHOWER

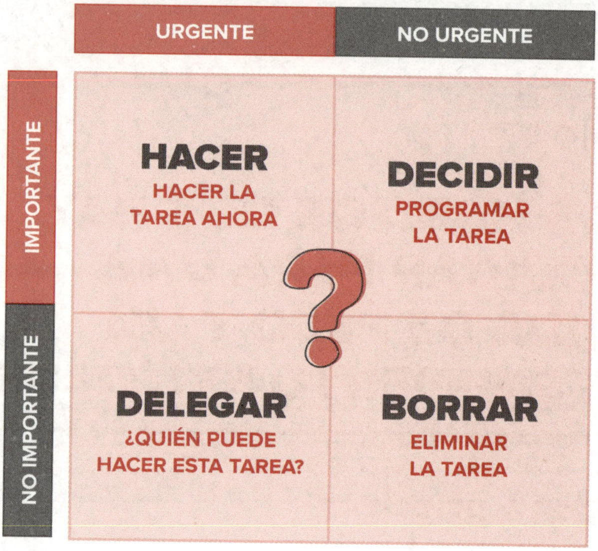

En cuanto al impacto y al esfuerzo, podemos definir lo primero como el beneficio potencial que se obtiene tras completar una tarea, mientras que lo segundo son los recursos necesarios para completarla.

Las mejores tareas desde un punto de vista teórico son las que comportan mucho impacto con poco esfuerzo. Por desgracia, no son las que más abundan, pero sí hemos visto anteriormente un concepto que se asemeja a esta tarea «ideal», la regla del 20/80 o regla de Pareto, que establece que la mayor parte de los resultados viene dada por unas pocas variables. Así, identificar las tareas pertenecientes a ese 20 % tanto en la pérdida de peso como en el mantenimiento es vital para priorizar correctamente. Sin embargo, recuerda que dentro de ese 20 % seguramente habrá muchas tareas del día a día que tienen mucho impacto, pero que también requieren mucho esfuerzo, como, por ejemplo, ir a entrenar sin motivación, cocinar sin ganas, decir «no», etcétera. No hace falta que te diga que vale la pena el esfuerzo, ya que acostumbran a ser estas acciones las que marcan la diferencia. Básicamente, la persona que los días que no se siente motivada no falla en sus tareas (o no falla tanto), tiene más probabilidades de conseguir sus objetivos que la persona que falla siempre (o a menudo) cuando no está motivada. En este caso, hacer lo planificado aún sin motivación marca la diferencia. En este caso, un alto esfuerzo tiene un alto impacto.

La *priorización* es un concepto muy relacionado con la productividad, que consiste en gestionar con la mayor eficiencia los recursos de que se dispone para alcanzar los objetivos propuestos. De hecho, hay personas que, a pesar de contar con buenos recursos, no llegan a alcanzar nunca sus objetivos, y otras que, en cambio, triunfan con muchos menos recursos. Por ejemplo, una persona que «saca tiempo» para el ejercicio o para cocinar es una persona que básicamente está priorizando una cosa sobre otra (quizá dejar de ir a un sitio, se levanta antes, etcétera). Otro aspecto interesante es el de la productividad, productividad que se construye en base a tres conceptos:

MATRIZ DE PRIORIZACIÓN

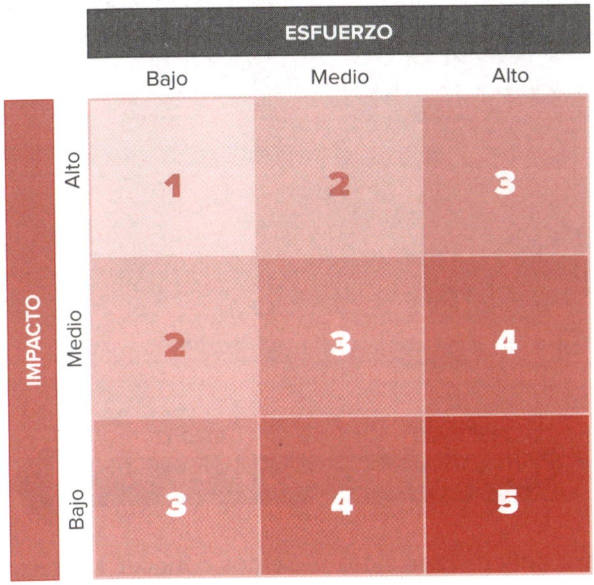

→ **Eficacia:** directamente relacionada con la obtención de logros.
→ **Eficiencia:** que establece la relación entre los resultados obtenidos y los recursos empleados para hacerlo. A mayor eficiencia, menos recursos empleados.

→ **Efectividad:** que establece la relación entre los resultados obtenidos y los objetivos propuestos. A mayor efectividad, mayor grado de cumplimiento de objetivos.

Así, hay personas eficaces, pero poco eficientes, o eficientes, pero poco efectivas.

Sin embargo, si pensamos a largo plazo, las tres características son muy importantes, ya que ¿de qué sirve ser eficaz si se emplean demasiados recursos? Llegará un momento en que no compensará. De hecho, esto es lo que pasa con las dietas de moda. Su alto coste las convierte en insostenibles a largo plazo, aunque en un principio puedan ser eficaces (también sabemos que no son efectivas porque no cumplen con el objetivo principal de cualquier pérdida de peso, que es su mantenimiento en el tiempo). Básicamente, el fin o el logro no justifica los medios empleados.

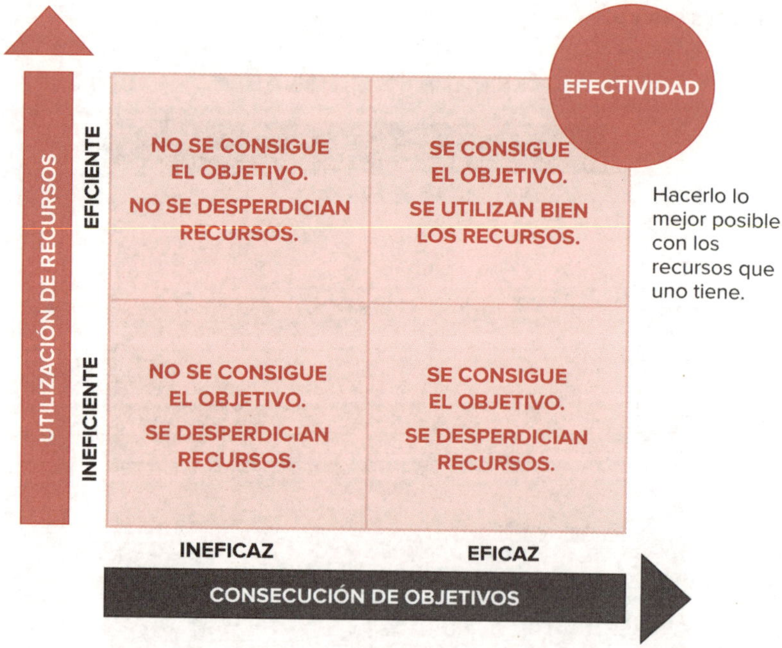

Así, para poder tener éxito debemos conocer los recursos de que disponemos (tiempo, dinero, habilidades, etcétera) y utilizarlos inteligentemente pensando siempre a largo plazo. Hay una frase muy interesante, que se atribuye a Abraham Lincoln, que nos sirve para resumir todo esto: «Si tuviera ocho horas para cortar un árbol, pasaría seis afilando el hacha». Tener unas buenas herramientas es imprescindible para conseguir objetivos a largo plazo como alcanzar una pérdida de grasa y mantener lo conseguido. En este libro se te han proporcionado unas cuantas. Ahora es tu turno.

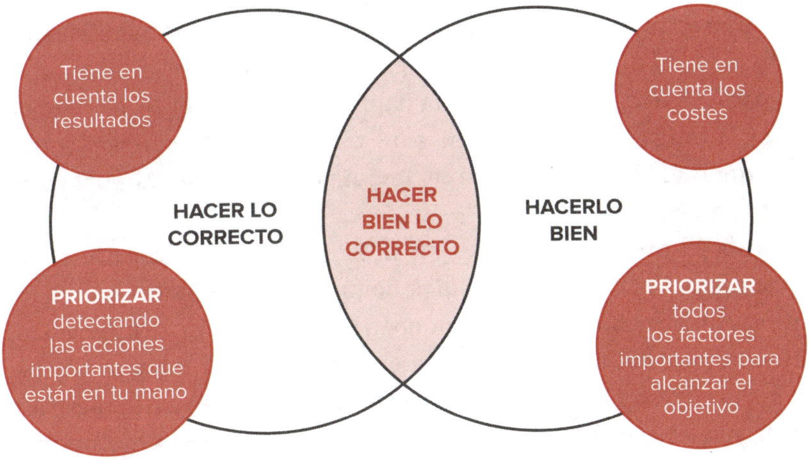

Mejorar el descanso

La motivación para mejorar nuestro descanso es doble, ya que descansar mal está relacionado tanto con el aumento de peso como con la mala salud en general.[1]

Además de intentar reducir tu uso de pantallas durante las últimas horas del día o llevar a cabo actividades relajantes antes de meterte en la cama, la mejora del sueño también implica mejorar aspectos que podrían parecer ajenos a este ámbito, como la alimentación y el ejercicio.

En cuanto a la alimentación, hay que evitar tanto irse a dormir con hambre como hacer cenas copiosas que provoquen molestias digestivas o pesadez. Además, la evidencia sostiene que las cenas ricas en proteínas y carbohidratos ofrecen un cierto beneficio en la mejora del descanso.[2] En la práctica puede resultar útil incorporar alimentos como pescados, carnes magras, quesos, huevos o legumbres junto a alimentos ricos en carbohidratos complejos y fibra, como arroz, patata, pasta, avena y verduras. También es recomendable dejar pasar unas dos o tres horas entre la cena y la hora de acostarse.

Por otro lado, las investigaciones sobre si la ingesta de determinados alimentos, como leche templada, kiwi o cerezas, ayuda a conciliar el sueño han arrojado resultados positivos, aunque no hay que descartar en este caso el efecto placebo. En cualquier caso, si a ti te funciona, bienvenido sea. Por otro lado, y como es lógico, procura evitar sustancias como la cafeína y el alcohol, ya que estas sí está demostrado que interfieren con el descanso.

En cuanto al ejercicio, debes saber que las personas físicamente activas duermen mejor, y este debería ser por sí mismo un motivo de peso para hacer ejercicio de forma habitual.[3] Básicamente, el ejercicio te cansa y la fatiga hace que duermas mejor. Además, el ejercicio contribuye a reducir el estrés diario, lo que mejora el estado de ánimo y también favorece el descanso.

Ante la pregunta habitual de si es bueno para el descanso hacer ejercicio por la noche, los estudios demuestran que hacer ejercicio durante las últimas horas del día, independientemente de la intensidad, no causa alteraciones en el sueño.[4] Sin embargo, sí es cierto que hay personas más sensibles a quienes el ejercicio puede sobreactivar. Se trata de probar y valorar qué te conviene. Si la tarde-noche es el único momento del día en el que puedes hacer ejercicio, seguramente el beneficio supere con creces los efectos negativos sobre el descanso. Al fin y al cabo, el sedentarismo te perjudica mucho más.

Para mejorar el descanso también es importante que tu dormitorio sea un lugar acogedor, tranquilo, ordenado, sin estímulos visuales, auditivos ni olfativos que interfieran a la hora de conciliar el sueño. Si lo necesitas, puedes utilizar antifaz o tapones para oídos, así como observar imágenes, poner música o sonidos ambientales e, incluso, fragancias que te resulten relajantes. Por supuesto, es imprescindible contar con un colchón y una almohada que sean cómodos, al igual que el pijama y la ropa de cama. Ventila la habitación durante el día e intenta mantener el cuarto a una temperatura agradable, ni muy alta ni muy baja. Intenta convertir el sueño en un hábito: igual que seguramente acostumbras a comer siempre a las mismas horas, procura acostarte y levantarte siempre a horas similares, incluso durante los fines de semana. Esto es vital, sobre todo, para las personas a quienes les cuesta mucho descansar.

Por último, si estás teniendo dificultades para conciliar el sueño y no paras de dar vueltas en la cama, es mejor que te levantes. Aunque parezca ilógico, en terapias contra el insomnio es frecuente indicar a los pacientes con dificultades para dormir que se levanten de la cama y solo se acuesten cuando estén realmente cansados, estrategia que muestra beneficios claros.[5] Si lo deseas, puedes pasar el rato leyendo, aunque es importante no exponerse a luces azules (de pantallas, por ejemplo) durante ese periodo.

¿Cuántas horas hay que dormir? La National Sleep Foundation de Estados Unidos establece que un adulto debe dormir entre siete y nueve horas, con variaciones en función de la edad. Por otro lado, aunque la necesidad de hacer siestas frecuentes puede ser un reflejo de un mal descanso nocturno, incorporar una única siesta breve, de diez o veinte minutos, a mediodía sí puede ser una estrategia interesante. Sin embargo, esto no se recomienda a las personas con insomnio o problemas para conciliar el sueño, ya que podría empeorar su problema.[6] Por el contrario, es muy recomendable para las personas que trabajan por turnos, ya que ayuda tanto a recuperar el sueño perdido como a prepararse ante una futura pérdida. Una reciente revisión muestra que, en el caso de los deportistas, hacer una siesta algo más larga, de entre treinta y noventa minutos, entre las 13.00 y las 16.00 horas puede ofrecer un beneficio competitivo[7] siempre que no interfiera con el descanso nocturno.

Recomendaciones para las personas que trabajan siempre de noche

Si tu horario de trabajo es siempre nocturno, tu organismo acabará acostumbrándose a él y lo convertirá en su normalidad. Aun así, es interesante desarrollar estrategias para maximizar el descanso en horario diurno, como, por ejemplo, evitar los estimulantes a última hora de la noche y reducir la exposición a la luz solar de la mañana al salir del trabajo (puedes usar gafas de sol, por ejemplo). Una vez en casa, es importante mantener el dormitorio lo más oscuro posible y utilizar antifaz si es necesario, y minimizar la exposición a ruidos mediante el uso de tapones.

Recomendaciones para las personas que trabajan por turnos

Las personas que trabajan con horarios de trabajo rotativos acostumbran a tener más problemas de descanso, porque su organismo no tiene tiempo de acomodarse a los cambios continuos en los patrones de sueño-vigilia. Así, estos trabajadores tienen una mayor tasa de accidentes laborales inducidos por la falta de descanso y soportan también una mayor carga de morbilidad y mortalidad que las personas con otro tipo de horarios.[8]

En este contexto, las estructuras menos dañinas son aquellas en las que los cambios de horario siguen un patrón circular de mañana-tarde-noche. Además, lo conveniente es que estos turnos no duren más de diez horas.

Otro aspecto interesante que tener en cuenta es que las personas se adaptan mejor a su horario de trabajo cuando este está alineado con su cronotipo,[9] así que siempre que puedas, aprovecha esto en tu favor.

Si no puedes evitar trabajar en turnos rotativos, debes intentar cuidar al máximo tu alimentación y evitar una conducta sedentaria. Como ya se apuntó en la primera parte, los estudios muestran que las personas con trabajos por turnos comen peor y tienen peores hábitos que las personas que mantienen turnos fijos, por lo que es interesante desarrollar un patrón regular de comidas, ejercicio y descanso dentro de las limitaciones que imponen estos horarios. Por ejemplo, aunque pueda ser tentador redistribuir totalmente los horarios de comidas hacia la noche cuando se trabaja en el turno nocturno, es mejor mantener un cierto patrón regular, aunque suponga tomar una cena (comida antes del turno) y un desayuno (comida después del turno) abundantes. Esto resulta positivo si te ayuda a mantener una buena saciedad durante la noche y a evitar que picotees ultraprocesados. Otra buena estrategia consiste en tener siempre algún *snack* saludable disponible durante la noche y, también, en utilizar el *batch cooking* para intentar no tener que pasar tanto tiempo en la cocina.

Otra estrategia que puede resultar útil es el ayuno intermitente, ya que permite liberar tiempo que puedes dedicar a otras tareas, como dormir o, incluso, hacer ejercicio. Por otro lado, si quieres perder peso, mantener una restricción de la ventana de alimentación puede facilitar la generación de un déficit calórico, lo que resulta más complicado cuando se distribuye la comida en más ingestas.

La melatonina también puede ser una gran aliada en los cambios de horario, ya que se trata de un suplemento cronobiótico. No obstante, como sucede con cualquier suplemento, antes de empezar a usarlo es recomendable agotar otras vías relacionadas con el ejercicio, la alimentación o el manejo del estrés y, en cualquier caso, no se recomienda su uso crónico ni continuado.

HORARIO		TURNO DE MAÑANA
7.00-9.00 h	TRABAJO	Desayuno (antes de ir a trabajar)
11.00-12.00 h		*Snack* (opcional)
14.00-16.00 h	OCIO	Comida principal (después de trabajar)
18.00-19.00 h		*Snack* (opcional, después de hacer ejercicio)
20.00-21.00 h		Cena (antes de ir a dormir)
00.00-06.00 h	DESCANSO	Dormir

HORARIO		TURNO DE TARDE
7.00-9.00 h	OCIO	Desayuno (antes de hacer ejercicio)
11.00-12.00 h		*Snack* (opcional, después de hacer ejercicio)
14.00-16.00 h	TRABAJO	Comida principal (antes de ir a trabajar)
18.00-19.00 h		*Snack* (opcional)
20.00-21.00 h		Cena (después de trabajar)
00.00-06.00 h	DESCANSO	Dormir

HORARIO		TURNO DE NOCHE
8.00-9.00 h	DESCANSO	Desayuno ligero (después de trabajar)
9.00-15.00 h		Dormir (buscar unas condiciones adecuadas de descanso)
15.00-16.00 h	OCIO + SIESTA OPCIONAL	Comida principal (al despertar)
18.00-19.00 h		*Snack* (después de hacer ejercicio) + siesta (opcional)
20.00-21.00 h		Cena (antes de ir a trabajar)
00.00-08.00 h	TRABAJO	*Snack* (opcional)

Notas

- En la medida de lo posible, es mejor que las comidas más importantes se hagan de día, y puedes acompañarlas de algún *snack* saludable (fruta, frutos secos, etcétera) durante el turno de trabajo.
- Se puede incorporar un ayuno en la primera o la segunda mitad del día, según preferencias.
- Hay que procurar mantener siempre un intervalo de descanso de seis a ocho horas aproximadamente. Siempre se puede incorporar una siesta de treinta a cuarenta minutos si fuera necesario.
- Durante el turno de noche, la cena (comida previa al trabajo) debe ser siempre saciante y nutritiva, y hay que evitar tomar estimulantes de forma habitual en las cuatro-seis horas anteriores a acostarse.

Manejar los antojos

Hay que entender que los antojos son un aprendizaje que puede desaprenderse. Pero ¿cómo se aprenden? Para entenderlo hay que recurrir a los experimentos de Pavlov, que obtuvo el Premio Nobel de Medicina en 1904 por sus estudios sobre la fisiología de la digestión y del aprendizaje o condicionamiento clásico (aprendizaje pavloviano).[10] Pavlov estudió, en primer lugar, qué respuesta fisiológica experimentaban los perros ante la presencia de comida (salivación) y, a continuación, si esta aparecía en otras circunstancias, por ejemplo, en presencia de la persona que los alimentaba habitualmente o de un estímulo sonoro que anticipara la llegada de la comida. El experimento consistió en hacer sonar una campana justo antes de alimentar a los perros y ver qué pasaba si se hacía sonar la campana pero la comida no aparecía. El resultado fue que los perros salivaban igualmente, porque habían asociado el estímulo (la campana) al resultado (la comida). Habían sido condicionados para tener una respuesta fisiológica ante un sonido.

En estudios posteriores con humanos se ha demostrado que nosotros también somos capaces de desarrollar este tipo de respuestas condicionadas. De hecho, ese es el mecanismo que emplea la publicidad: asociar sus productos con música, imágenes, caras conocidas, etcétera, para que su presencia desencadene la respuesta que busca el anunciante, como que comamos ultraprocesados. Pero eso no es todo, ya que, cuando hablamos de comida, las personas estamos sometidas a todo tipo de condicionantes, por ejemplo, circadianos: comemos porque es determinada hora del día; contextuales: comemos porque estamos a gusto en el sofá; personales: comemos porque estamos aburridos, etcétera. Y todo ese condicionamiento tiene consecuencias desastrosas en un entorno obesogénico como el nuestro.

Por otro lado, la interacción entre la restricción que supone hacer dieta y los antojos también es interesante. En primer lugar, cuando hablamos de antojos deberíamos buscar si su origen se encuentra en alguna de las vulnerabilidades mencionadas en la primera parte para tratarla antes de empezar con cualquier dieta. Dicho esto, hay estudios que muestran que, cuando es autoimpuesta, la privación aumenta los antojos de productos concretos y que, en este caso, el 10 % de comidas libres puede resultar una estrategia interesante para combatirlos. Pero, sin duda, el hallazgo más curioso sobre este tema es el efecto que tienen el déficit calórico y la pérdida de peso sobre los antojos. Al parecer, en personas con exceso de peso, la pérdida parece reducir los antojos, quizá gracias a la extinción de respuestas condicionadas previamente adquiridas.[11] Es decir, cuando una persona se involucra en una pérdida de peso, es posible que cambien muchos elementos de su entorno, por ejemplo, que deje de tener ultraprocesados en casa, que se lleve *snacks* saludables al trabajo, etcétera. Todo esto puede contribuir a reducir la frecuencia e intensidad de los antojos, sobre todo gracias a la menor exposición diaria a señales vinculadas con los ultraprocesados. Quizá esta sea una de las mejores estrategias para evitar los antojos de ultraprocesados: si vas a comerlos, hazlo siempre fuera de casa. Así podrás romper tu condicionamiento.

Las principales estrategias para reducir la frecuencia e intensidad de los antojos son las siguientes:

Reducir la probabilidad de tener antojos

Modifica al máximo tu entorno para evitar la exposición a señales que desencadenen antojos. Una forma de hacerlo es anticiparse; por ejemplo, dejar la cena lista, llevar *snacks* saludables al trabajo, no comprar ultraprocesados, tener identificadas las horas a las que se producen antojos para poder anticiparlos, etcétera. Cualquier acción que permita extinguir las señales que desencadenan los antojos será eficaz. Si el antojo se asocia con un contexto o lugar es prudente buscar una alternativa: por ejemplo, si tienes antojos después de cenar, cuando te sientas en el sofá, es importante que tu cena sea saciante y que intentes minimizar la exposición al lugar donde se produce el antojo.

Responder ante el antojo con otra actividad

El antojo en sí no es un problema, el problema es cómo respondemos a él. Para cambiar esas respuestas son útiles algunas habilidades relacionadas con la atención plena, o *mindfulness*, como la desidentificación, que consiste en concienciarse de que el antojo es «producto de nuestra mente» (identificación), lo que nos permite alejarnos de ese pensamiento (desidentificación) hasta extinguirlo.[12]

Introducir modificaciones en la distribución de comidas

Hay personas que se benefician de hacer un menor número de comidas, pero más abundantes, mientras que para otras personas es mejor hacer un mayor número de comidas más pequeñas a lo largo del día. Cada cual debe encontrar su frecuencia óptima, que le aporte un buen nivel de saciedad a lo largo de todo el día. Observa en qué momentos del día tienes picos de hambre y cúbrelos con comidas saciantes y densas en nutrientes. También es bueno identificar qué alimentos te sacian más. Por ejemplo, entre los alimentos ricos en carbohidratos, hay personas a quienes les sacia más la pasta, a otras las patatas, a otras el arroz, etcétera. Busca los idóneos para ti.

Introducir alimentos proteicos y densos en nutrientes en todas las comidas

La proteína, además de contribuir a la conservación de la masa muscular, es un nutriente clave en la modulación del apetito. Por ello, es vital mantener una ingesta diaria suficiente de entre 1,2 y 1,6 g/kg, aproximadamente, en los periodos de mantenimiento, y algo más elevada, de entre 1,4 y 2 g/kg, durante una pérdida de peso. Además, también ayuda a mitigar los antojos premenstruales.

Por otro lado, hacer una ingesta suficiente de fibra, grasas saludables y líquidos también es clave para controlar los antojos. Beber café o comer fruta dulce puede ser otra ayuda interesante.

Evitar optar por alimentos que perpetúen los antojos

Hay personas que optan por tomar alimentos edulcorados para saciar sus antojos de dulce. Los edulcorantes son acalóricos, es decir, no aportan calorías, por lo que pueden ser una opción interesante como paso intermedio para reducir el consumo de azúcar. Sin embargo, hay dos cosas que debes saber: la primera es que se desconocen sus efectos sobre la salud a largo plazo, por lo que se recomienda evitar su consumo diario o habitual; la segunda es que no se descarta que puedan afectar a la ganancia de peso mediante mecanismos distintos a los de los azúcares, como la modulación de la microbiota, la adipogénesis, etcétera.[13]

Por otro lado, muchos edulcorantes presentan un sabor aún más dulce que el del azúcar, por lo que su ingesta regular tiene un papel relevante en el sistema de recompensa y, por tanto, están obviamente relacionados con la intensidad y la frecuencia de los antojos. Por tanto, intenta evitar saciar tus antojos con alimentos edulcorados, ya que, al hacerlo, posiblemente estés reforzando el círculo vicioso que los sustenta. Se puede decir que los edulcorantes actúan *hackeando* tu cerebro.

Controlar el estrés y cuidar tu descanso

Cuando intentamos contrarrestar los antojos, tendemos a centrarnos en el ámbito alimentario, pero el estrés y el sueño también tienen un papel muy importante. Una noche de mal descanso o una bronca en el trabajo pueden hacer que comas peor.

Practicar ejercicio regular

Algunos estudios han hallado que el simple hecho de caminar reduce los antojos,[14] aunque otros ejercicios de mayor intensidad y menor duración también poseen efectos interesantes. Por el contrario, una reducción de la actividad se relaciona con un aumento en la frecuencia de antojos de dulce.[15] Además, prácticas como el yoga ayudan a manejar el estrés, algo que, como acabamos de ver, tiene también un efecto protector.

Buscar distracciones

El aburrimiento es uno de los principales desencadenantes de los antojos. Ante esto, es indispensable buscar actividades que nos mantengan distraídos, aunque también es muy importante aprender a gestionar el aburrimiento.

Hacer una mayor ingesta en la cena

Los antojos son más habituales por la noche que durante el día. Por ello, es especialmente importante controlar el apetito a esas horas, y una buena estrategia consiste en aumentar un poco la ingesta a la hora de la cena.

Evitar restricciones y buscar recompensas

Múltiples estudios revelan que las restricciones de energía muy severas y la autoprivación selectiva aumentan los antojos de los productos evitados. De hecho, las personas que se aplican restricciones experimentan antojos más intensos y frecuentes que las personas que mantienen una alimentación más flexible, con pequeños caprichos en forma de recompensa y sin culpabilidad. La monotonía es otro factor que puede contribuir a los antojos, aunque no existen datos sólidos sobre este punto.

Evitar las dietas si no se tiene una buena relación con la comida

Puede sonar obvio, pero la restricción calórica es un estresor que debe tenerse en cuenta y que puede desencadenar antojos, y otras complicaciones, a las personas que no mantienen una buena relación previa con la comida. Si decides involucrarte en una pérdida de peso, procura que el déficit calórico sea moderado y no suponga una pérdida de peso semanal elevada (más del 1% de tu peso corporal). Es preferible un déficit calórico cíclico en el que se combinen días con déficit más grandes junto a días sin déficit.

Mantener una actitud flexible con la alimentación

Prioriza la comida real en la mayor parte de ingestas, pero no olvides el componente hedonista y social de la comida.

Añadir periódicamente alguna carga de carbohidratos en los periodos de pérdida de peso

Aparte de las ventajas ya explicadas de la carga de carbohidratos, añadir alimentos ricos en carbohidratos a nuestra dieta nos ayuda a controlar los antojos.

Alimentación y entrenamiento

En términos generales, no existe un mejor momento del día para entrenar. Como sucede con la dieta, el mejor entrenamiento es el que se hace, independientemente de la hora.[16] Eso sí, cuando hablamos de mejorar el rendimiento deportivo, es tan importante el qué y el cuánto se come como el cuándo. Es decir, hay que tener muy en cuenta la composición nutricional, proteínas, carbohidratos y grasas, de las comidas que se hacen antes y después de entrenar.

La relación entre alimentación y rendimiento deportivo es un tema complejo que se aleja de los objetivos generales de este libro; sin embargo, sí que vale la pena dar algunas indicaciones generales para minimizar la caída del rendimiento durante la pérdida de grasa.

Como ya hemos visto, para perder grasa es imprescindible generar un déficit calórico correcto, no demasiado grande, para evitar la adaptación del gasto energético. Una de estas adaptaciones es la eficiencia muscular, relacionada con el gasto de energía que hacen los músculos para llevar a cabo determinada actividad. Por eso, durante una pérdida de grasa, hay que evitar caer en el error de pensar que cuanto más ejercicio, mejor; de hecho, el objetivo debería ser hacer lo justo para progresar y mantenerse sano, y recordar que, como tantas otras cosas, el ejercicio físico sigue el principio de rendimiento decreciente, es decir, que el progreso es rápido al principio hasta llegar a un punto de estabilización a partir del cual es habitual retroceder.

En cuanto a la alimentación, el global es mucho más importante que las comidas individuales. Es decir, que cubrir las necesidades diarias de proteínas, carbohidratos y grasas es más importante que el momento de la ingesta de estos nutrientes en relación con el entrenamiento. Ahora bien, si la intención es mejorar el rendimiento, puede ser interesante guardarse alguna ración de carbohidratos para el momento previo al ejercicio, sobre todo si este es de intensidad elevada. El motivo es que cuando llevamos a cabo esfuerzos de alta intensidad, los músculos y el sistema nervioso optan por priorizar el consumo de glucosa y, ante una presencia limitada, la consecuencia es la fatiga y la caída del rendimiento. Esta ingesta puede ir acompañada de algún alimento rico en proteínas para minimizar la degradación proteica. También es importante que la comida sea fácil de digerir, sobre todo si se toma muy próxima al momento en el que se va a realizar el ejercicio. En cuanto a la comida postentrenamiento, la recomendación es la misma: prioriza alimentos ricos en carbohidratos (puedes combinar fruta y carbohidratos complejos, como pasta, pan, arroz, patata o legumbres) y ricos en proteínas para facilitar la recuperación.

El volumen de estas ingestas debe estar en consonancia con el objetivo de pérdida de grasa y las preferencias. Puede ser una comida principal o un *snack* y, en general, su tamaño está relacionado: cuanto más grande sea la comida preentreno, más pequeña será la postentreno, y viceversa.

Conclusiones

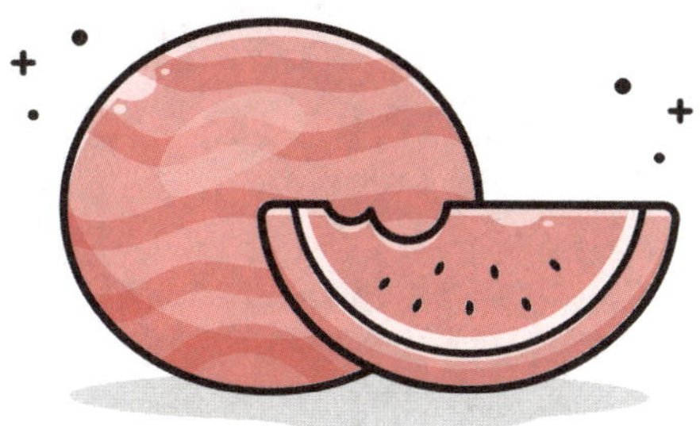

Tu valor como persona no depende del peso que tengas. Grábatelo en tu cabeza. Quiero que lo interiorices y que desde esa percepción puedas empezar un cambio mucho más sano, un cambio de hábitos saludables que, progresivamente, pueda mejorar tu composición corporal. Un cambio de mentalidad donde de una vez por todas dejes de hacer dietas restrictivas que te hacen pasar hambre y donde te autoexiges tener resultados rápidos e inmediatos. Vamos a comer comida real, vamos a entrenar, vamos a disfrutar del proceso sin complicarnos la vida. No digo que sea fácil, digo que será sano, física y mentalmente para tu bienestar. Pequeños pasos pero duraderos.

En lugar de eliminar el plátano, el aguacate o los carbohidratos de nuestra dieta, vamos eliminar la mentalidad de urgencia y de «todo o nada» en nuestro proceso de pérdida de grasa. Vamos añadir más verduras en nuestras comidas, más frutas y frutos secos en nuestras meriendas, más huevo en nuestro desayuno y más comida real durante toda la semana.

Vamos a dejar de obsesionarnos con la báscula, vamos a centrarnos en cómo estamos aprendiendo a cocinar y descubrir platos saludables que nos hagan disfrutar. Vamos a tener la constancia y paciencia para que el cuerpo poco a poco nos pida salir a entrenar. Vamos a sentir cómo recuperamos nuestra energía gracias a los nutrientes que obtenemos de la comida real. A observar cómo nuestros gustos empiezan a cambiar por comidas menos azucaradas, grasientas y saladas. A tener el hábito de comprar comida fresca, ayudarnos con buenos procesados y dejar los ultraprocesados para ocasiones especiales. Todo esto es mucho más importante que ningún número en tu báscula y que ninguna pastilla quemagrasa. Y lo mejor de todo es que tienes mucha más probabilidad de éxito a largo plazo.

Este libro es para que te cuides. Te cuidas porque te quieres, no porque te odias. Te cuidas porque es la mejor forma de mandar amor a tu subconsciente y que lo reciba de forma coherente. Pero cuidarse poco o nada tiene que ver con castigos de pasar hambre una semana y llorar a la siguiente cuando te des un atracón. Cuidarse es, por encima de todo, un acto de poner atención y consciencia a lo que comemos. También dedicación y tiempo; como todo en esta vida, no pretendamos arreglarlo o aprenderlo todo en un solo día. Este proceso no será lineal, tendrá sus obstáculos y recaídas. Pero cada día estaremos en una posición un poco mejor. Más cerca de nuestro objetivo si aprendemos de lo vivido.

Espero que este libro te ayude como herramienta en tu proceso de crecimiento personal; espero y deseo que disfrutes del camino, que consigas tu objetivo, que olvides las dietas y que pierdas grasa con comida real.

Anexos

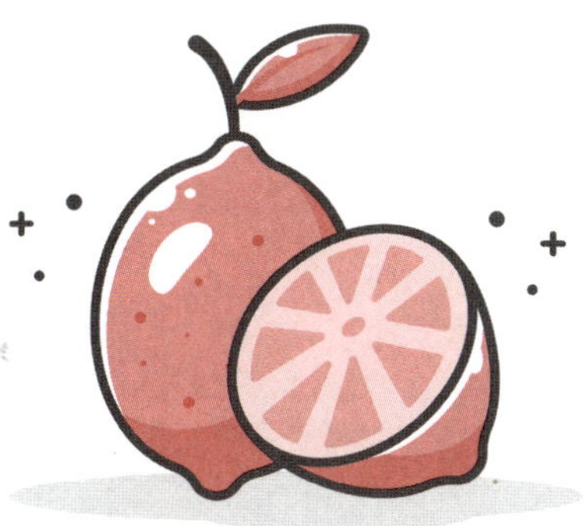

Anexo 1

FACTORES QUE CONTRIBUYEN A LA PÉRDIDA DE GRASA Y SU MANTENIMIENTO

FACTORES QUE CONTRIBUYEN A LA PÉRDIDA DE GRASA Y SU MANTENIMIENTO

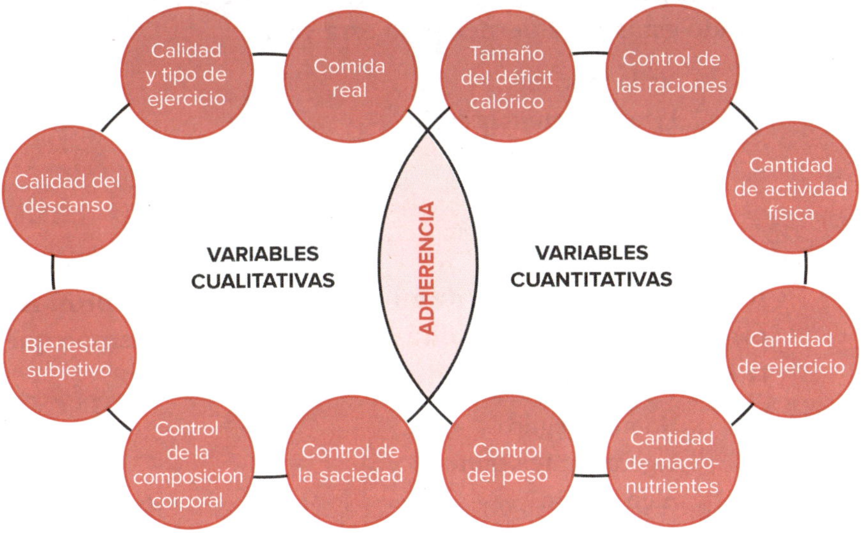

Anexo 2

CUESTIONARIO: ¿ESTÁS PREPARADO PARA HACER DIETA?[1]

Sección 1. Objetivos y actitudes

I. **En comparación con los intentos anteriores, ¿cómo de motivado estás para perder peso esta vez?**

1. Nada motivado.
2. Ligeramente motivado.
3. Algo motivado.
4. Bastante motivado.
5. Extremadamente motivado.

II. **¿Cómo de seguro estás de que mantendrás tu compromiso con el programa de pérdida de peso durante el tiempo que te llevará alcanzar el objetivo propuesto?**

1. No muy seguro.
2. Ligeramente seguro.
3. Algo seguro.
4. Bastante seguro.
5. Extremadamente seguro.

III. Teniendo en cuenta todos los factores externos que afectan a tu vida en estos momentos (estrés laboral, obligaciones familiares, etcétera), ¿hasta qué punto puedes tolerar el esfuerzo requerido para seguir una dieta?

1. No lo puedo tolerar.
2. Lo puedo tolerar algo.
3. No sé.
4. Lo puedo tolerar bien.
5. Lo puedo tolerar fácilmente.

IV. Reflexiona sinceramente sobre cuánto peso esperas perder y en cuánto tiempo. Calculando una pérdida de peso de entre medio y un kilo por semana, ¿cómo de realistas son tus expectativas?

1. Muy poco realistas.
2. Poco realistas.
3. Moderadamente realistas.
4. Bastante realistas.
5. Muy realistas.

V. Cuando haces dieta, ¿sueles fantasear con comer tus comidas favoritas, casi siempre ultraprocesados?

1. Siempre.
2. Frecuentemente.
3. De vez en cuando.
4. Rara vez.
5. Nunca.

VI. Cuando haces dieta, ¿te sientes coartado y enfadado o molesto contigo o con otras personas?

1. Siempre.
2. Frecuentemente.
3. De vez en cuando.
4. Rara vez.
5. Nunca.

Puntuación

- **Entre 6 y 16:** puede que este no sea un buen momento para comenzar un programa de pérdida de peso. Una motivación y un compromiso inadecuados, unidos a objetivos poco realistas, podrían bloquear tu progreso. Piensa en las cosas que contribuyen a esto y considera cambiarlas antes de emprender un programa de dieta.
- **Entre 17 y 23:** estás cerca de poder comenzar un programa de dieta, pero aún debes mejorar un poco tu preparación antes de empezar.
- **Entre 24 y 30:** estás listo para empezar un programa de dieta.

Sección 2. Las señales del hambre y la alimentación

I. Cuando hablas o lees sobre comida, ¿quieres comer aunque no tengas hambre?

1. Nunca.
2. Rara vez.
3. De vez en cuando.
4. Frecuentemente.
5. Siempre.

II. ¿Con qué frecuencia comes por hambre física?

1. Siempre.
2. Frecuentemente.
3. De vez en cuando.
4. Rara vez.
5. Nunca.

III. ¿Tienes problemas para controlar tu alimentación cuando tienes en casa tus comidas favoritas?

1. Nunca.
2. Rara vez.

3. De vez en cuando.
4. Frecuentemente.
5. Siempre.

Puntuación

- **Entre 3 y 6:** es posible que, ocasionalmente, comas más de lo que quisieras, pero no parece ser el resultado de una alta capacidad de respuesta a las señales ambientales. Podría resultarte útil controlar las actitudes que te hacen comer.
- **Entre 7 y 9:** puedes tener una tendencia moderada a comer si hay alimentos disponibles. Hacer dieta puede resultarte más fácil si tratas de resistir las señales externas y comes solo cuando tienes hambre física.
- **Entre 10 y 15:** la mayor parte o una parte de tu alimentación puede producirse en respuesta a pensar en comida o a la exposición a la tentación de comer. Piensa en formas de minimizar tu exposición a las tentaciones para comer solo en respuesta al hambre física.

Sección 3. Control sobre la alimentación

Si vivieras las siguientes situaciones estando a dieta, ¿cómo afectaría esto a tu ingesta durante el resto del día?

I. **Aunque planeabas saltarte el almuerzo, un amigo te invita a salir a comer al mediodía.**

1. Comería mucho menos después o durante el día.
2. Comería algo menos después o durante el día.
3. No habría ninguna diferencia en mi ingesta durante el resto del día.
4. Comería algo más después o durante el día.
5. Comería mucho más después o durante el día.

II. **Te saltas la dieta al comer un alimento «prohibido» que «engorda».**

1. Comería mucho menos después o durante el día.
2. Comería algo menos después o durante el día.
3. No habría ninguna diferencia en mi ingesta durante el resto del día.
4. Comería algo más después o durante el día.
5. Comería mucho más después o durante el día.

III. Has estado siguiendo tu dieta fielmente y decides ponerte a prueba comiendo algo que consideras una delicia.

1. Comería mucho menos después o durante el día.
2. Comería algo menos después o durante el día.
3. No habría ninguna diferencia en mi ingesta durante el resto del día.
4. Comería algo más después o durante el día.
5. Comería mucho más después o durante el día.

IV. Has estado siguiendo la dieta de forma continua y decides comer algo que consideras una recompensa.

1. Comería mucho menos después o durante el día.
2. Comería algo menos después o durante el día.
3. No habría ninguna diferencia en mi ingesta durante el resto del día.
4. Comería algo más después o durante el día.
5. Comería mucho más después o durante el día.

Puntuación

→ **Entre 3 y 7:** puede ser un indicador de que alternas frecuentemente entre periodos de pérdida de control y periodos de dieta muy estricta, lo que supone un problema grave.

→ **Entre 8 y 11:** eres una persona con un enfoque flexible sobre tu alimentación.

→ **Entre 12 y 15:** puede ser indicador de que mantienes un estilo desinhibido respecto a la alimentación, lo que supone un problema a la hora de controlar el peso.

Sección 4. Atracones y uso de métodos compensatorios

I. **¿Alguna vez has comido una gran cantidad de alimentos rápidamente con sensación de pérdida de control?**

5. Sí.
0. No.

II. **Si has respondido afirmativamente a la pregunta anterior, ¿con qué frecuencia has tenido este comportamiento durante el último año?**

1. Menos de una vez al mes.
2. Aproximadamente una vez al mes.
3. Más de una vez al mes.
4. Una vez a la semana.
5. Unas tres veces por semana.
6. A diario.

III. **¿Alguna vez has utilizado métodos compensatorios (ejercicio excesivo, ayunos prolongados, etcétera) para controlar tu peso?**

5. Sí.
0. No.

IV. **Si has respondido afirmativamente a la anterior pregunta, ¿con qué frecuencia has tenido este comportamiento durante el último año?**

1. Menos de una vez al mes.
2. Aproximadamente una vez al mes.
3. Más de una vez al mes.
4. Una vez a la semana.
5. Unas tres veces por semana.
6. A diario.

Puntuación

- → **Entre 0 y 1:** tienes una aparente buena relación con la comida.
- → **Entre 2 y 11:** presta atención a estos patrones de tu alimentación. Si surgen con mayor frecuencia, pide ayuda a un profesional de la psicología.
- → **Entre 12 y 19:** tienes una mala relación con la comida. Pide ayuda a un profesional de la psicología.

Sección 5. Alimentación emocional

I. **¿Comes más de lo que le gustaría cuando sientes ansiedad, tristeza, enojo, aburrimiento o soledad?**

1. Nunca.
2. Rara vez.
3. De vez en cuando.
4. Frecuentemente.
5. Siempre.

II. **¿Tienes problemas para controlar tu alimentación cuando experimentas sentimientos positivos o en comidas sociales?**

1. Nunca.
2. Rara vez.
3. De vez en cuando.
4. Frecuentemente.
5. Siempre.

III. **Cuando tienes interacciones desagradables con otras personas en tu vida, o después de un día difícil en el trabajo, ¿comes más de lo que deseas?**

1. Nunca.
2. Rara vez.
3. De vez en cuando.
4. Frecuentemente.
5. Siempre.

Puntuación

- → **Entre 3 y 8:** no parece que tus emociones afecten a tu alimentación.
- → **Entre 9 y 11:** a veces comes en respuesta a altibajos emocionales. Monitoriza este comportamiento para saber cuándo y por qué ocurre, y busca actividades alternativas.
- → **Entre 12 y 15:** los altibajos emocionales parecen estimular habitualmente tu alimentación. Trata de lidiar con las emociones que desencadenan este comportamiento y encuentra formas alternativas de gestionarlas. Busca ayuda psicológica en caso de no saber por dónde empezar.

Sección 6. Patrones y actitudes sobre el ejercicio

I. ¿Cada cuánto haces ejercicio?

1. Nunca.
2. Rara vez.
3. De vez en cuando.
4. Frecuentemente.
5. De forma totalmente habitual.

II. ¿Cómo de seguro estás de poder hacer ejercicio regularmente?

1. Nada.
2. Ligeramente.
3. Algo.
4. Bastante.
5. Del todo.

III. ¿Qué impacto tiene el ejercicio sobre tu estado emocional?

1. Completamente negativo.
2. Algo negativo.
3. Neutral.
4. Algo positivo.
5. Completamente positivo.

IV. **¿Cómo de seguro estás de poder incluir el ejercicio en tus horarios?**

1. Nada.
2. Ligeramente.
3. Algo.
4. Bastante.
5. Del todo.

Puntuación

→ **Entre 4 y 10:** probablemente no estás cerca de los niveles de actividad que deberías tener. Determina si tu actitud acerca del ejercicio dificulta la implementación. Identifica qué barreras te impiden incorporar el ejercicio en tu vida.

→ **Entre 11 y 16:** es posible que tengas una relación de amor-odio con el ejercicio. Debes buscar formas alternativas de incorporarlo en tu vida: busca actividades en grupo, retos personales, nuevas formas de ejercicio, cambia de gimnasio si es el ambiente lo que no te gusta, habla con un entrenador, etcétera. En definitiva, busca algo que se adapte bien a ti.

→ **Entre 17 y 20:** tienes pocas barreras para ser activo. Busca pulir la adherencia si percibes que algo falla.

Una vez completadas todas las secciones de este cuestionario, deberías poder juzgar tus fortalezas y debilidades a la hora de afrontar una pérdida de peso. Recuerda que el primer paso para cambiar tu comportamiento es comprender las condiciones que influyen en tus hábitos.

Anexo 3

MAPA: ¿POR DÓNDE EMPIEZO A PERDER GRASA?

En la siguiente doble página encontrarás una sencilla infografía con la que descubrirás el camino más adecuado para empezar a perder grasa.

¿POR DÓNDE EMPIEZO A PERDER GRASA?

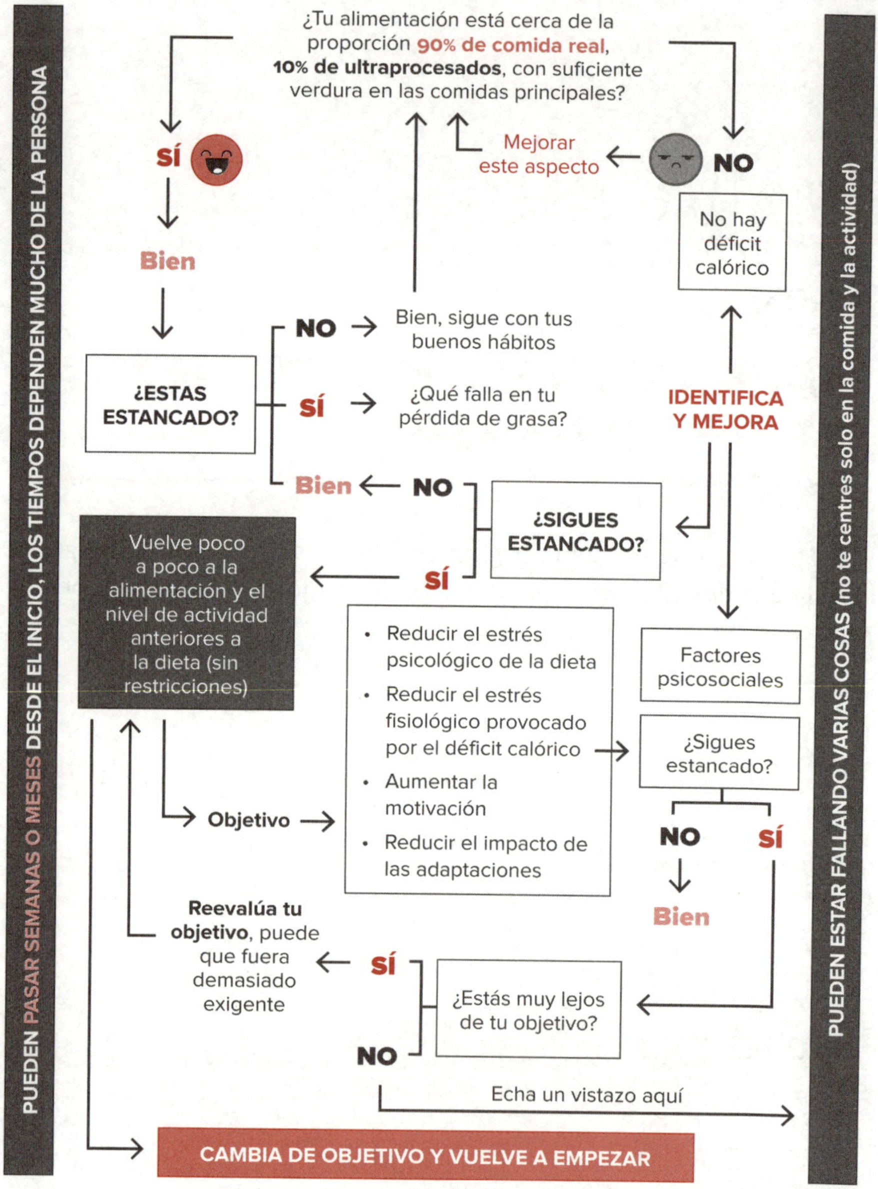

ALIMENTACIÓN

- ¿Cuidas las proporciones y raciones de los alimentos con mayor densidad energética?
- ¿Consumes suficientes proteínas?
- ¿Comes entre horas?
- ¿Utilizas salsas y aliños sin controlar la ración?
- ¿Planificas tus comidas en función de tus objetivos?
- ¿Restringes la ingesta en exceso durante la semana?
- ¿Llegas con mucha hambre a las comidas?
- ¿Quedas saciado después de comer?
- ¿Priorizas el consumo de agua sobre otras bebidas dentro y fuera de casa?

ACTIVIDAD

- ¿Cuántos pasos das al día?
- ¿Cuántas horas pasas sentado?
- ¿Tu ocio es sedentario?
- ¿Cuántos días entrenas a la semana? ¿Durante cuánto tiempo? ¿Con qué intensidad?

HABILIDADES Y BARRERAS

- ¿Tienes problemas para gestionar las presiones sociales?
- ¿Sientes que tu planificación es monótona o aburrida? ¿Te causa desmotivación?
- ¿Te falta tiempo para llevar a cabo determinadas acciones?
- ¿Te falta algún otro recurso?

ESTRÉS Y ANSIEDAD

- ¿Tu objetivo te genera ansiedad?
- ¿Tienes mucho estrés durante el día?
- ¿Pierdes el control con la comida?
- ¿Tienes antojos frecuentes e intensos?

DESCANSO

- ¿Tu descanso es suficiente y de buena calidad?
- ¿Te sientes muy fatigado durante el día?

NOTAS Y REFERENCIAS BIBLIOGRÁFICAS

PARTE I. ¿QUÉ TE HA HECHO ENGORDAR?

Introducción

1 Bray, G. A., Heisel, W. E., Afshin, A., Jensen, M. D., Dietz, W. H., Long, M., *et al.*, «The science of obesity management: An Endocrine Society Scientific Statement», *Endocrine Reviews,* 39(2), 2018, págs. 79-132.

2 Zhou, Z., Macpherson, J., Gray, S. R., Gill, J. M. R., Welsh, P., Celis-Morales, C., *et al.*, «Are people with metabolically healthy obesity really healthy? A prospective cohort study of 381,363 UK Biobank participants», *Diabetologia,* 64(9), 2021, págs. 1963-1972.

3 Qiu, S., Cai, X., Sun, Z., Wu, T., y Schumann, U., «Is estimated cardiorespiratory fitness an effective predictor for cardiovascular and all-cause mortality? A meta-analysis», *Atherosclerosis,* 330, 2021, págs. 22-28.

1. ¿Qué compone nuestro peso?

1 Purdom, T., Kravitz, L., Dokladny, K., y Mermier, C., «Understanding the factors that effect maximal fat oxidation», *Journal of the International Society of Sports Nutrition,* 15(1), 2018, 3.

2 Frank, A., de Souza Santos, R., Palmer, B., y Clegg, D., «Determinants of body fat distribution in humans may provide insight about obesity-related health risks», *J Lipid Res,* 2019;60(10):1710-1719. doi:10.1194/JLR.R086975.

3 Sedlmeier, A. M., Baumeister, S. E., Weber, A., Fischer, B., Thorand, B., Ittermann, T., *et al.*, «Relation of body fat mass and fat-free mass to total mortality: Results from 7 prospective cohort studies», *The American Journal of Clinical Nutrition,* 2021, 113(3).

4 Denis, G. V., y Hamilton, JA., «Healthy obese persons: How can they be identified and do metabolic profiles stratify risk?», *Curr Opin Endocrinol Diabetes Obes.*, 2013;20(5):369. doi:10.1097/01.MED.0000433058.78485.B3.

5 Sandoval-Insausti, H., Jiménez-Onsurbe, M., Donat-Vargas, C., Rey-García, J., Banegas, J. R., Rodríguez-Artalejo, F., *et al.*, «Ultra-processed food consumption is associated with abdominal obesity: A prospective cohort study in older adults», *Nutrients,* 12(8), 2020, 2368; Askari, M.,

Heshmati, J., Shahinfar, H., Tripathi, N., y Daneshzad, E., «Ultra-processed food and the risk of overweight and obesity: A systematic review and meta-analysis of observational studies», *International Journal of Obesity*, 44(10), 2020, págs. 2080-2091, y Moradi, S., Entezari, M. H., Mohammadi, H., Jayedi, A., Lazaridi, A.-V., Kermani, M. A. H., *et al.*, «Ultra-processed food consumption and adult obesity risk: A systematic review and dose-response meta-analysis», *Critical Reviews in Food Science and Nutrition*, 2021, págs. 1-12.

6 Crittenden, A. N., y Schnorr, S. L., «Current views on hunter-gatherer nutrition and the evolution of the human diet», *American Journal of Physical Anthropology*, 162(S63), 2017, págs. 84-109.

7 Rebello, C. J., Liu, A. G., Greenway, F. L., y Dhurandhar, N. V., «Dietary strategies to increase satiety», en J. Henry, *Advances in Food and Nutrition Research*, 69, Academic Press, 2013, págs. 105-182; Warrilow, A., Mellor, D., McKune, A., y Pumpa, K., «Dietary fat, fibre, satiation, and satiety – A systematic review of acute studies», *European Journal of Clinical Nutrition*, 73(3), 2019, págs. 333-344, y Chambers, L., McCrickerd, K., y Yeomans, M. R., «Optimising foods for satiety», *Trends in Food Science & Technology*, 41(2), 2015, págs. 149-160.

8 González Jiménez, E., «Body composition: assessment and clinical value», *Endocrinol y Nutr.*, 2012;60(2), págs. 69-75.

9 Müller, M. J., Braun, W., Pourhassan, M., Geisler, C., y Bosy-Westphal, A., «Application of standards and models in body composition analysis», *Proceedings of the Nutrition Society*, 75(2), 2016, págs. 181-187.

10 <https://www.bbc.com/future/article/20190109-what-we-can-learn-from-overweight-pets-about-human-obesity>.

11 <https://www.newscientist.com/article/2098296-city-slicker-monkeys-are-overweight-and-have-high-cholesterol/>.

12 <https://www.science.org/content/article/why-humans-are-fat-primate>.

13 Lund, J., Lund, C., Morville, T., y Clemmensen, C., «The unidentified hormonal defense against weight gain», *PLOS Biology*, 18(2), 2020, e3000629.

14 Johnson, R. J., Sánchez-Lozada, L. G., Andrews, P., y Lanaspa, M. A., «Perspective: A historical and scientific perspective of sugar and its relation with obesity and diabetes», *Advances in Nutrition: An International Review Journal*, 8(3), 2017, págs. 412-422.

15 Bray, G. A., Heisel, W. E., Afshin, A., Jensen, M. D., Dietz, W. H., Long, M., *et al.*, «The Science of Obesity Management: An Endocrine Society Scientific Statement», *Endocrine Reviews*, 39(2), 2018, págs. 79-132.

16 Klitgaard, H. B., Kilbak, J. H., Nozawa, E. A., Seidel, A. V., y Magkos, F., «Physiological and lifestyle traits of metabolic dysfunction in the absence of obesity», *Current Diabetes Reports*, 20(6), 2020, pág. 17, y Wijayatunga, N. N., y Dhurandhar, E. J., «Normal weight obesity and unaddressed cardiometabolic health risk – A narrative review», *International Journal of Obesity*, 45(10), 2021, págs. 2141-2155.

17 Lin, H., Zhang, L., Zheng, R., y Zheng, Y., «The prevalence, metabolic risk and effects of lifestyle intervention for metabolically healthy obesity: A systematic review and meta-analysis A PRISMA-compliant article», *Medicine*, 96(47), 2017, e8838.

18 Zdrojewicz, Z., Popowicz, E., Szyca, M., Michalik, T., y Śmieszniak, B., «TOFI phenotype – its effect on the occurrence of diabetes», *Pediatric Endocrinology, Diabetes and Metabolism*, 23(2), 2017, págs. 96-100; Thomas, E. L., Frost, G., Taylor-Robinson, S. D., y Bell, J. D., «Excess body fat in obese and normal-weight subjects», *Nutrition Research Reviews*, 25(1), 2012, págs. 150-161, y Thomas, E. L., Parkinson, J. R., Frost, G. S., Goldstone, A. P., Doré, C. J., McCarthy, J. P., *et al.*, «The missing risk: MRI and MRS phenotyping of abdominal adiposity and ectopic fat», *Obesity*, 20(1), 2012, págs. 76-87.

19 Gupta, P., Lanca, C., Gan, A. T. L., Soh, P., Thakur, S., Tao, Y., *et al.*, «The association between body composition using dual energy X-ray absorptiometry and type-2 diabetes: A systematic review and meta-analysis of observational studies», *Scientific Reports*, 9(1), 2019, 12634.

20 Larsson, S. C., Bäck, M., Rees, J. M. B., Mason, A. M., y Burgess, S., «Body mass index and body composition in relation to 14 cardiovascular conditions in UK Biobank: A Mendelian randomization study», *European Heart Journal*, 41(2), 2020, págs. 221-226.

21 Lee, D. H., Keum, N., Hu, F. B., Orav, E. J., Rimm, E. B., Willett, W. C., *et al.*, «Predicted lean body mass, fat mass, and all cause and cause specific mortality in men: Prospective US cohort study», *BMJ*, 2018, k2575.

22 Seo, Y., Song, H. J., y Song, Y. R., «Fat-to-muscle ratio as a predictor of insulin resistance and metabolic syndrome in Korean adults», *Journal of Cachexia, Sarcopenia and Muscle*, 11(3), 2020, págs. 710-725.

23 <https://ourworldindata.org/obesity>.

24 Tomiyama, A. J., Carr, D., Granberg, E. M., Major, B., Robinson, E., Sutin, A. R., *et al.*, «How and why weight stigma drives the obesity 'epidemic' and harms health», *BMC Medicine*, 16(1), 2018, 123.

25 Stanford, F. C., Tauqeer, Z., y Kyle, T. K., «Media and its influence on obesity», *Current Obesity Reports*, 7(2), 2018, págs. 186-192.

26 Ferris, W. F., y Crowther, N. J., «Once fat was fat and that was that: Our changing perspectives on adipose tissue», *CardioVascular Journal of Africa*, 22(3), 2011, págs. 147-154.

27 Bonafini, B. A., y Pozzilli, P., «Body weight and beauty: The changing face of the ideal female body weight: Body weight and beauty», *Obesity Reviews*, 12(1), 2011, págs. 62-65.

28 Levine, J. A., «Poverty and obesity in the U.S.», *Diabetes*, 60(11), 2011, págs. 2667-2668; Salmasi, L., y Celidoni, M., «Investigating the poverty-obesity paradox in Europe», *Economics & Human Biology*, 26, 2017, págs. 70-85, y Żukiewicz-Sobczak, W., Wróblewska, P., Zwoliński, J., Chmielewska-Badora, J., Adamczuk, P., Krasowska, E., *et al.*, «Obesity and poverty paradox in developed countries», *Annals of Agricultural and Environmental Medicine*, 21(3), 2014, págs. 590-594.

29 <https://ec.europa.eu/health/sites/default/files/social_determinants/docs/policybrief_obesity_en.pdf>.

30 <https://www.eapn.es/ARCHIVO/documentos/noticias/1568024450_informe-pobreza-y-salud-vf.pdf>.

31 Pini, S., Abelli, M., Carpita, B., Dell'Osso, L., Castellini, G., Carmassi, C., *et al.*, «Historical evolution of the concept of anorexia nervosa and relationships with orthorexia nervosa, autism, and obsessive-compulsive spectrum», *Neuropsychiatric Disease and Treatment*, 12, 2016, págs. 1651-1660.

32 Ringel, M. M., y Ditto, P. H., «The moralization of obesity», *Social Science & Medicine*, 237, 2019, 112399.

33 Tremmel, M., Gerdtham, U.-G., Nilsson, P., y Saha, S., «Economic Burden of Obesity: A Systematic Literature Review», *International Journal of Environmental Research and Public Health*, 14(4), 2017, pág. 435.

34 Magkos, F., Tetens, I., Bügel, S. G., Felby, C., Schacht, S. R., Hill, J. O., *et al.*, «The environmental foodprint of obesity», *Obesity*, 28(1), 2020, págs. 73-79.

35 Tomiyama, A. J., Carr, D., Granberg, E. M., Major, B., Robinson, E., Sutin, A. R., *et al.*, «How and why weight stigma drives the obesity 'epidemic' and harms health», *BMC Medicine*, 16(1), 2018, pág. 123.

36 Stanford, F. C., Tauqeer, Z., y Kyle, T. K., «Media and its influence on obesity», *Current Obesity Reports*, 7(2), 2018, págs. 186-192.

37 Tomiyama, A. J., Carr, D., Granberg, E. M., Major, B., Robinson, E., Sutin, A. R., *et al.*, «How and why weight stigma drives the obesity 'epidemic' and harms health», *BMC Medicine*, 16(1), 2018, pág. 123.

38 Puhl, R. M., Andreyeva, T., y Brownell, K. D., «Perceptions of weight discrimination: Prevalence and comparison to race and gender discrimination in America», *International Journal of Obesity*, 32(6), 2008, págs. 992-1000.

39 <https://www.businessinsider.com/overweight-people-earn-less-money-study-shows-2018-11>.

40 <https://www.niddk.nih.gov/health-information/health-statistics/overweight-obesity>.

41 <https://www.seedo.es/images/site/documentos_interes/2017-12-12_Informe_Obesidad_en_Internet.pdf>.

42 «Ending weight bias and the stigma of obesity», *Nature Reviews Endocrinology*, 16(5), 2020, págs. 253-253.

43 Kidd, C., y Hayden, B. Y., «The psychology and neuroscience of curiosity», *Neuron*, 88(3), 2015, págs. 449-460.

2. ¿Qué factores han desencadenado mi ganancia de peso?

1 <https://humanorigins.si.edu/evidence/genetics>.

2 Yang, W., Kelly, T., y He, J., «Genetic Epidemiology of Obesity», *Epidemiologic Reviews*, 29(1), 2007, págs. 49-61, y Willyard, C., «Heritability: The family roots of obesity», *Nature*, 508(7496), 2014, págs. S58-S60.

3 <https://www.hsph.harvard.edu/obesity-prevention-source/obesity-causes/genes-and-obesity/>.

4 Hollstein, T., y Piaggi, P., «Metabolic factors determining the susceptibility to weight gain: current evidence», *Current Obesity Reports*, 9(2), 2020, págs. 121-135.

5 <https://www.sciencemag.org/news/2021/07/massive-dna-study-finds-rare-gene-variants-protect-against-obesity>.

6 Yang, W., Kelly, T., y He, J., «Genetic epidemiology of obesity», *Epidemiologic Reviews*, 29(1), 2007, págs. 49-61.

7 <https://medlineplus.gov/genetics/understanding/traits/athleticperformance/>.

8 Yoneda, M., y Kobuke, K., «A 50-year history of the health impacts of Westernization on the lifestyle of Japanese Americans: A focus on the Hawaii–Los Angeles–Hiroshima Study», *Journal of Diabetes Investigation*, 11(6), 2020, págs. 1382-1387.

9 Kennedy, J. T., Astafiev, S. V., Golosheykin, S., Korucuoglu, O., y Anokhin, A. P., «Shared genetic influences on adolescent body mass index and brain structure: A voxel-based morphometry study in twins», *NeuroImage*, 199, 2019, págs. 261-272.

10 <https://www.hsph.harvard.edu/obesity-prevention-source/obesity-causes/genes-and-obesity/>.

11 Breton, C. V., Landon, R., Kahn, L. G., Enlow, M. B., Peterson, A. K., Bastain, T., *et al.*, «Exploring the evidence for epigenetic regulation of environmental influences on child health across generations», *Communications Biology*, 4(1), 2021, pág. 769.

12 Imam, M. U., e Ismail, M., «The impact of traditional food and lifestyle behavior on epigenetic burden of chronic disease», *Global Challenges*, 1(8), 2017, 1700043.

13 Mennella, J. A., Bobowski, N. K., y Reed, D. R., «The development of sweet taste: From biology to hedonics», *Reviews in Endocrine and Metabolic Disorders*, 17(2), 2016, págs. 171-178.

14 Thaker, V. V., «Genetic and epigenetic causes of obesity», *Adolescent Medicine: State of the Art Reviews*, 28(2), 2017, págs. 379-405; King, S. E., y Skinner, M. K., «Epigenetic transgenerational inheritance of obesity susceptibility», *Trends in Endocrinology & Metabolism*, 31(7), 2020, págs. 478-494, e Imam, M. U., e Ismail, M., «The impact of traditional food and lifestyle behavior on epigenetic burden of chronic disease», *Global Challenges*, 1(8), 2017, 1700043.

15 Neri, C., y Edlow, A. G., «Effects of maternal obesity on fetal programming: molecular approaches», *Cold Spring Harbor Perspectives in Medicine,* 6(2), 2016, a026591.

16 Parlee, S. D., y MacDougald, O. A., «Maternal nutrition and risk of obesity in offspring: The Trojan horse of developmental plasticity», *Biochimica et Biophysica Acta (BBA) - Molecular Basis of Disease,* 1842(3), 2014, págs. 495-506.

17 Imam, M. U., e Ismail, M., «The impact of traditional food and lifestyle behavior on epigenetic burden of chronic disease», *Global Challenges,* 1(8), 2017, 1700043.

18 Neri, C., y Edlow, A. G., «Effects of maternal obesity on fetal programming: molecular approaches», *Cold Spring Harbor Perspectives in Medicine,* 6(2), 2016, a026591.

19 Selma-Royo, M., Tarrazó, M., García-Mantrana, I., Gómez-Gallego, C., Salminen, S., y Collado, M. C., «Shaping microbiota during the first 1000 days of life», en S. Guandalini y F. Indrio (eds.), *Probiotics and Child Gastrointestinal Health,* vol. 1125, Nueva York, Springer International Publishing, 2019, págs. 3-24, y Beluska-Turkan, K., Korczak, R., Hartell, B., Moskal, K., Maukonen, J., Alexander, D. E., *et al.,* «Nutritional gaps and supplementation in the first 1000 days», *Nutrients,* 11(12), 2019, 2891.

20 Larsen, J. K., y Bode, L., «Obesogenic programming effects during lactation: a narrative review and conceptual model focusing on underlying mechanisms and promising future research avenues», *Nutrients,* 13(2), 2021, pág. 299.

21 Houfflyn, S., Matthys, C., y Soubry, A., «Male obesity: epigenetic origin and effects in sperm and offspring», *Current Molecular Biology Reports,* 3(4), 2017, págs. 288-296.

22 Redondo-Useros, N., Nova, E., González-Zancada, N., Díaz, L. E., Gómez-Martínez, S., y Marcos, A., «Microbiota and lifestyle: a special focus on diet», *Nutrients,* 12(6), 2020, 1776.

23 *Ibidem.*

24 Cardinelli, C. S., Sala, P. C., Alves, C. C., Torrinhas, R. S., y Waitzberg, D. L., «Influence of intestinal microbiota on body weight gain: a narrative review of the literature», *Obesity Surgery,* 25(2), 2015, págs. 346-353.

25 Wang, H.-X., y Wang, Y.-P., «Gut Microbiota-brain Axis», *Chinese Medical Journal,* 129(19), 2016, págs. 2373-2380.

26 <https://www.nigms.nih.gov/education/fact-sheets/Pages/circadian-rhythms.aspx>.

27 Covassin, N., Singh, P., y Somers, V. K., «Keeping up with the clock: circadian disruption and obesity risk», *Hypertension,* 68(5), 2016, págs. 1081-1090, y Poggiogalle, E., Jamshed, H., y Peterson, C. M., «Circadian regulation of glucose, lipid, and energy metabolism in humans», *Metabolism,* 84, 2018, págs. 11-27.

28 Nobre, B., Rocha, I., Morin, C. M., y Cruz, M. M. E., «Insomnia and circadian misalignment: An underexplored interaction towards cardiometabolic risk», *Sleep Science,* 14(1), 2021, págs. 55-63.

29 Potter, G. D. M., y Wood, T. R., «The Future of Shift Work: Circadian Biology Meets Personalised Medicine and Behavioural Science», *Frontiers in Nutrition,* 7, 2020, pág. 116.

30 Pot, G. K., «Chrono-nutrition – an emerging, modifiable risk factor for chronic disease?», *Nutrition Bulletin,* 46(2), 2021, págs. 114-119.

31 <https://www.sciencealert.com/scientists-say-there-are-6-human-chronotypes-not-just-morning-people-and-night-owls>.

32 Mazri, F. H., Manaf, Z. A., Shahar, S., y Mat Ludin, A. F., «The association between chronotype and dietary pattern among adults: A scoping review», *International Journal of Environmental Research and Public Health,* 17(1), 2019, pág. 68, y Muscogiuri, G., Barrea, L., Aprano, S., Framondi, L., Di Matteo, R., Altieri, B., *et al.,* «Chronotype and cardio metabolic health in obesity: Does nutrition matter?», *International Journal of Food Sciences and Nutrition,* 72(7), 2019, págs. 892-900.

33 Galindo Muñoz, J. S., Gómez Gallego, M., Díaz Soler, I., Barberá Ortega, M. C., Martínez Cáceres, C. M., y Hernández Morante, J. J., «Effect of a chronotype-adjusted diet on weight loss effectiveness: A randomized clinical trial», *Clinical Nutrition,* 39(4), 2020, págs. 1041-1048.

34 Thaker, V. V., «Genetic and epigenetic causes of obesity», *Adolescent Medicine: State of the Art Reviews*, 28(2), 2017, págs. 379-405.

35 Barber, T. M., Hanson, P., Weickert, M. O., y Franks, S., «Obesity and Polycystic Ovary Syndrome: Implications for Pathogenesis and Novel Management Strategies», *Clinical Medicine Insights: Reproductive Health*, 13, 2019, 117955811987404.

36 Sanyal, D., y Raychaudhuri, M., «Hypothyroidism and obesity: An intriguing link», *Indian Journal of Endocrinology and Metabolism*, 20(4), 2016, pág. 554.

37 Mills, S. E. E., Nicolson, K. P., y Smith, B. H., «Chronic pain: A review of its epidemiology and associated factors in population-based studies», *British Journal of Anaesthesia*, 123(2), 2019, págs. e273-e283; Chin, S.-H., Huang, W.-L., Akter, S., y Binks, M., «Obesity and pain: A systematic review», *International Journal of Obesity*, 44(5), 2020, págs. 969-979, y Qian, M., Shi, Y., y Yu, M., «The association between obesity and chronic pain among community-dwelling older adults: A systematic review and meta-analysis», *Geriatric Nursing*, 42(1), 2021, págs. 8-15.

38 D'Onghia, M., Ciaffi, J., Lisi, L., Mancarella, L., Ricci, S., Stefanelli, N., *et al.*, «Fibromyalgia and obesity: A comprehensive systematic review and meta-analysis», *Seminars in Arthritis and Rheumatism*, 51(2), 2021, págs. 409-424.

39 Kruppa, P., Georgiou, I., Biermann, N., Prantl, L., Klein-Weigel, P., y Ghods, M., «Lipedema – Pathogenesis, Diagnosis, and Treatment Options», *Deutsches Aerzteblatt Online*, 117(22-23), 2020, págs. 396-403, y Redondo Galán, C., García Bascones, M., y Marquina Valero, M. A., «Lipedema: clínica, diagnóstico y tratamiento. Revisión de la literatura», *Rehabilitación*, 53(2), 2019, págs. 104-110.

40 Pappas, L. E., y Nagy, T. R., «The translation of age-related body composition findings from rodents to humans», *European Journal of Clinical Nutrition*, 73(2), 2019, págs. 172-178.

41 Greendale, G. A., Sternfeld, B., Huang, M., Han, W., Karvonen-Gutierrez, C., Ruppert, K., *et al.*, «Changes in body composition and weight during the menopause transition», *JCI Insight*, 4(5), 2019, e124865, y Kapoor, E., Collazo-Clavell, M. L., y Faubion, S. S., «Weight gain in women at midlife: a concise review of the pathophysiology and strategies for management», *Mayo Clinic Proceedings*, 92(10), 2017, págs. 1552-1558.

42 Silva, T. R., Oppermann, K., Reis, F. M., y Spritzer, P. M. «Nutrition in Menopausal Women: A Narrative Review», *Nutrients*, 13(7), 2021, pág. 2149.

43 Wharton, S., Raiber, L., Serodio, K., Lee, J., y Christensen, R. A., «Medications that cause weight gain and alternatives in Canada: A narrative review», *Diabetes, Metabolic Syndrome and Obesity*, 11, 2018, págs. 427-438.

44 Verhaegen A. A., y Van Gaal L. F., «Drugs that affect body weight, body fat distribution, and metabolism», en Feingold KR, Anawalt B, Boyce A, *et al.* (eds.), Endotext [Internet], South Dartmouth, MDText.com, actualizado el 11 de febrero de 2019, <https://www.ncbi.nlm.nih.gov/books/NBK537590/>.

45 Darbre, P. D., «Endocrine disruptors and obesity», *Current Obesity Reports*, 6(1), 2017, págs. 18-27.

46 Heindel, J. J., y Blumberg, B., «Environmental Obesogens: Mechanisms and Controversies», *Annual Review of Pharmacology and Toxicology*, 59(1), 2019, págs. 89-106; Mahapatra, A., Gupta, P., Suman, A., y Kumar Singh, R., «Environmental obesogens and human health», en H. Heshmati (ed.), *Hot Topics in Endocrinology and Metabolism*, Londres, IntechOpen, 2021, y Egusquiza, R. J., y Blumberg, B. «Environmental obesogens and their impact on susceptibility to obesity: New mechanisms and chemicals», *Endocrinology*, 161(3), 2020, bqaa024.

47 <https://www.who.int/data/gho/data/themes/theme-details/GHO/air-pollution>.

48 Lund, J., Lund, C., Morville, T., y Clemmensen, C., «The unidentified hormonal defense against weight gain», *PLOS Biology*, 18(2), 2020, e3000629; Speakman, J. R., Levitsky, D. A., Allison, D. B., Bray, M. S., Castro, J. M. de, Clegg, D. J., *et al.*, «Set points, settling points and some alternative models: Theoretical options to understand how genes and environments combine to regulate body adiposity», *Disease Models & Mechanisms*, 4(6), 2011, págs. 733-745; Yoo, S., «Dynamic Energy Balance and Obesity Prevention», *Journal of Obesity & Metabolic Syn-*

drome, 27(4), 2018, págs. 203-212, y Manore, M., Larson-Meyer, D., Lindsay, A., Hongu, N., y Houtkooper, L., «Dynamic energy balance: an integrated framework for discussing diet and physical activity in obesity prevention – is it more than eating less and exercising more?», *Nutrients*, 9(8), 2017, pág. 905.

49 Pietiläinen, K. H., Saarni, S. E., Kaprio, J., y Rissanen, A., «Does dieting make you fat? A twin study», *International Journal of Obesity*, 36(3), 2012, págs. 456-464.

50 Rhee, E.-J., «Weight Cycling and Its Cardiometabolic Impact», *Journal of Obesity & Metabolic Syndrome*, 26(4), 2017, págs. 237-242; Mackie, G. M., Samocha-Bonet, D., y Tam, C. S., «Does weight cycling promote obesity and metabolic risk factors?», *Obesity Research & Clinical Practice*, 11(2), 2017, págs. 131-139; Miles-Chan, J. L., e Isacco, L. «Weight cycling practices in sport: A risk factor for later obesity?», *Obesity Reviews*, 22(S2), 2021, e13188, y Jacquet, P., Schutz, Y., Montani, J.-P., y Dulloo, A., «How dieting might make some fatter: Modeling weight cycling toward obesity from a perspective of body composition autoregulation», *International Journal of Obesity*, 44(6), 2020, págs. 1243-1253.

51 Dulloo, A. G., Miles-Chan, J. L., y Schutz, Y., «Collateral fattening in body composition autoregulation: Its determinants and significance for obesity predisposition», *European Journal of Clinical Nutrition*, 72(5), 2018, págs. 657-664.

52 R. Sutin, A., y Terracciano, A., «Personality and body weight: Mechanisms, longitudinal associations and context», *The Japanese Journal of Personality*, 26(1), 2017, págs. 1-11; Sutin, A. R., Ferrucci, L., Zonderman, A. B., y Terracciano, A., «Personality and obesity across the adult life span», *Journal of Personality and Social Psychology*, 101(3), 2011, págs. 579-592; Cassin, S., y Vonranson, K., «Personality and eating disorders: A decade in review», *Clinical Psychology Review*, 25(7), 2005, págs. 895-916; Terracciano, A., Sutin, A. R., McCrae, R. R., Deiana, B., Ferrucci, L., Schlessinger, D., *et al.*, «Facets of personality linked to underweight and overweight», *Psychosomatic Medicine*, 71(6), 2009, págs. 682-689, y Brummett, B. H., Babyak, M. A., Williams, R. B., Barefoot, J. C., Costa, P. T., y Siegler, I. C., «NEO personality domains and gender predict levels and trends in body mass index over 14 years during midlife», *Journal of Research in Personality*, 40(3), 2006, págs. 222-236.

53 Terracciano, A., Sutin, A. R., McCrae, R. R., Deiana, B., Ferrucci, L., Schlessinger, D., *et al.*, «Facets of personality linked to underweight and overweight», *Psychosomatic Medicine*, 71(6), 2009, págs. 682-689.

54 Duckworth, A. L., y Seligman, M. E. P., «The Science and Practice of Self-Control», *Perspectives on Psychological Science*, 12(5), 2017, págs. 715-718.

55 American Psychological Association, «Harnessing willpower to meet your goals», 9 de diciembre de 2019, <http://www.apa.org/topics/personality/willpower-goals>.

56 Mischel, W., y Ebbesen, E. B., «Attention in delay of gratification», *Journal of Personality and Social Psychology*, 16(2), 1970, págs. 329-337.

57 Evers, C., Adriaanse, M., Ridder, D. T. D. de, y Witt Huberts, J. C. de, «Good mood food. Positive emotion as a neglected trigger for food intake», *Appetite*, 68, 2013, págs. 1-7.

58 Berridge, K. C., «Evolving Concepts of Emotion and Motivation», *Frontiers in Psychology*, 9, 2018, pág. 1647, y Petrovich, G. D., «Learning and the motivation to eat: Forebrain circuitry», *Physiology & Behavior*, 104(4), 2011, págs. 582-589.

59 Ohsiek, S., y Williams, M., «Psychological factors influencing weight loss maintenance: An integrative literature review: Psychological factors and weight loss maintenance», *Journal of the American Academy of Nurse Practitioners*, 23(11), 2011, págs. 592-601.

60 R. Sutin, A., y Terracciano, A., «Personality and body weight: mechanisms, longitudinal associations and context», *The Japanese Journal of Personality*, 26(1), 2017, págs. 1-11; Sutin, A. R., Ferrucci, L., Zonderman, A. B., y Terracciano, A., «Personality and obesity across the adult life span», *Journal of Personality and Social Psychology*, 101(3), 2011, págs. 579-592, y Terracciano, A., Sutin, A. R., McCrae, R. R., Deiana, B., Ferrucci, L., Schlessinger, D., *et al.*, «Facets of Personality Linked to Underweight and Overweight», *Psychosomatic Medicine*, 71(6), 2009, págs. 682-689.

61 Weinberger, N.-A., Kersting, A., Riedel-Heller, S. G., y Luck-Sikorski, C., «Body dissatisfaction in individuals with obesity compared to normal-weight individuals: A systematic review and meta-analysis», *Obesity Facts*, 9(6), 2016, págs. 424-441, y Moradi, M., Mozaffari, H., Askari, M., y Azadbakht, L., «Association between overweight/obesity with depression, anxiety, low self-esteem, and body dissatisfaction in children and adolescents: A systematic review and meta-analysis of observational studies», *Critical Reviews in Food Science and Nutrition*, 2020, págs. 1-16.

62 Brewerton, T. D., «Food addiction as a proxy for eating disorder and obesity severity, trauma history, PTSD symptoms, and comorbidity», *Eating and Weight Disorders*, 22(2), 2017, págs. 241-247, y Wiss, D. A., Avena, N., y Gold, M., «Food Addiction and Psychosocial Adversity: Biological Embedding, Contextual Factors, and Public Health Implications», *Nutrients*, 12(11), 2020, 3521.

63 Vainik, U., García-García, I., y Dagher, A., «Uncontrolled eating: A unifying heritable trait linked with obesity, overeating, personality and the brain», *European Journal of Neuroscience*, 50(3), 2019, págs. 2430-2445.

64 Moradi, M., Mozaffari, H., Askari, M., y Azadbakht, L., «Association between overweight/obesity with depression, anxiety, low self-esteem, and body dissatisfaction in children and adolescents: A systematic review and meta-analysis of observational studies», *Critical Reviews in Food Science and Nutrition*, 2020, págs. 1-16.

65 Silverstone, P. H., «Is chronic low self-esteem the cause of eating disorders?», *Medical Hypotheses*, 39(4), 1992, págs. 311-315.

66 Olander, E. K., Fletcher, H., Williams, S., Atkinson, L., Turner, A., y French, D. P., «What are the most effective techniques in changing obese individuals' physical activity self-efficacy and behaviour: A systematic review and meta-analysis», *International Journal of Behavioral Nutrition and Physical Activity*, 10(1), 2013, pág. 29; Cataldo, R., John, J., Chandran, L., Pati, S., y Shroyer, A. L. W., «Impact of Physical Activity Intervention Programs on Self-Efficacy in Youths: A Systematic Review», *ISRN Obesity*, 2013, págs. 1-11, y Cochrane, G., «Role for a sense of self-worth in weight-loss treatments: Helping patients develop self-efficacy», *Canadian Family Physician-Médecin De Famille Canadien*, 54(4), 2008, págs. 543-547.

67 Forman, E. M., y Butryn, M. L., «A new look at the science of weight control: How acceptance and commitment strategies can address the challenge of self-regulation», *Appetite*, 84, 2015, págs. 171-180.

68 Maxwell, A. L., Gardiner, E., y Loxton, N. J., «Investigating the relationship between reward sensitivity, impulsivity, and food addiction: A systematic review», *European Eating Disorders Review*, 28(4), 2020, págs. 368-384, y Bakhshani, N.-M., «Impulsivity: A Predisposition Toward Risky Behaviors», *International Journal of High Risk Behaviors and Addiction*, 3(2), 2014, e20428.

69 Bryant, E. J., Rehman, J., Pepper, L. B., y Walters, E. R., «Obesity and Eating Disturbance: The Role of TFEQ Restraint and Disinhibition», *Current Obesity Reports*, 8(4), 2019, págs. 363-372, y Vainik, U., García-García, I., y Dagher, A., «Uncontrolled eating: A unifying heritable trait linked with obesity, overeating, personality and the brain», *European Journal of Neuroscience*, 50(3), 2019, págs. 2430-2445.

70 Joyce, S., Shand, F., Tighe, J., Laurent, S. J., Bryant, R. A., y Harvey, S. B., «Road to resilience: A systematic review and meta-analysis of resilience training programmes and interventions», *BMJ Open*, 8(6), 2018, e017858, y Wu, G., Feder, A., Cohen, H., Kim, J. J., Calderon, S., Charney, D. S., *et al.*, «Understanding resilience», *Frontiers in Behavioral Neuroscience*, 7, 2013.

71 Sutin, A. R., y Terracciano, A., «Personality and body weight: Mechanisms, longitudinal associations and context», *The Japanese Journal of Personality*, 26(1), 2017, págs. 1-11; Sutin, A. R., Ferrucci, L., Zonderman, A. B., y Terracciano, A., «Personality and obesity across the adult life span», *Journal of Personality and Social Psychology*, 101(3), 2011, pags. 579-592, y Terracciano, A., Sutin, A. R., McCrae, R. R., Deiana, B., Ferrucci, L., Schlessinger, D., *et al.*, «Facets of Personality Linked to Underweight and Overweight», *Psychosomatic Medicine*, 71(6), 2009, págs. 682-689.

72 Polivy, J., y Pliner, P., «“She got more than me”. Social comparison and the social context of eating», *Appetite*, 86, 2015, págs. 88-95.

73 Deci, E. L., y Ryan, R. M., «Self-determination theory: A macrotheory of human motivation, development, and health», *Canadian Psychology/Psychologie Canadienne*, 49(3), 2008, págs. 182-185.

74 André, N., Audiffren, M., y Baumeister, R. F., «An Integrative Model of Effortful Control», *Frontiers in Systems Neuroscience*, 13, 2019, pág. 79.

75 Hall, K. D., Ayuketah, A., Brychta, R., Cai, H., Cassimatis, T., Chen, K. Y., *et al.*, «Ultra-processed diets cause excess calorie intake and weight gain: An inpatient randomized controlled trial of ad libitum food intake», *Cell Metabolism*, 30(1), 2019, 67-77.e3.

76 Johnson, F., y Wardle, J., «Variety, palatability, and obesity», Advances in Nutrition, 5(6), 2014, págs. 851-859; McCrickerd, K., y Forde, C. G., «Sensory influences on food intake control: Moving beyond palatability», *Obesity Reviews*, 17(1), 2016, págs. 18-29; Sánchez, M. A., Leone, M. E., Montero, J., Iglesias, R., Marchini, M., Murray, R. S., *et al.*, «Alimentos y su relación con el comportamiento de consumo humano: palatabilidad, recompensa, cultura y adicción», *KW Foundation*, 29 de marzo de 2021; Morin, J.-P., Rodríguez-Durán, L. F., Guzmán-Ramos, K., Pérez-Cruz, C., Ferreira, G., Díaz-Cintra, S., *et al.*, «Palatable Hyper-Caloric Foods Impact on Neuronal Plasticity», *Frontiers in Behavioral Neuroscience*, 11, 2017, y Macedo, I. C. de, Freitas, J. S. de, y Silva Torres, I. L. da, «The influence of palatable diets in reward system activation: A mini review», *Advances in Pharmacological Sciences*, 2016, págs. 1-7.

77 Gupta, P., Lanca, C., Gan, A. T. L., Soh, P., Thakur, S., Tao, Y., *et al.*, «The association between body composition using dual energy X-ray absorptiometry and type-2 diabetes: A systematic review and meta-analysis of observational studies», *Scientific Reports*, 9(1), 2019, 12634, y Forde, C. G., Mars, M., y Graaf, K. de, «Ultra-processing or oral processing? A role for energy density and eating rate in moderating energy intake from processed foods», *Current Developments in Nutrition*, 4(3), 2020, nzaa019.

78 Bull, F. C., Al-Ansari, S. S., Biddle, S., Borodulin, K., Buman, M. P., Cardon, G., *et al.*, «World Health Organization 2020 guidelines on physical activity and sedentary behaviour», *British Journal of Sports Medicine*, 54(24), 2020, págs. 1451-1462.

79 Koon-Yee Lee, G., Chun-Ming Au, P., Hoi-Yee Li, G., Chan, M., Li, H.-L., Man-Yung Cheung, B., *et al.*, «Sarcopenia and mortality in different clinical conditions: A meta-analysis», *Osteoporosis and Sarcopenia*, 7, 2021, págs. S19-S27.

80 Foright, R. M., Presby, D. M., Sherk, V. D., Kahn, D., Checkley, L. A., Giles, E. D., *et al.*, «Is regular exercise an effective strategy for weight loss maintenance?», *Physiology & Behavior*, 188, 2018, págs. 86-93; Esquivel, M. K., «Energy Balance Dynamics: Exercise, Appetite, Diet, and Weight Control», *American Journal of Lifestyle Medicine*, 15(3), 2021, págs. 220-223, y Marti, T., Foth, D., Weidlinger, S., Stute, V., y Stute, P., «Lasting effect of nutritional and exercise interventions on body weight: A comprehensive literature review», *Journal of Public Health and Nutrition*, 2(3), 2019, págs. 186-195.

81 Foright, R. M., Presby, D. M., Sherk, V. D., Kahn, D., Checkley, L. A., Giles, E. D., *et al.*, «Is regular exercise an effective strategy for weight loss maintenance?», *Physiology & Behavior*, 188, 2018, págs. 86-93, y Marti, T., Foth, D., Weidlinger, S., Stute, V., y Stute, P., «Lasting effect of nutritional and exercise interventions on body weight: A comprehensive literature review», *Journal of Public Health and Nutrition*, 2(3), 2019, págs. 186-195.

82 Melby, C. L., Paris, H. L., Sayer, R. D., Bell, C., y Hill, J. O., «Increasing Energy Flux to Maintain Diet-Induced Weight Loss», *Nutrients*, 11(10), 2019, pág. 2533.

83 Malm, C., Jakobsson, J., y Isaksson, A., «Physical activity and sports – Real health benefits: A review with insight into the public health of Sweden», *Sports*, 7(5), 2019, pág. 127.

84 González, K., Fuentes, J., y Márquez, J. L., «Physical inactivity, sedentary behavior and chronic diseases», *Korean Journal of Family Medicine*, 38(3), 2017, pág. 111.

85 Rezende, L. F. M. de, Rodrigues Lopes, M., Rey-López, J. P., Matsudo, V. K. R., y Luiz, O. do C., «Sedentary behavior and health outcomes: An overview of systematic reviews», *PLoS ONE*, 9(8), 2014, e105620.

86 Yazar, T., y Olgun Yazar, H., «Prevalance of sarcopenia according to decade», *Clinical Nutrition ESPEN*, 29, 2019, págs. 137-141.

87 Schnyder, S., y Handschin, C., «Skeletal muscle as an endocrine organ: PGC-1α, myokines and exercise», *Bone*, 80, 2015, págs. 115-125; Kim, G., y Kim, J. H., «Impact of skeletal muscle mass on metabolic health», *Endocrinology and Metabolism*, 35(1), 2020, pág. 1, y Lee, D. H., Keum, N., Hu, F. B., Orav, E. J., Rimm, E. B., Willett, W. C., *et al.*, «Predicted lean body mass, fat mass, and all cause and cause specific mortality in men: Prospective US cohort study», *BMJ*, 2018, k2575.

88 Koon-Yee Lee, G., Chun-Ming Au, P., Hoi-Yee Li, G., Chan, M., Li, H.-L., Man-Yung Cheung, B., *et al.*, «Sarcopenia and mortality in different clinical conditions: A meta-analysis», *Osteoporosis and Sarcopenia*, 7, 2021, págs. S19-S27.

89 Ruegsegger, G. N., y Booth, F. W., «Health Benefits of Exercise», *Cold Spring Harbor Perspectives in Medicine*, 8(7), 2018, a029694.

90 <https://www.mscbs.gob.es/estadEstudios/estadisticas/encuestaNacional/encuestaNac2017/ACTIVIDAD_FISICA.pdf>.

91 Bezerra, I. N., Curioni, C., y Sichieri, R., «Association between eating out of home and body weight», *Nutrition Reviews*, 70(2), 2012, págs. 65-79.

92 Razzoli, M., Pearson, C., Crow, S., y Bartolomucci, A., «Stress, overeating, and obesity: Insights from human studies and preclinical models», *Neuroscience & Biobehavioral Reviews*, 76, 2017, págs. 154-162; Tomiyama, A. J., «Stress and Obesity», *Annual Review of Psychology*, 70(1), 2019, págs. 703-718; Yau, Y. H. C., y Potenza, M. N., «Stress and eating behaviors», *Minerva Endocrinologica*, 38(3), 2013, págs. 255-267, y Bremner, J., Moazzami, K., Wittbrodt, M., Nye, J., Lima, B., Gillespie, C., *et al.*, «Diet, Stress and Mental Health», *Nutrients*, 12(8), 2020, pág. 2428.

93 Dashti, H. S., Scheer, F. A., Jacques, P. F., Lamon-Fava, S., y Ordovás, J. M., «Short Sleep Duration and Dietary Intake: Epidemiologic Evidence, Mechanisms, and Health Implications», *Advances in Nutrition*, 6(6), 2020, págs. 648-659.

94 Fenton, S., Burrows, T. L., Skinner, J. A., y Duncan, M. J., «The influence of sleep health on dietary intake: A systematic review and meta-analysis of intervention studies», *Journal of Human Nutrition and Dietetics*, 34(2), 2021, págs. 273-285.

95 Wajih Ullah, M., Lakhani, S., Siddiq, W., Handa, A., Kahlon, Y., y Siddiqui, T., «Energy Drinks and Myocardial Infarction», *Cureus*, 10(5), 2018, e2658; Marczinski, C. A., y Fillmore, M. T., «Energy drinks mixed with alcohol: What are the risks?», *Nutrition Reviews*, 72, 2014, págs. 98-107, y Verster, J. C., Benson, S., Johnson, S. J., Alford, C., Godefroy, S. B., y Scholey, A., «Alcohol mixed with energy drink (AMED): A critical review and meta-analysis», *Human Psychopharmacology: Clinical and Experimental*, 33(2), 2018, e2650.

96 Malik, V. S., Pan, A., Willett, W. C., y Hu, F. B., «Sugar-sweetened beverages and weight gain in children and adults: A systematic review and meta-analysis», *The American Journal of Clinical Nutrition*, 98(4), 2013, págs. 1084-1102; Luger, M., Lafontan, M., Bes-Rastrollo, M., Winzer, E., Yumuk, V., y Farpour-Lambert, N., «Sugar-sweetened beverages and weight gain in children and adults: A systematic review from 2013 to 2015 and a comparison with previous studies», *Obesity Facts*, 10(6), 2017, págs. 674-693, y Poppitt, S., «Beverage consumption: are alcoholic and sugary drinks tipping the balance towards overweight and obesity?», *Nutrients*, 7(8), 2015, págs. 6700-6718.

97 Pang, M. D., Goossens, G. H., y Blaak, E. E., «The impact of artificial sweeteners on body weight control and glucose homeostasis», *Frontiers in Nutrition*, 7, 2021, 598340, y Ruanpeng, D., Thongprayoon, C., Cheungpasitporn, W., y Harindhanavudhi, T., «Sugar and artificially sweetened beverages linked to obesity: A systematic review and meta-analysis», *QJM: An International Journal of Medicine*, 110(8), 2017, págs. 513-520.

98 Poppitt, S., «Beverage consumption: are alcoholic and sugary drinks tipping the balance towards overweight and obesity?», *Nutrients*, 7(8), 2015, págs. 6700-6718; Traversy, G., y Chaput, J.-P., «Alcohol Consumption and Obesity: An Update», *Current Obesity Reports*, 4(1), 2015, págs. 122-130, y Golzarand, M., Salari-Moghaddam, A., y Mirmiran, P., «Association between alcohol intake and overweight and obesity: A systematic review and dose-response meta-analysis of 127 observational studies», *Critical Reviews in Food Science and Nutrition*, 2021, págs. 1-21.

99 Chapman, C. D., Benedict, C., Brooks, S. J., y Birgir Schiöth, H., «Lifestyle determinants of the drive to eat: A meta-analysis», *The American Journal of Clinical Nutrition*, 96(3), 2012, págs. 492-497.

100 Almiron-Roig, E., Chen, Y., y Drewnowski, A., «Liquid calories and the failure of satiety: How good is the evidence?», *Obesity Reviews*, 4(4), 2003, págs. 201-212, y Poppitt, S., «Beverage consumption: are alcoholic and sugary drinks tipping the balance towards overweight and obesity?», *Nutrients*, 7(8), 2015, págs. 6700-6718.

101 Bush, T., Lovejoy, J. C., Deprey, M., y Carpenter, K. M., «The effect of tobacco cessation on weight gain, obesity, and diabetes risk: Tobacco and Obesity», *Obesity*, 24(9), 2016, págs. 1834-1841.

102 Jeremias-Martins, E., y Chatkin, J. M., «Does everyone who quit smoking gain weight? A real-world prospective cohort study», *Jornal Brasileiro de Pneumologia*, 45(1), 2019, e20180010.

103 Kos, J., Hasenfratz, M., y Bättig, K., «Effects of a 2-day abstinence from smoking on dietary, cognitive, subjective, and physiologic parameters among younger and older female smokers», *Physiology & Behavior*, 61(5), 1997, págs. 671-678.

104 Harris, K. K., Zopey, M., y Friedman, T. C., «Metabolic effects of smoking cessation», *Nature Reviews Endocrinology*, 12(5), 2016, págs. 299-308.

105 <https://www.seedo.es/images/site/comunicados_medios/NP_Un_44_de_espan%C3%9Eoles_ha_aumentado_de_peso_durante_el_confinamiento_Ok.pdf>.

106 Nicodemus, N. A., «Prevention of excessive gestational weight gain and postpartum weight retention», *Current Obesity Reports*, 7(2), 2018, págs. 105-111.

107 Liu, Q., Shi, J., Duan, P., Liu, B., Li, T., Wang, C., *et al.*, «Is shift work associated with a higher risk of overweight or obesity? A systematic review of observational studies with meta-analysis», *International Journal of Epidemiology*, 47(6), 2018, págs. 1956-1971.

108 Peñalvo, J. L., Mertens, E., Muñoz-Cabrejas, A., León-Latre, M., Jarauta, E., Laclaustra, M., *et al.*, «Work shift, lifestyle factors, and subclinical atherosclerosis in spanish male workers: a mediation analysis», *Nutrients*, 13(4), 2021, pág. 1077.

109 Myer, G. D., Faigenbaum, A. D., Foss, K. B., Xu, Y., Khoury, J., Dolan, L. M., *et al.*, «Injury initiates unfavourable weight gain and obesity markers in youth», *British Journal of Sports Medicine*, 48(20), 2014, págs. 1477-1481, y MacAlpine, E. M., Talwar, D., Storey, E. P., Doroshow, S. M., y Lawrence, J. T. R., «Weight gain after ACL reconstruction in pediatric and adolescent patients», *Sports Health: A Multidisciplinary Approach*, 12(1), 2020, págs. 29-35.

110 Kiecolt-Glaser, J. K., y Wilson, S. J., «Lovesick: how couples' relationships influence health», *Annual Review of Clinical Psychology*, 13(1), 2017, págs. 421-443.

111 Meltzer, A. L., Novak, S. A., McNulty, J. K., Butler, E. A., y Karney, B. R., «Marital satisfaction predicts weight gain in early marriage», *Health Psychology*, 32(7), 2013, págs. 824-827.

112 Zorbas, C., Reeve, E., Naughton, S., Batis, C., Whelan, J., Waqa, G., *et al.*, «The relationship between feasting periods and weight gain: A systematic scoping review», *Current Obesity Reports*, 9(1), 2020, págs. 39-62.

113 Yau, Y. H. C., y Potenza, M. N., «Stress and eating behaviors», *Minerva Endocrinologica*, 38(3), 2013, págs. 255-267.

114 Liu, Y.-Z., Wang, Y.-X., y Jiang, C.-L., «Inflammation: The common pathway of stress-related diseases», *Frontiers in Human Neuroscience*, 11, 2017, pág. 316.

115 Vadeboncoeur, C., Townsend, N., y Foster, C., «A meta-analysis of weight gain in first year university students: Is freshman 15 a myth?», *BMC Obesity,* 2(1), 2015, pág. 22.

116 Beaudry, K. M., Ludwa, I. A., Thomas, A. M., Ward, W. E., Falk, B., y Josse, A. R., «First-year university is associated with greater body weight, body composition and adverse dietary changes in males ep females», *PLOS ONE,* 14(7), 2019, e0218554, y Booranasuksakul, U., Singhato, A., Rueangsri, N., y Prasertsri, P., «Association between alcohol consumption and body mass index in university students», *Asian/Pacific Island Nursing Journal,* 4(1), 2019, págs. 57-65.

117 <https://www.mscbs.gob.es/estadEstudios/estadisticas/EncuestaEuropea/Enc_Eur_Salud_en_Esp_2020.htm>.

118 Qiao, J., Lin, X., Wu, Y., Huang, X., Pan, X., Xu, J., *et al.*, «Global burden of non-communicable diseases attributable to dietary risks in 1990-2019», *Journal of Human Nutrition and Dietetics,* 2021.

119 Bosy-Westphal, A., y Müller, M. J., «Diagnosis of obesity based on body composition-associated health risks – Time for a change in paradigm», *Obesity Reviews,* 22(S2), 2021, e13190.

120 Institute of Medicine and National Research Council, *Fulfilling the Potential for Cancer Prevention and Early Detection,* Washington: The National Academies Press, 2003, y Anand, P., Kunnumakara, A. B., Sundaram, C., Harikumar, K. B., Tharakan, S. T., Lai, O. S., *et al.*, «Cancer is a Preventable Disease that Requires Major Lifestyle Changes», *Pharmaceutical Research,* 25(9), 2008, págs. 2097-2116.

121 Scaglioni, S., De Cosmi, V., Ciappolino, V., Parazzini, F., Brambilla, P., y Agostoni, C., «Factors Influencing Children's Eating Behaviours», *Nutrients,* 10(6), 2018, 706.

122 Lamson, A. L., Didericksen, K. W., Winter, A., Brimhall, A. S., y Lazorick, S., «Attachment, Parenting, and Obesogenic Behavior: A Dyadic Perspective», *Journal of Marital and Family Therapy,* 46(3), 2020, págs. 455-470.

123 Larson, N., Chen, Y., Wall, M., Winkler, M. R., Goldschmidt, A. B., y Neumark-Sztainer, D., «Personal, behavioral, and environmental predictors of healthy weight maintenance during the transition to adulthood», *Preventive Medicine,* 113, 2018, págs. 80-90.

124 Lebow, J., Sim, L. A., y Kransdorf, L. N., «Prevalence of a History of Overweight and Obesity in Adolescents With Restrictive Eating Disorders», *Journal of Adolescent Health,* 56(1), 2015, págs. 19-24, y Kennedy, J. T., Astafiev, S. V., Golosheykin, S., Korucuoglu, O., y Anokhin, A. P., «Shared genetic influences on adolescent body mass index and brain structure: A voxel-based morphometry study in twins», *NeuroImage,* 199, 2019, págs. 261-272.

125 Rancourt, D., y McCullough, M. B., «Overlap in eating disorders and obesity in adolescence», *Current Diabetes Reports,* 15(10), 2015, pág. 78.

126 Kakinami, L., Barnett, T. A., Séguin, L., y Paradis, G., «Parenting style and obesity risk in children», *Preventive Medicine,* 75, 2015, págs. 18-22, y Kiefner-Burmeister, A., y Hinman, N., «The role of general parenting style in child diet and obesity risk», *Current Nutrition Reports,* 9(1), 2020, págs. 14-30.

127 Vrijkotte, T. G. M., Varkevisser, T. M. C. K., Schalkwijk, D. B. Van, y Hartman, M. A., «Maternal underestimation of child's weight at pre-school age and weight development between age 5 and 12 years: The ABCD-Study», *International Journal of Environmental Research and Public Health,* 17(14), 2020, pág. 5197, y Flores-Peña, Y., Trejo-Ortiz, P. M., Gallegos-Cabriales, E. C., y Cerda-Flores, R. M., «Validez de dos pruebas para evaluar la percepción materna del peso del hijo», *Salud Pública de México,* 51(6), 2009, págs. 489-495.

128 *WHO European Childhood Obesity Surveillance Initiative (COSI). (2021). Report on the fourth round of data collection, 2015-2017,* WHO Regional Office for Europe, 2021.

129 Orlando, A., Cazzaniga, E., Giussani, M., Palestini, P., y Genovesi, S., «Hypertension in children: Role of obesity, simple carbohydrates, and uric acid», *Frontiers in Public Health,* 6, 2018, pág. 129.

130 Swinburn, B. A., Sacks, G., Hall, K. D., McPherson, K., Finegood, D. T., Moodie, M. L., *et al.*, «The global obesity pandemic: Shaped by global drivers and local environments», *The Lancet,* 378(9793), 2011, págs. 804-814.

131 Lipek, T., Igel, U., Gausche, R., Kiess, W., y Grande, G., «Obesogenic environments: Environmental approaches to obesity prevention», *Journal of Pediatric Endocrinology and Metabolism,* 28(5-6), 2015, págs. 485-495.

132 <https://www.diabetes.co.uk/in-depth/i-have-seen-so-many-funerals-for-such-a-small-island-the-astonishing-story-of-nauru-the-tiny-island-nation-with-the-worlds-highest-rates-of-type-2-diabetes>.

133 McLennan, A. K., y Ulijaszek, S. J., «Obesity emergence in the Pacific islands: Why understanding colonial history and social change is important», *Public Health Nutrition,* 18(8), 2014, págs. 1499-1505.

134 Boyce, V. L., y Swinburn, B. A., «The Traditional Pima Indian Diet: Composition and adaptation for use in a dietary intervention study», *Diabetes Care,* 16(1), 1993, págs. 369-371, y Schulz, L. O., Bennett, P. H., Ravussin, E., Kidd, J. R., Kidd, K. K., Esparza, J., *et al.*, «Effects of traditional and western environments on prevalence of type 2 diabetes in Pima Indians in Mexico and the U.S.», *Diabetes Care,* 29(8), 2006, págs. 1866-1871.

135 Pini, S., Abelli, M., Carpita, B., Dell'Osso, L., Castellini, G., Carmassi, C., *et al.*, «Historical evolution of the concept of anorexia nervosa and relationships with orthorexia nervosa, autism, and obsessive-compulsive spectrum», *Neuropsychiatric Disease and Treatment,* 12, 2016, págs. 1651-1660.

136 Smink, F. R. E., Hoeken, D. Van, y Hoek, H. W., «Epidemiology of eating disorders: incidence, prevalence and mortality rates», *Current Psychiatry Reports,* 14(4), 2012, págs. 406-414.

137 Ayton, A., y Ibrahim, A., «The Western diet: A blind spot of eating disorder research?–a narrative review and recommendations for treatment and research», *Nutrition Reviews,* 78(7), 2020, págs. 579-596.

138 *Ibidem.*

PARTE II. ¿POR QUÉ FRACASASTE EN TUS ANTERIORES INTENTOS DE ADELGAZAR?

Introducción

1 Kheniser, K., Saxon, D. R., y Kashyap, S. R., «Long-Term Weight Loss Strategies for Obesity», *The Journal of Clinical Endocrinology & Metabolism,* 106(7), 2021, págs. 1854-1866.

2 Guglielmi, V., y Sbraccia, P., «Obesity phenotypes: Depot-differences in adipose tissue and their clinical implications», *Eating and Weight Disorders - Studies on Anorexia, Bulimia and Obesity,* 23(1), 2018, págs. 3-14; Hollstein, T., y Piaggi, P., «Metabolic factors determining the susceptibility to weight gain: current evidence», *Current Obesity Reports,* 9(2), 2020, págs. 121-135; Piaggi, P., Vinales, K. L., Basolo, A., Santini, F., y Krakoff, J., «Energy expenditure in the etiology of human obesity: Spendthrift and thrifty metabolic phenotypes and energy-sensing mechanisms», *Journal of Endocrinological Investigation,* 41(1), 2018, págs. 83-89, y Shah, M., Hurt, R. T., y Mundi, M. S., «Phenotypes of obesity: how it impacts management», *Current Gastroenterology Reports,* 19(11), 2017, pág. 55.

3 Silva, D. F. O., Sena-Evangelista, K. C. M., Lyra, C. O., Pedrosa, L. F. C., Arrais, R. F., y Lima, S. C. V. C., «Motivations for weight loss in adolescents with overweight and obesity: A systematic review», *BMC Pediatrics,* 18(1), 2018, pág. 364.

4 Poulimeneas, D., Anastasiou, C. A., Kokkinos, A., Panagiotakos, D. B., y Yannakoulia, M., «Motives for weight loss and weight loss maintenance: Results from the MedWeight study», *Journal of Human Nutrition and Dietetics,* 34(3), 2021, págs. 504-510.

5 Ohsiek, S., y Williams, M., «Psychological factors influencing weight loss maintenance: An integrative literature review: Psychological factors and weight loss maintenance», *Journal of the American Academy of Nurse Practitioners*, 23(11), 2011, págs. 592-601.

6 <https://documentacion.fundacionmapfre.org/documentacion/publico/es/catalogo_imagenes/grupo.do?path=1111117>.

7 Clark, J. E., y Welch, S., «Comparing effectiveness of fat burners and thermogenic supplements to diet and exercise for weight loss and cardiometabolic health: Systematic review and meta-analysis», *Nutrition and Health*, 27(4), 2021, págs. 445-459.

8 Jakopin, Ž., «Risks associated with fat burners: A toxicological perspective», *Food and Chemical Toxicology*, 123, 2019, págs. 205-224.

5. Los tres determinantes del fracaso a la hora de perder peso

1 <https://www.sciencehistory.org/distillations/article/counting-calories>.

2 <https://www.sevencountriesstudy.com>.

3 Weigley, E. S., «Average? Ideal? Desirable? A brief overview of height-weight tables in the United States», *Journal of the American Dietetic Association*, 84(4), 1984, págs. 417-423.

4 <https://www.cdc.gov/nchs/data/hestat/obesity_adult_11_12/obesity_adult_11_12.htm>.

5 Rhee, E.-J., «Weight Cycling and Its Cardiometabolic Impact», *Journal of Obesity & Metabolic Syndrome*, 26(4), 2017, págs. 237-242.

6 Brownell, K. D., Greenwood, M. R. C., Stellar, E., y Shrager, E. E., «The effects of repeated cycles of weight loss and regain in rats», *Physiology & Behavior*, 38(4), 1986, págs. 459-464.

7 Askari, M., Heshmati, J., Shahinfar, H., Tripathi, N., y Daneshzad, E., «Ultra-processed food and the risk of overweight and obesity: A systematic review and meta-analysis of observational studies», *International Journal of Obesity*, 44(10), 2020, págs. 2080-2091, y Moradi, S., Entezari, M. H., Mohammadi, H., Jayedi, A., Lazaridi, A.-V., Kermani, M. A. H., *et al.*, «Ultra-processed food consumption and adult obesity risk: A systematic review and dose-response meta-analysis», *Critical Reviews in Food Science and Nutrition*, 2021, págs. 1-12.

8 Galmiche, M., Déchelotte, P., Lambert, G., y Tavolacci, M. P., «Prevalence of eating disorders over the 2000-2018 period: A systematic literature review», *The American Journal of Clinical Nutrition*, 109(5), 2019, págs. 1402-1413.

9 Rabassa, M., Hernández Ponce, Y., García-Ribera, S., Johnston, B. C., Salvador Castell, G., Manera, M., *et al.*, «Food-based dietary guidelines in Spain: An assessment of their methodological quality», *European Journal of Clinical Nutrition*, 2021.

10 <https://www.ncbi.nlm.nih.gov/books/NBK209859>.

11 Hall, K. D., y Kahan, S., «Maintenance of lost weight and long-term management of obesity», *Medical Clinics of North America*, 102(1), 2018, págs. 183-197.

12 Engber, D., «Unexpected clues emerge about why diets fail», *Nature Medicine*, 25(11), 2019, págs. 1637-1639.

13 Gentil, P., Viana, R. B., Naves, J. P., Del Vecchio, F. B., Coswig, V., Loenneke, J., *et al.*, «Is it time to rethink our weight loss paradigms?», *Biology*, 9(4), 2020, pág. 70.

14 Nouvenne, A., Ticinesi, A., Morelli, I., Guida, L., Borghi, L., y Meschi, T., «Fad diets and their effect on urinary stone formation», *Translational Andrology and Urology*, 3(3), 2014, págs. 303-312.

15 Mathes, W. F., Brownley, K. A., Mo, X., y Bulik, C. M., «The biology of binge eating», *Appetite*, 52(3), 2009, págs. 545-553, y Memon, A. N., Gowda, A. S., Rallabhandi, B., Bidika, E., Fayyaz, H., Salib, M., *et al.*, «Have Our Attempts to Curb Obesity Done More Harm Than Good?», *Cureus*, 12(9), 2020, e10275.

16 Guzmán-Caro, G., García López, F. J., y Royo-Bordonada, M. Á., «Conflicts of interest among scientific foundations and societies in the field of childhood nutrition», *Gaceta Sanitaria*, 35(4), 2021, págs. 320-325.

17 Kelly, S., Martin, S., Kuhn, I., Cowan, A., Brayne, C., y Lafortune, L., «Barriers and facilitators to the uptake and maintenance of healthy behaviours by people at mid-life: A rapid systematic review», *PLOS ONE*, 11(1), 2016, e0145074.

18 Puhl, R. M., Gold, J. A., Luedicke, J., y DePierre, J. A., «The effect of physicians' body weight on patient attitudes: Implications for physician selection, trust and adherence to medical advice», *International Journal of Obesity*, 37(11), 2013, págs. 1415-1421.

19 Boerner, P. R., Polasek, K. M., True, L., Lind, E., y Hendrick, J. L., «Is What You See What You Get? Perceptions of Personal Trainers' Competence, Knowledge, and Preferred Sex of Personal Trainer Relative to Physique», *Journal of Strength and Conditioning Research*, 35(7), 2021, págs. 1949-1955, y Fernández-Balboa, J.-M., y González-Calvo, G., «A critical narrative analysis of the perspectives of physical trainers and fitness instructors in relation to their body image, professional practice and the consumer culture», *Sport, Education and Society*, 23(9), 2018, págs. 866-878.

20 Poraj-Weder, M., Wąsowicz, G., y Pasternak, A., «Why it is so hard to lose weight? An exploration of patients' and dietitians' perspectives by means of thematic analysis», *Health Psychology Open*, 8(1), 2021.

21 Dulloo, A. G., Jacquet, J., y Girardier, L., «Poststarvation hyperphagia and body fat overshooting in humans: A role for feedback signals from lean and fat tissues», *The American Journal of Clinical Nutrition*, 65(3), 1997, págs. 717-723, y Kalm, L. M., y Semba, R. D., «They starved so that others be better fed: remembering ancel keys and the Minnesota Experiment», *The Journal of Nutrition*, 135(6), 2005, págs. 1347-1352.

22 Dulloo, A. G., Miles-Chan, J. L., y Schutz, Y., «Collateral fattening in body composition autoregulation: Its determinants and significance for obesity predisposition», *European Journal of Clinical Nutrition*, 72(5), 2018, págs. 657-664.

23 Ruegsegger, G. N., y Booth, F. W., «Health Benefits of Exercise», *Cold Spring Harbor Perspectives in Medicine*, 8(7), 2018, a029694, y Westcott, W. L., «Resistance training is medicine: effects of strength training on health», *Current Sports Medicine Reports*, 11(4), 2012, págs. 209-216.

24 Handelsman, D. J., Hirschberg, A. L., y Bermon, S., «Circulating Testosterone as the Hormonal Basis of Sex Differences in Athletic Performance», *Endocrine Reviews*, 39(5), 2018, págs. 803-829.

25 Ivey, F. M., Roth, S. M., Ferrell, R. E., Tracy, B. L., Lemmer, J. T., Hurlbut, D. E., *et al.*, «Effects of age, gender, and myostatin genotype on the hypertrophic response to heavy resistance strength training», *The Journals of Gerontology Series A: Biological Sciences and Medical Sciences*, 55(11), 2000, págs. M641-M648, y Roth, S. M., Ivey, F. M., Martel, G. F., Lemmer, J. T., Hurlbut, D. E., Siegel, E. L., *et al.*, «Muscle size responses to strength training in young and older men and women», *Journal of the American Geriatrics Society*, 49(11), 2001, págs. 1428-1433.

26 Handelsman, D. J., Hirschberg, A. L., y Bermon, S., «Circulating testosterone as the hormonal basis of sex differences in athletic performance», *Endocrine Reviews*, 39(5), 2018, págs. 803-829, y Pescatello, L. S., Devaney, J. M., Hubal, M. J., Thompson, P. D., y Hoffman, E. P., «Highlights from the functional single nucleotide polymorphisms associated with human muscle size and strength or FAMuSS Study», *BioMed Research International*, 2013, págs. 1-11.

27 Seguin, R. A., Eldridge, G., Lynch, W., y Paul, L. C., «Strength Training Improves Body Image and Physical Activity Behaviors Among Midlife and Older Rural Women», *Journal of Extension*, 51(4), 2013, 4FEA2.

28 <https://www.statista.com/topics/1141/health-and-fitness-clubs>.

29 Eaton, S. B., y Eaton, S. B., «An evolutionary perspective on human physical activity: Implications for health», *Comparative Biochemistry and Physiology Part A: Molecular & Integrative Physiology*,, 136(1), 2003, págs. 153-159.

30 Pontzer, H., Wood, B. M., y Raichlen, D. A., «Hunter-gatherers as models in public health: Hunter-gatherer health and lifestyle», *Obesity Reviews*, 19, 2018, págs. 24-35, y Pontzer, H., Raic-

hlen, D. A., Wood, B. M., Mabulla, A. Z. P., Racette, S. B., y Marlowe, F. W., «Hunter-gatherer energetics and human obesity», *PLoS ONE*, 7(7), 2012, e40503.

31 Speakman, J. R., «An evolutionary perspective on sedentary behavior», *BioEssays*, 42(1), 2020, e1900156.

32 Barber, N., «The evolutionary psychology of physical attractiveness: Sexual selection and human morphology», *Ethology and Sociobiology*, 16(5), 1995, págs. 395–424, https://doi.org/10.1016/0162-3095(95)00068-2.

33 Braun, M. F., y Bryan, A., «Female waist-to-hip and male waist-to-shoulder ratios as determinants of romantic partner desirability», 23(5), 2016, págs. 805–819, https://doi.org/10.1177/0265407506068264.

34 Santacroce, L., Bottalico, L., y Charitos, I., «Greek medicine practice at ancient rome: the physician molecularist asclepiades», *Medicines*, 4(4), 2017, pág. 92, y Tsiompanou, E., y Marketos, S. G., «Hippocrates: Timeless still», *Journal of the Royal Society of Medicine*, 106(7), 2013, págs. 288-292.

35 Frank, A. P., de Souza Santos, R., Palmer, B. F., y Clegg, D. J., «Determinants of body fat distribution in humans may provide insight about obesity-related health risks», *Journal of Lipid Research*, 60(10), 2019, págs. 1710-1719.

36 Eichstadt, M., Luzier, J., Cho, D., y Weisenmuller, C., «Eating disorders in male athletes», *Sports Health: A Multidisciplinary Approach*, 12(4), 2020, págs. 327-333, y Tod, D., Edwards, C., y Cranswick, I., «Muscle dysmorphia: Current insights», *Psychology Research and Behavior Management*, 9, 2016, págs. 179-188.

37 Bratland-Sanda, S., y Sundgot-Borgen, J., «Eating disorders in athletes: Overview of prevalence, risk factors and recommendations for prevention and treatment», *European Journal of Sport Science*, 13(5), 2013, págs. 499-508; Joy, E., Kussman, A., y Nattiv, A., «2016 update on eating disorders in athletes: A comprehensive narrative review with a focus on clinical assessment and management», *British Journal of Sports Medicine*, 50(3), 2016, págs. 154-162, y Mancine, R. P., Gusfa, D. W., Moshrefi, A., y Kennedy, S. F., «Prevalence of disordered eating in athletes categorized by emphasis on leanness and activity type – a systematic review», *Journal of Eating Disorders*, 8(1), 2020, pág. 47.

38 <https://www.nytimes.com/2011/01/24/sports/24lalanne.html>.

39 Murray, S. B., Pila, E., Mond, J. M., Mitchison, D., Blashill, A. J., Sabiston, C. M., *et al.*, «Cheat meals: A benign or ominous variant of binge eating behavior?», *Appetite*, 130, 2018, págs.274-278.

40 Pila, E., Mond, J. M., Griffiths, S., Mitchison, D., y Murray, S. B., «A thematic content analysis of #cheatmeal images on social media: Characterizing an emerging dietary trend», *International Journal of Eating Disorders*, 50(6), págs. 698-706.

41 Begaye, B., Vinales, K. L., Hollstein, T., Ando, T., Walter, M., Bogardus, C., *et al.*, «Impaired metabolic flexibility to high-fat overfeeding predicts future weight gain in healthy adults», *Diabetes*, 69(2), 2020, págs. 181-192; Parry, S., Woods, R., Hodson, L., y Hulston, C., «A single day of excessive dietary fat intake reduces whole-body insulin sensitivity: The metabolic consequence of binge eating», *Nutrients*, 9(8), 2017, pág. 818, y Parry, S. A., Rosqvist, F., Mozes, F. E., Cornfield, T., Hutchinson, M., Piche, M.-E., *et al.*, «Intrahepatic fat and postprandial glycemia increase after consumption of a diet enriched in saturated fat compared with free sugars», *Diabetes Care*, 43(5), 2020, págs. 1134-1141.

42 Myers, A. M., Beam, N. W., y Fakhoury, J. D., «Resistance training for children and adolescents», *Translational Pediatrics*, 6(3), 2017, págs. 137-143.

43 Führer, T., Kliegl, R., Arntz, F., Kriemler, S., y Granacher, U., «An update on secular trends in physical fitness of children and adolescents from 1972 to 2015: A systematic review», *Sports Medicine*, 51(2), 2021, págs. 303-320.

44 Negro, M., Marzullo, N., Caso, F., Calanni, L., y D'Antona, G., «Opinion paper: Scientific, philosophical and legal consideration of doping in sports», *European Journal of Applied Physiology,* 118(4), 2018, págs. 729-736.

45 <https://www.mayoclinic.org/es-es/healthy-lifestyle/fitness/in-depth/fitness/art-20046433>.

46 Mandsager, K., Harb, S., Cremer, P., Phelan, D., Nissen, S. E., y Jaber, W., «Association of cardiorespiratory fitness with long-term mortality among adults undergoing exercise treadmill testing», *JAMA Network Open,* 1(6), 2018, e183605.

47 <https://www.fortunebusinessinsights.com/industry-reports/europe-dietary-supplements-market-101918>.

48 Clark, J. E., y Welch, S., «Comparing effectiveness of fat burners and thermogenic supplements to diet and exercise for weight loss and cardiometabolic health: Systematic review and meta-analysis», *Nutrition and Health,* 27(4), 2021, págs. 445-459, y Kidambi, S., Batsis, J. A., Donahoo, W. T., Jastreboff, A. M., Kahan, S., Saunders, K. H., *et al.*, «Dietary supplements and alternative therapies for obesity: A Perspective from The Obesity Society's Clinical Committee», *Obesity,* 29(7), 2021, págs. 1095-1098.

49 Watanabe, M., Risi, R., Masi, D., Caputi, A., Balena, A., Rossini, G., *et al.*, «Current evidence to propose different food supplements for weight loss: A comprehensive review», *Nutrients,* 12(9), 2020, pág. 2873.

50 Jakopin, Ž., «Risks associated with fat burners: A toxicological perspective», *Food and Chemical Toxicology,* 123, 2019, págs. 205-224.

51 Benedetti, F., «Placebo effect», en J. D. Wright (ed.), *International Encyclopedia of the Social & Behavioral Sciences,* Elsevier, 2015, págs. 153-156; Colloca, L., «Preface», en *International Review of Neurobiology,* vol. 138, Elsevier, págs. xv-xx; Raglin, J., Szabo, A., Lindheimer, J. B., y Beedie, C., «Understanding placebo and nocebo effects in the context of sport: A psychological perspective», *European Journal of Sport Science,* 20(3), 2020, págs. 293-301.

52 Bonafini, B. A., y Pozzilli, P., «Body weight and beauty: The changing face of the ideal female body weight: Body weight and beauty», *Obesity Reviews,* 12(1), 2011, págs. 62-65.

53 Atiyeh, B. S., Rubeiz, M. T., y Hayek, S. N., «Aesthetic/Cosmetic surgery and ethical challenges», *Aesthetic Plastic Surgery,* 32(6), 2008, págs. 829-839.

54 <https://es.statista.com/temas/3958/cirugia-y-medicina-estetica>.

55 <https://www.plasticsurgery.org/documents/News/Statistics/2020/plastic-surgery-statistics-report-2020.pdf>.

56 Wu, S., Coombs, D. M., y Gurunian, R., «Liposuction: Concepts, safety, and techniques in body-contouring surgery», *Cleveland Clinic Journal of Medicine,* 87(6), 2020, págs. 367-375.

57 Seretis, K., Goulis, D. G., Koliakos, G., y Demiri, E., «Short- and Long-Term Effects of Abdominal Lipectomy on Weight and Fat Mass in Females: A Systematic Review», *Obesity Surgery,* 25(10), 2015, págs. 1950-1958.

58 Davis, W., y Lawrence, N., «Weight Loss: How Does It Fit in With Liposuction?», *Dermatologic Surgery,* 46(1), 2020, págs. S22-S28.

59 Longo, M., Zatterale, F., Naderi, J., Parrillo, L., Formisano, P., Raciti, G. A., *et al.*, «Adipose tissue dysfunction as determinant of obesity-associated metabolic complications», *International Journal of Molecular Sciences,* 20(9), 2019, pág. 2358.

60 Halk, A. B., Habbema, L., Genders, R. E., y Hanke, C. W., «Safety studies in the field of liposuction: A systematic review», *Dermatologic Surgery,* 45(2), 2019, págs. 171-182.

61 Wu, S., Coombs, D. M., y Gurunian, R., «Liposuction: Concepts, safety, and techniques in body-contouring surgery», *Cleveland Clinic Journal of Medicine,* 87(6), págs. 367-375.

62 <https://www.20minutos.es/noticia/4762638/0/muere-una-joven-tras-operarse-los-pechos-y-la-clinica-lo-califica-como-imprevisible-e-inevitable>.

63 Zuk, G., Palma, A. F., Eylert, G., Raptis, D. A., Guggenheim, M., y Shafighi, M., «Systematic review of quality of patient information on liposuction in the internet», *Plastic and Reconstructive Surgery - Global Open*, 4(6), 2016, e759.

64 Haas, C. F., Champion, A., y Secor, D., «Motivating Factors for Seeking Cosmetic Surgery: A Synthesis of the Literature», *Plastic Surgical Nursing*, 28(4), 2008, págs. 177-182.

65 Wu, S., Coombs, D. M., y Gurunian, R., «Liposuction: Concepts, safety, and techniques in body-contouring surgery», *Cleveland Clinic Journal of Medicine*, 87(6), 2020, págs. 367-375.

66 Wharton, S., Lau, D. C. W., Vallis, M., Sharma, A. M., Biertho, L., Campbell-Scherer, D., *et al.*, «Obesity in adults: A clinical practice guideline», *Canadian Medical Association Journal*, 192(31), 2020, págs. E875-E891.

67 Cataldo, I., Lepri, B., Neoh, M. J. Y., y Esposito, G., «Social media usage and development of psychiatric disorders in childhood and adolescence: A review», *Frontiers in Psychiatry*, 11, 2021, 508595.

68 Timpano, K. R., y Beard, C., «Social networking and mental health: Looking beyond frequency of use and towards mechanisms of action», *Neuropsychopharmacology*, 45(6), 2020, págs. 905-906.

69 Shah, J., Das, P., Muthiah, N., y Milanaik, R., «New age technology and social media: Adolescent psychosocial implications and the need for protective measures», *Current Opinion in Pediatrics*, 31(1), 2019, págs. 148-156.

70 Blond, A., «Impacts of exposure to images of ideal bodies on male body dissatisfaction: A review», *Body Image*, 5(3), 2008, págs. 244-250.

71 Uzunian, L. G., y Vitalle, M. S. de S., «Habilidades sociais: Fator de proteção contra transtornos alimentares em adolescentes», *Ciência & Saúde Coletiva*, 20(11), 2015, págs. 3495-3508.

72 Fung, I. C., Blankenship, E. B., Ahweyevu, J. O., Cooper, L. K., Duke, C. H., Carswell, S. L., *et al.*, «Public health implications of image-based social media: A systematic review of Instagram, Pinterest, Tumblr, and Flickr», *The Permanente Journal*, 24, 2020, 18307.

73 Derenne, J. L., y Beresin, E. V., «Body image, media, and eating disorders», *Academic Psychiatry*, 30(3), 2006, págs. 257-261.

74 Schønning, V., Hjetland, G. J., Aarø, L. E., y Skogen, J. C., «Social media use and mental health and well-being among adolescents – A scoping review», *Frontiers in Psychology*, 11, 2020, pág. 1949.

75 <https://www.bbc.com/mundo/noticias-57744444>.

76 Dumas, A.-A., y Desroches, S., «Women's use of social media: what is the evidence about their impact on weight management and body image?», *Current Obesity Reports*, 8(1), 2019, págs. 18-32.

77 Cataldo, I., Lepri, B., Neoh, M. J. Y., y Esposito, G., «Social media usage and development of psychiatric disorders in childhood and adolescence: A review», *Frontiers in Psychiatry*, 11, 2021, 508595.

78 Findlay, L. C., y Bowker, A., «The link between competitive sport participation and self-concept in early adolescence: A consideration of gender and sport orientation», *Journal of Youth and Adolescence*, 38(1), 2009, págs. 29-40.

79 Cataldo, I., Lepri, B., Neoh, M. J. Y., y Esposito, G., «Social media usage and development of psychiatric disorders in childhood and adolescence: A review», *Frontiers in Psychiatry*, 11, 2021, 508595.

80 Holland, G., y Tiggemann, M., «A systematic review of the impact of the use of social networking sites on body image and disordered eating outcomes», *Body Image*, 17, 2016, págs. 100-110.

6. Despierta Matrix, rompe el círculo

1 Canning, K. L., Brown, R. E., Wharton, S., Sharma, A. M., y Kuk, J. L., «Edmonton obesity staging system prevalence and association with weight loss in a publicly funded referral-based obesity clinic», *Journal of Obesity,* 2015, págs. 1-7.

2 Kakon, G. A., Hadjiyannakis, S., Sigal, R. J., Doucette, S., Goldfield, G. S., Kenny, G. P., *et al.*, «Edmonton Obesity Staging System for Pediatrics, quality of life and fitness in adolescents with obesity», *Obesity Science & Practice,* 5(5), 2019, págs. 449-458.

PARTE III. ADELGAZA CON COMIDA REAL

Introducción

1 Chambers, L., McCrickerd, K., y Yeomans, M. R., «Optimising foods for satiety», *Trends in Food Science & Technology,* 41(2), 2015, págs. 149-160, y Rebello, C. J., Liu, A. G., Greenway, F. L., y Dhurandhar, N. V., «Dietary strategies to increase satiety», *Advances in Food and Nutrition Research,* 69, 2013, págs. 105-182.

7. ¿Por qué es importante conocer el valor nutricional de la comida real cuando queremos perder grasa?

1 Blanco-Rojo, R., Sandoval-Insausti, H., López-Garcia, E., Graciani, A., Ordovás, J. M., Banegas, J. R., *et al.*, «Consumption of ultra-processed foods and mortality: A national prospective cohort in Spain», *Mayo Clinic Proceedings,* 94(11), 2019, págs. 2178-2188, y Latasa, P., Louzada, M. L. D. C., Martinez Steele, E., y Monteiro, C. A., «Added sugars and ultra-processed foods in Spanish households (1990-2010)», *European Journal of Clinical Nutrition,* 72(10), 2018, págs. 1404-1412.

2 Blanco-Rojo, R., Sandoval-Insausti, H., López-Garcia, E., Graciani, A., Ordovás, J. M., Banegas, J. R., *et al.*, «Consumption of ultra-processed foods and mortality: A national prospective cohort in Spain», *Mayo Clinic Proceedings,* 94(11), 2019, págs. 2178-2188; Montero-Salazar, H., Donat-Vargas, C., Moreno-Franco, B., Sandoval-Insausti, H., Civeira, F., Laclaustra, M., *et al.*, «High consumption of ultra-processed food may double the risk of subclinical coronary atherosclerosis: The Aragon Workers' Health Study (AWHS)», *BMC Medicine,* 18(1), 2020, 235, y Rico-Campà, A., Martínez-González, M. A., Álvarez-Álvarez, I., Mendonça, R. de D., Fuente-Arrillaga, C. de la, Gómez-Donoso, C., *et al.*, «Association between consumption of ultra-processed foods and all cause mortality: SUN prospective cohort study», *BMJ,* 365, 2019, 1949.

3 Żurakowski, A., Zahorska-Markiewicz, B., Olszanecka-Glinianowicz, M., y Kocelak, P., «Effect of meal volume on hunger and satiety in obese subjects: Volume of meal and satiety», *EJIFCC,* 17(4), 2006, págs. 167-176.

8. ¿Qué es el déficit calórico y por qué es vital para perder grasa?

1 Barlow, P., Serôdio, P., Ruskin, G., McKee, M., y Stuckler, D., «Science organisations and Coca-Cola's 'war' with the public health community: Insights from an internal industry document», *Journal of Epidemiology and Community Health,* 72(9), 2018, págs. 761-763.

2 Manore, M., Larson-Meyer, D., Lindsay, A., Hongu, N., y Houtkooper, L., «Dynamic energy balance: An integrated framework for discussing diet and physical activity in obesity prevention – Is it more than eating less and exercising more?», *Nutrients,* 9(8), 2017, pág. 905.

3 Melby, C., Paris, H., Foright, R., y Peth, J., «Attenuating the Biologic Drive for Weight Regain Following Weight Loss: Must What Goes Down Always Go Back Up?», *Nutrients,* 9(5), 2017, pág. 468.

4 Yoo, S., «Dynamic Energy Balance and Obesity Prevention», *Journal of Obesity & Metabolic Syndrome*, 27(4), 2018, págs. 203-212.

5 Stubbs, R. J., Duarte, C., O'Driscoll, R., Turicchi, J., y Michalowska, J., «Developing evidence-based behavioural strategies to overcome physiological resistance to weight loss in the general population», *Proceedings of the Nutrition Society*, 78(4), 2019, págs. 576-589.

6 *Ibidem.*

7 Hall, K. D., Heymsfield, S. B., Kemnitz, J. W., Klein, S., Schoeller, D. A., y Speakman, J. R., «Energy balance and its components: Implications for body weight regulation», *The American Journal of Clinical Nutrition*, 95(4), 2012, págs. 989-994.

8 Roberts, B. M., Helms, E. R., Trexler, E. T., y Fitschen, P. J., «Nutritional recommendations for physique athletes», *Journal of Human Kinetics*, 71(1), 2020, págs. 79-108.

9 Casazza, K., Fontaine, K. R., Astrup, A., Birch, L. L., Brown, A. W., Bohan Brown, M. M., *et al.*, «Myths, Presumptions, and Facts about Obesity», *New England Journal of Medicine*, 368(5), 2013, págs. 446-454.

10 Spreckley, M., Seidell, J., y Halberstadt, J., «Perspectives into the experience of successful, substantial long-term weight-loss maintenance: A systematic review», *International Journal of Qualitative Studies on Health and Well-Being*, 16(1), 2021, 1862481.

9. ¿Qué es la adherencia y por qué es fundamental para perder grasa?

1 Middleton, K. R., Anton, S. D., y Perri, M. G., «Long-Term Adherence to Health Behavior Change», *American Journal of Lifestyle Medicine*, 7(6), 2013, págs. 395-404.

10. Estrategias de automonitorización saludables

1 Ross *et al.*, 2020; de Koning *et al.*, 2007.

2 Savva, Lamnisos, y Kafatos, 2013; Ashwell, Gunn, y Gibson, 2012.

11. Estrategias avanzadas para mejorar la motivación y reducir la monotonía

1 Attinà, A., Leggeri, C., Paroni, R., Pivari, F., Dei Cas, M., Mingione, A., *et al.*, «Fasting: How to Guide», *Nutrients*, 13(5), 2021, pág. 1570.

2 Watanabe, M., Tuccinardi, D., Ernesti, I., Basciani, S., Mariani, S., Genco, A., *et al.*, «Scientific evidence underlying contraindications to the ketogenic diet: An update», *Obesity Reviews*, 21(10), 2020, e13053.

3 <https://sci-fit.net/adhere-ketogenic-diet>.

4 <https://psyarxiv.com/97a2s/download>.

5 Freire, R., «Scientific evidence of diets for weight loss: Different macronutrient composition, intermittent fasting, and popular diets», *Nutrition*, 69, 2020, 110549, y Kim, J. Y., «Optimal diet strategies for weight loss and weight loss maintenance», *Journal of Obesity & Metabolic Syndrome*, 30(1), 2021, págs. 20-31.

6 Christensen, R. A. G., High, S., Wharton, S., Kamran, E., Dehlehhosseinzadeh, M., Fung, M., *et al.*, «Sequential diets and weight loss: Including a low-carbohydrate high-fat diet with and without time-restricted feeding», *Nutrition*, 91-92, 2021, 111393.

7 Sundfør, T. M., Svendsen, M., y Tonstad, S., «Intermittent calorie restriction – A more effective approach to weight loss?», *The American Journal of Clinical Nutrition*, 108(5), 2018, págs. 909-910.

12. Estrategias para combatir eficazmente el estancamiento

1 Hall, K. D., Heymsfield, S. B., Kemnitz, J. W., Klein, S., Schoeller, D. A., y Speakman, J. R., «Energy balance and its components: Implications for body weight regulation», *The American Journal of Clinical Nutrition*, 95(4), 2012, págs. 989-994.

2 Willbond, S. M., Laviolette, M. A., Duval, K., y Doucet, E., «Normal weight men and women overestimate exercise energy expenditure», *The Journal of Sports Medicine and Physical Fitness*, 50(4), 2010, págs. 377-384.

3 Brown, R. E., Canning, K. L., Fung, M., Jiandani, D., Riddell, M. C., Macpherson, A. K., *et al.*, «Calorie Estimation in Adults Differing in Body Weight Class and Weight Loss Status», *Medicine & Science in Sports & Exercise*, 48(3), 2016, págs. 521-526, y Lichtman, S. W., Pisarska, K., Berman, E. R., Pestone, M., Dowling, H., Offenbacher, E., *et al.*, «Discrepancy between Self-Reported and Actual Caloric Intake and Exercise in Obese Subjects», *New England Journal of Medicine*, 327(27), 1992, págs. 1893-1898.

4 Martins, C., Dutton, G. R., Hunter, G. R., y Gower, B. A., «Revisiting the Compensatory Theory as an explanatory model for relapse in obesity management», *The American Journal of Clinical Nutrition*, 112(5), 2020, págs. 1170-1179.

5 Nunes, C. L., Casanova, N., Francisco, R., Bosy-Westphal, A., Hopkins, M., Sardinha, L. B., *et al.*, «Does adaptive thermogenesis occur after weight loss in adults? A systematic review», *British Journal of Nutrition*, 2021, págs. 1-19.

6 Roberts, B. M., Helms, E. R., Trexler, E. T., y Fitschen, P. J., «Nutritional Recommendations for Physique Athletes», *Journal of Human Kinetics*, 71(1), 2020, págs. 79-108.

7 *Ibidem.*

13. Preguntas frecuentes

1 Li, X., y Qi, L., «Gene–Environment Interactions on Body Fat Distribution», *International Journal of Molecular Sciences*, 20(15), 2019, 3690.

2 Lahelma, M., Sädevirta, S., Lallukka-Brück, S., Sevastianova, K., Mustelin, L., Gylling, H., *et al.*, «Effects of Weighted Hula-Hooping Compared to Walking on Abdominal Fat, Trunk Muscularity, and Metabolic Parameters in Overweight Subjects: A Randomized Controlled Study», *Obesity Facts*, 12(4), 2019, págs. 385-396; Ramírez-Campillo, R., Andrade, D. C., Campos-Jara, C., Henríquez-Olguín, C., Alvarez-Lepín, C., y Izquierdo, M., «Regional fat changes induced by localized muscle endurance resistance training», *Journal of Strength and Conditioning Research*, 27(8), 2013, págs. 2219-2224, y Scotto di Palumbo, A., Guerra, E., Orlandi, C., Bazzucchi, I., y Sacchetti, M., «Effect of combined resistance and endurance exercise training on regional fat loss», *The Journal of Sports Medicine and Physical Fitness*, 57(6), 2017, págs. 794-801.

3 Areta, J. L., Taylor, H. L., y Koehler, K., «Low energy availability: History, definition and evidence of its endocrine, metabolic and physiological effects in prospective studies in females and males» *European Journal of Applied Physiology*, 121(1), 2021, págs. 1-21, y Logue, D. M., Madigan, S. M., Melin, A., Delahunt, E., Heinen, M., Donnell, S.-J. M., *et al.*, «Low energy availability in athletes 2020: An updated narrative review of prevalence, risk, within-day energy balance, knowledge, and impact on sports performance», *Nutrients*, 12(3), 2020, pág. 835.

4 McGuire, A., Warrington, G., y Doyle, L., «Low energy availability in male athletes: A systematic review of incidence, associations, and effects», *Translational Sports Medicine*, 3(3), 2020, págs. 173-187, y Wasserfurth, P., Palmowski, J., Hahn, A., y Krüger, K., «Reasons for and consequences of low energy availability in female and male athletes: social environment, adaptations, and prevention», *Sports Medicine - Open*, 6(1), 2020, pág. 44.

5 Purdom, T., Kravitz, L., Dokladny, K., y Mermier, C., «Understanding the factors that effect maximal fat oxidation», *Journal of the International Society of Sports Nutrition*, 15(1), 2018, pág. 3.

6 Foright, R. M., Presby, D. M., Sherk, V. D., Kahn, D., Checkley, L. A., Giles, E. D., *et al.*, «Is regular exercise an effective strategy for weight loss maintenance?», *Physiology & Behavior*, 188, 2018, págs. 86-93; Marti, T., Foth, D., Weidlinger, S., Stute, V., y Stute, P., «Lasting effect of nutritional and exercise interventions on body weight: A comprehensive literature review», *Journal of Public Health and Nutrition*, 2(3), 2019, págs. 186-195, y Melanson, E. L., Keadle, S. K., Donnelly, J. E., Braun, B., y King, N. A., «Resistance to Exercise-Induced Weight Loss: Compensatory Behavioral Adaptations», *Medicine & Science in Sports & Exercise*, 45(8), 2013, págs. 1600-1609.

7 Westerterp, K. R., «Exercise, energy balance and body composition», *European Journal of Clinical Nutrition*, 72(9), 2018, págs. 1246-1250, y Westerterp, K. R., «Exercise for weight loss», *The American Journal of Clinical Nutrition*, 110(3), 2019, págs. 540-541.

8 Löffler, M. C., Betz, M. J., Blondin, D. P., Augustin, R., Sharma, A. K., Tseng, Y.-H., *et al.*, «Challenges in tackling energy expenditure as obesity therapy: From preclinical models to clinical application», *Molecular Metabolism*, 51, 2021, 101237.

9 Verboven, K., y Hansen, D., «Critical reappraisal of the role and importance of exercise intervention in the treatment of obesity in adults», *Sports Medicine*, 51(3), 2021, págs. 379-389.

10 Ringeval, M., Wagner, G., Denford, J., Paré, G., y Kitsiou, S., «Fitbit-based interventions for healthy lifestyle outcomes: Systematic review and meta-analysis», *Journal of Medical Internet Research*, 22(10), 2020, e23954.

11 Shcherbina, A., Mattsson, C., Waggott, D., Salisbury, H., Christle, J., Hastie, T., *et al.*, «Accuracy in Wrist-Worn, Sensor-Based Measurements of Heart Rate and Energy Expenditure in a Diverse Cohort», *Journal of Personalized Medicine*, 7(2), 2017, pág. 3.

PARTE IV. ¿Y AHORA QUÉ?

Introducción

1 Lawlor, E. R., Hughes, C. A., Duschinsky, R., Pountain, G. D., Hill, A. J., Griffin, S. J., *et al.*, «Cognitive and behavioural strategies employed to overcome "lapses" and prevent "relapse" among weight-loss maintainers and regainers: A qualitative study», *Clinical Obesity*, 10(5), 2020, e12395; Paixão, C., Dias, C. M., Jorge, R., Carraça, E. V., Yannakoulia, M., Zwaan, M., *et al.*, «Successful weight loss maintenance: A systematic review of weight control registries», *Obesity Reviews*, 21(5), 2020; Ramage, S., Farmer, A., Apps Eccles, K., y McCargar, L., «Healthy strategies for successful weight loss and weight maintenance: A systematic review», *Applied Physiology, Nutrition, and Metabolism*, 39(1), 2014, págs. 1-20, y Wing, R. R., y Phelan, S., «Long-term weight loss maintenance», *The American Journal of Clinical Nutrition*, 82(1), 2005, págs. 222S-225S.

2 Duncan, K. H., Bacon, J. A., y Weinsier, R. L., «The effects of high and low energy density diets on satiety, energy intake, and eating time of obese and nonobese subjects», *The American Journal of Clinical Nutrition*, 37(5), 1983, págs. 763-767.

3 Leidy, H. J., Ortinau, L. C., Douglas, S. M., y Hoertel, H. A., «Beneficial effects of a higher-protein breakfast on the appetitive, hormonal, and neural signals controlling energy intake regulation in overweight/obese, "breakfast-skipping," late-adolescent girls», *The American Journal of Clinical Nutrition*, 97(4), 2013, págs. 677-688.

4 Moon, J., y Koh, G., «Clinical Evidence and Mechanisms of High-Protein Diet-Induced Weight Loss», *Journal of Obesity & Metabolic Syndrome*, 29(3), 2020, págs. 166-173.

5 Martínez-Sanz, J. M., Sala Ripoll, M., Puya Braza, J. M., Martínez Segura, A., Sánchez Oliver, A. J., Mata, F., *et al.*, «Fraud in nutritional supplements for athletes: A narrative review», *Nutrición Hospitalaria*, 38(4), 2021, págs. 839-847.

6 Bo, S., Fadda, M., Fedele, D., Pellegrini, M., Ghigo, E., y Pellegrini, N., «A Critical Review on the Role of Food and Nutrition in the Energy Balance», *Nutrients*, 12(4), 2020, 1161.

15. Cómo mantener el peso en un entorno obesogénico

1 Stubbs, R. J., Duarte, C., O'Driscoll, R., Turicchi, J., y Michalowska, J., «Developing evidence-based behavioural strategies to overcome physiological resistance to weight loss in the general population», *Proceedings of the Nutrition Society*, 78(4), 2019, págs. 576-589.

2 Pontzer, H., Durazo-Arvizu, R., Dugas, L. R., Plange-Rhule, J., Bovet, P., Forrester, T. E., *et al.*, «Constrained total energy expenditure and metabolic adaptation to physical activity in adult humans», *Current Biology*, 26(3), 2016, págs. 410-417.

3 Melby, C. L., Paris, H. L., Sayer, R. D., Bell, C., y Hill, J. O., «Increasing Energy Flux to Maintain Diet-Induced Weight Loss», *Nutrients*, 11(10), 2019, pág. 2533.

4 Mayer, J., Roy, P., y Mitra, K. P., «Relation between caloric intake, body weight, and physical work», *The American Journal of Clinical Nutrition*, 4(2), 1956, págs. 169-175.

17. Otros hábitos que hay que cuidar para una pérdida de peso y un mantenimiento exitosos

1 Medic, G., Wille, M., y Hemels, M., «Short- and long-term health consequences of sleep disruption», *Nature and Science of Sleep*, 9, 2017, págs. 151-161, y Ramar, K., Malhotra, R. K., Carden, K. A., Martin, J. L., Abbasi-Feinberg, F., Aurora, R. N., *et al.*, «Sleep is essential to health: An American Academy of Sleep Medicine position statement», *Journal of Clinical Sleep Medicine*, 17(10), 2021, págs. 2115-2119.

2 Binks, H., E., Vincent, G., Gupta, C., Irwin, C., y Khalesi, S., «Effects of diet on sleep: A narrative review», *Nutrients*, 12(4), 2020, pág. 936; Burrows, T., Fenton, S., y Duncan, M., «Diet and sleep health: A scoping review of intervention studies in adults», *Journal of Human Nutrition and Dietetics*, 33(3), 2020, págs. 308-329, y Du, C., Almotawa, J., Feldpausch, C. E., Folk, S. Y. L., Parag, H., y Tucker, R. M., «Effects of macronutrient intake on sleep duration and quality: A systematic review», *Nutrition & Dietetics*, 2021.

3 Dzierzewski, J. M., Sabet, S. M., Ghose, S. M., Perez, E., Soto, P., Ravyts, S. G., *et al.*, «Lifestyle Factors and Sleep Health across the Lifespan», *International Journal of Environmental Research and Public Health*, 18(12), 2021, pág. 6626.

4 Robbins, R., Grandner, M. A., Buxton, O. M., Hale, L., Buysse, D. J., Knutson, K. L., *et al.*, «Sleep myths: An expert-led study to identify false beliefs about sleep that impinge upon population sleep health practices», *Sleep Health*, 5(4), 2019, págs. 409-417.

5 *Ibidem.*

6 Mantua, J., y Spencer, R. M. C., «Exploring the nap paradox: Are mid-day sleep bouts a friend or foe?», *Sleep Medicine*, 37, 2017, págs. 88-97.

7 Lastella, M., Halson, S. L., Vitale, J. A., Memon, A. R., y Vincent, G. E., «To nap or not to nap? A systematic review evaluating napping behavior in athletes and the impact on various measures of athletic performance», *Nature and Science of Sleep*, 13, 2021, págs. 841-862.

8 Costa, G., «Shift Work and Health: Current Problems and Preventive Actions», *Safety and Health at Work*, 1(2), 2010, págs. 112-123.

9 Potter, G. D. M., y Wood, T. R., «The future of shift work: Circadian biology meets personalised medicine and behavioural science», *Frontiers in Nutrition*, 7, 2020, pág. 116.

10 Corbit, L. H., y Balleine, B. W., «Learning and Motivational Processes Contributing to Pavlovian–Instrumental Transfer and Their Neural Bases: Dopamine and Beyond», en E. H. Simpson y P. D. Balsam (eds.), *Current Topics in Behavioral Neurosciences*, vol. 27: *Behavioral neuroscience of motivation*, Springer International Publishing, 2015, págs. 259-289; Havermans, R. C., «Pavlovian craving and overeating: A conditioned incentive model», *Current Obesity Reports*, 2(2), 2013, págs. 165-170, y Van den Akker, K., Schyns, G., y Jansen, A., «Learned overeating: Applying principles of pavlovian conditioning to explain and treat overeating», *Current Addiction Reports*, 5(2), 2018, págs. 223-231.

11 Meule, A., «The Psychology of Food Cravings: The Role of Food Deprivation», *Current Nutrition Reports*, 9(3), 2020, págs. 251-257.

12 Lacaille, J., Ly, J., Zacchia, N., Bourkas, S., Glaser, E., y Knäuper, B., «The effects of three mindfulness skills on chocolate cravings», *Appetite*, 76, 2014, págs. 101-112.

13 Pang, M. D., Goossens, G. H., y Blaak, E. E., «The impact of artificial sweeteners on body weight control and glucose homeostasis», *Frontiers in Nutrition*, 7, 2021, 598340.

14 Myers, C. A., Martin, C. K., y Apolzan, J. W., «Food cravings and body weight: A conditioning response», *Current Opinion in Endocrinology & Diabetes and Obesity*, 25(5), 2018, págs. 298-302.

15 Beaulieu, K., Oustric, P., y Finlayson, G., «The impact of physical activity on food reward: review and conceptual synthesis of evidence from observational, acute, and chronic exercise training studies», *Current Obesity Reports*, 9(2), 2018, págs. 63-80.

16 Parr, E. B., Heilbronn, L. K., y Hawley, J. A., «A Time to Eat and a Time to Exercise», *Exercise and Sport Sciences Reviews*, 48(1), 2020, págs. 4-10.

ANEXOS

2. Cuestionario: ¿estás preparado para hacer dieta?

1 Institute of Medicine (US) Committee to Develop Criteria for Evaluating the Outcomes of Approaches to Prevent and Treat Obesity, Thomas, P. R. (ed.), «The Diet Readiness Test and the General Well-Being Schedule», en *Weighing the Options: Criteria for Evaluating Weight-Management Programs*, Washington: National Academies Press (US), 1995, págs. 198-209.

SUMARIO AMPLIADO

PARTE I. ¿QUÉ TE HA HECHO ENGORDAR? 11

Introducción 13

1. ¿Qué compone nuestro peso? 18

¿Cómo engordamos? 20

¿Qué es la composición corporal? 24

¿Para qué engordamos? 28

¿Qué se considera un peso excesivo? 29

Pesocentrismo y estigma de peso 32

Una identidad forjada a través del peso 37

2. ¿Qué factores han desencadenado mi ganancia de peso? 39

Factores biológicos 39

Genética 39

Epigenética y ambiente intrauterino 44

Microbiota 46

Factores circadianos y cronotipo 47

Enfermedades y fármacos que cursan con aumento de peso 49

Interacciones con obesógenos ambientales (disruptores endocrinos) 52

Defensa fisiológica contra la ganancia y la pérdida de peso 53

Dietas previas 55

Conclusión sobre los factores biológicos 56

Factores psicológicos **57**
Baja motivación general 59
Pensamiento dicotómico 62
Rumiación cognitiva 62
Insatisfacción corporal 62
Experiencias adversas con el peso o la comida 63
Pérdida de control con la comida 63
Baja autoestima 63
Baja percepción de autoeficacia 64
Baja capacidad para autorregularse 65
Bajo autocontrol y baja paciencia 65
Alta desinhibición alimentaria 65
Alto autoengaño 66
Baja resiliencia 67
Alta inestabilidad emocional 67
Alta tendencia a la comparación social 68
Baja autodirección y autonomía 69
Baja capacidad de esfuerzo 70
Conclusión sobre los factores psicológicos 72
Factores relacionados con el estilo de vida **72**
Mala planificación 72
Consumo habitual de ultraprocesados 73
Alta palatabilidad 75
Baja saciedad 76
Alta densidad energética 76
Sedentarismo, falta de ejercicio físico y pérdida de masa muscular 79
¿Qué es el comportamiento sedentario? 82
Pérdida de masa muscular: una epidemia de elevada importancia 82
Ocio sedentario 83
Malos hábitos de descanso 85
Consumo de alcohol y bebidas azucaradas 86
Tabaquismo 88
Conclusión sobre los factores relacionados con el estilo de vida 89
Factores circunstanciales **90**
Postembarazo, maternidad y paternidad 91

Cambio de trabajo 92
Trabajo por turnos 92
Lesión grave o diagnóstico reciente de enfermedad 93
Cambio de ciudad 93
Asumir una nueva responsabilidad 93
Casarse o empezar a vivir en pareja 94
Vacaciones durante el año 94
Épocas de más estrés 95
Años universitarios 96
Conclusión sobre los factores circunstanciales 97

Entorno obesogénico 97

Entorno familiar 99
Entorno social 102
¿Tu entorno determina tu peso? 105
Conclusión sobre el entorno obesogénico 108

3. Céntrate en lo que es importante y está bajo tu control 110

PARTE II. ¿POR QUÉ FRACASASTE EN TUS ANTERIORES INTENTOS DE ADELGAZAR? 113

Introducción 115
4. ¿Qué se entiende como fracaso? 119
5. Los tres determinantes del fracaso a la hora de perder peso 122

Vulnerabilidades individuales 122
Malas decisiones 122
El Matrix del adelgazamiento 126

La industria de la pérdida de peso 127

Dietas hipocalóricas y pérdida de peso 137

El experimento de Minnesota: cómo puede una dieta cambiar a una persona 140
La industria del *fitness* 142
La industria de los suplementos 148
La industria de la cirugía estética 150

Redes sociales e ideales de belleza 153

6. Despierta de Matrix, rompe el círculo 156

Los diez perfiles más típicos de las personas que buscan perder peso 156

Perfil 1 157
Perfil 2 158
Perfil 3 158
Perfil 4 158
Perfil 5 159
Perfil 6 159
Perfil 7 159
Perfil 8 159
Perfil 9 160
Perfil 10 160

PARTE III. ADELGAZA CON COMIDA REAL 163

Introducción 165

7. ¿Por qué es importante conocer el valor nutricional de la comida real cuando queremos perder grasa? 167

8. ¿Qué es el déficit calórico y por qué es vital para perder grasa? 174

Estrategias para instaurar un déficit calórico 178

Mediante la alteración de la ingesta 178
Mediante la alteración del gasto energético 179

¿Cómo evaluar nuestra composición corporal? 180

¿Cómo calcular el gasto energético? 182

¿Cómo calcular el déficit calórico? 185

Método 1 185
Método 2 186

¿Cómo controlar el déficit calórico? 187

¿Cuánto peso es recomendable perder cada semana? 188

9. ¿Qué es la adherencia y por qué es fundamental para perder grasa? 191

Cómo establecer objetivos de pérdida de peso realistas 191

Objetivos centrados en el factor tiempo **192**
Objetivos a largo plazo 192
Objetivos a corto plazo 192
Objetivos centrados en el factor exigencia **193**
Objetivos que suponen un desafío 193
Objetivos de conciliación 193
Objetivos centrados en el factor orientación **193**
Objetivos de resultado 193
Objetivos de habilidades 193
Identifica los principales determinantes personales de tu aumento de peso **194**
Identifica los principales determinantes personales de tu fracaso en los intentos anteriores de perder peso **195**
Cómo abordar las barreras típicas a la hora de perder peso **196**
Dime cómo eres y te diré lo que necesitas **198**

10. Estrategias de automonitorización saludables **201**
Medir los resultados **201**
¿Cómo tomar las medidas correctamente? **201**
Llevar una lista de aprendizajes y hábitos adquiridos **202**
Llevar un control de las mejoras físicas **203**
Registrar las mejoras en el bienestar **204**

11. Estrategias avanzadas para mejorar la motivación y reducir la monotonía **206**
Ayuno intermitente **206**
Dietas bajas en carbohidratos **207**
Déficit calórico intermitente **208**

12. Estrategias para combatir eficazmente el estancamiento **210**
¿Existe la tumba metabólica? **210**
Cargas de carbohidratos (o *refeed*) **212**
Descanso en la dieta **214**
Aumento de la actividad física **215**

13. Preguntas frecuentes 216
¿Se puede perder grasa de forma localizada? 216
¿Los hombres tienen más facilidad para perder grasa que las mujeres? 217
¿Qué consecuencias tiene mantener una baja ingesta calórica crónica? 217
¿Es necesario controlar las calorías para perder grasa? 219
¿Se puede perder grasa sin déficit calórico? 220
¿El ejercicio sin dieta basta para perder peso? 220
¿Son útiles para perder peso las pulseras de actividad que miden las calorías consumidas? 221
¿Qué factores pueden contribuir a subestimar la ingesta? 222
¿Qué factores pueden contribuir a sobreestimar el gasto? 222
¿Cómo sé cuándo tengo que cambiar de objetivo? 223

14. Predictores de éxito 224

PARTE IV. ¿Y AHORA QUÉ? 227

Introducción 229
15. Cómo mantener el peso en un entorno obesogénico 234
16. La reversión de las adaptaciones fisiológicas producidas durante la pérdida de peso 237
17. Otros hábitos que hay que cuidar para una pérdida de peso y un mantenimiento exitosos 239
Aprender a priorizar 239
Mejorar el descanso 243
Recomendaciones para las personas que trabajan siempre de noche 245
Recomendaciones para las personas que trabajan por turnos 245
Notas 248
Manejar los antojos 248
Reducir la probabilidad de tener antojos 249
Responder ante el antojo con otra actividad 250

Introducir modificaciones en la distribución de comidas 250
Introducir alimentos proteicos y densos en nutrientes en todas las comidas 250
Evitar optar por alimentos que perpetúen los antojos 251
Controlar el estrés y cuidar tu descanso 251
Practicar ejercicio regular 251
Buscar distracciones 252
Hacer una mayor ingesta en la cena 252
Evitar restricciones y buscar recompensas 252
Evitar las dietas si no se tiene una buena relación con la comida 252
Mantener una actitud flexible con la alimentación 253
Añadir periódicamente alguna carga de carbohidratos en los periodos de pérdida de peso 253

Alimentación y entrenamiento 253

CONCLUSIONES 257

ANEXOS 263

1. Factores que contribuyen a la pérdida de grasa y su mantenimiento 265
2. Cuestionario: ¿estás preparado para hacer dieta? 266

Sección 1. Objetivos y actitudes 266
Sección 2. Las señales del hambre y la alimentación 268
Sección 3. Control sobre la alimentación 269
Sección 4. Atracones y uso de métodos compensatorios 271
Sección 5. Alimentación emocional 272
Sección 6. Patrones y actitudes sobre el ejercicio 273

3. Mapa: ¿por dónde empiezo a perder grasa? 275

Notas y referencias bibliográficas 279
Sumario ampliado 305